U0271671

百病新治丛书

血液病新治

崔兴　何荣　主编

中医古籍出版社

图书在版编目（CIP）数据

血液病新治/崔兴，何荣主编．－北京：中医古籍出版社，2016.6
（百病新治丛书）
ISBN 978－7－5152－1250－0

Ⅰ.①血… Ⅱ.①崔…②何… Ⅲ.①血液病－治疗
Ⅳ.①R552.05

中国版本图书馆 CIP 数据核字（2016）第 081787 号

百病新治丛书

血液病新治

崔 兴 何 荣 主编
————————————————

责任编辑 焦浩英
封面设计 陈 娟
出版发行 中医古籍出版社
社 址 北京东直门内南小街 16 号（100700）
印 刷 北京金信诺印刷有限公司
开 本 880mm×1230mm 1/32
印 张 14.25
字 数 360 千字
版 次 2016 年 6 月第 1 版 2016 年 6 月第 1 次印刷
印 数 0001～2000 册
书 号 ISBN 978－7－5152－1250－0
定 价 36.00 元

《血液病新治》编委会

主　编　崔　兴　何　荣

副主编　张会平　王明松　庄步玺　杨　静
　　　　张　静　胡述博

编　委　刘　奎　崔思远　张　杰　罗雅琴
　　　　孙　逊　吴晓龙　冯术杰　卢聪聪

丛书编委会

主　编　王圣贵　刘昭强

副主编　王荣栓　彭　伟

编委会　王圣贵　刘昭强　王荣栓
　　　　彭　伟　潘月丽　蔡治国
　　　　王东隶　魏　峰　宋业强
　　　　邵华强　崔　兴　迟莉丽
　　　　王　强　孙　虎

序

现代社会的进步，工业的发展的确给人类带来了诸多的受益，但精神压力加重、环境污染增加以及药物的滥用等也带来了许多疾病。其中，血液与造血系统疾病受上述影响最为明显，且随着医学科学的发展以及诊断技术的提高，其发病率日趋增多，有些血液和造血系统疾病，如急性白血病、骨髓增生异常综合征等已严重危害着人类健康。但现代医学有限的治疗方法以及药物导致的相关并发症的有效控制与日趋增多的人群发病率需求相比，还需要医学界做出艰苦努力和潜心的研究。

中医药学是我国特有的医学体系，在保障中华民族繁衍与昌盛过程中发挥了巨大的效能。特别是在血液与造血系统疾病的治疗中，中医药的优势与特色日益显露，三氧化二砷注射液、复方黄黛片、益中生血胶囊、复方皂矾丸等一批中药新药已经用于临床，并展示了独特的疗效优势。而中医的辨证论治能够为患血液与造血系统疾病人群提供量体裁衣的个体化治疗方案，堪为中医之精华，其公允性越来越受到重视，并有广阔的应用前景和研究空间。与此同时，随着中医血液学科的建设与发展，也涌现出了一批品学兼优的青年学者，他（她）们在老一辈血液病专家指导下，一心向学，致力于中医药治疗血液与造血系统疾病的研究，并取得了优良成绩。本书编著者是新时代优秀青年的典范，他们考究了古今有关血液病学相关文献资料，继承了名老专家的临床经验，并结合个人临床实践，沥血编辑了这本有理论、有实践的可读、实用性强的血液

1

病专著。我在写序言之前已捷足先读，受益非浅，并借此机会推荐给从事血液病临床研究的中医、中西医结合医师以及护理师们阅读，以求从中获得收益，并请求关注和呵护这本专著，也希望对这本专著提出宝贵意见和建议，使之再版时予以完善。

北京中医药大学东直门医院

陈信仪

二〇一四年三月于北京

目　录

概　　论

第一章　祖国医学对血液病的认识

现代医学认为血液病是指原发于造血系统的疾病，或影响造血系统伴有血液异常改变的疾病。凡涉及造血系统病理生理并以其为主要表现的疾病均属于血液病范畴。我们大体可将血液病划分为红细胞系统疾病、白细胞系统疾病，出凝血性疾病及其他一些疾病。中医认为：此类疾病的形成是由于素体正气不足，饮食失调，后天营养失衡，情志抑郁，脾胃虚弱等因素致使精亏血虚，正气虚损，又感染理化及生物等外邪所伤，各种因素均致气血化生不足，内不能养五脏，外不能御邪固表，终致气血阴阳虚衰而引起各种疾病。

根据血液病患者乏力、头晕、心悸，易外感发热症状体证，血液病当属祖国医学的"虚劳""血证""温病"的范畴。又与"急劳""热劳""血枯"相似。《医门法律》关于虚劳的论述为，"虚劳之症，金匮述于血痹之下，可见劳则比劳其精血也。营血伤则内热起，五心常热，目中生花见火，耳内蛙聒蝉鸣，口舌糜烂，不知五味，鼻孔干燥，呼吸不利，怠惰嗜卧，骨软足酸，营行日迟，卫行日疾，营血为卫气所迫，不能内守而脱出于外，或吐或衄，或出二阴之窍，血出即多，营血有立尽而已，不死何待耶"。关于急劳和热劳，《圣济总录》中云："热劳之证，心神烦躁，面赤头痛，眼涩唇焦，身体壮热，烦渴不止，口舌生疮，饮食无味，肢节酸痛，多卧少起，或时盗汗，日见羸瘦者是也"。"急劳之病其证与热劳相似"。关于血枯，《素问》中云"病至则先闻腥臊臭，出清液，先唾血，四支清，目眩，时时前后血……病名曰血枯"。

总之，血液病发病原因不外乎外邪入侵和内伤两方面。外邪主要为温热毒邪，以及由于各种因素所致的血瘀，痰凝；内伤则主要为气虚及阴血不足。其发生是由于先天禀赋不足，后天失养，致使脏腑功能失调，正气虚弱，邪毒内侵深至骨髓，内耗真气精血，阴阳失调，正气衰败，易受外邪侵袭，统摄无权或热迫血行。出凝血性疾病的病机为血瘀，起因由肝郁化火，或因虚内热；出血之因或由淤血阻络，血行不畅而外溢，或由热迫血行，溢出脉外。

第二章　中医对血液及其功能的认识

血液是构成人体和维持人体生命活动的基本物质，由营气和津液组成。《内经》早就认识到血液是存在于人体内的一种有形的红色液体，《灵枢·决气》篇说："中焦受气取汁，变化而赤，是谓血。"说明血液来源于水谷的精气，通过脾胃的生化输布，注之于脉，化而为血。《素问·举痛论》又说："经脉流行不止，环周不休。"血液形成之后，有赖于脏腑经络以及许多其他器官的输布调节，循行于脉中，依靠心的推动流行于全身，故称为"心主血"；依靠肝的贮藏调节，人动则血运于诸经，人静则血归于肝脏"，故称为"肝藏血"；依靠脾的统摄，循经而行，不致溢出脉外，故称为"脾统血"。血液内注于五脏六腑，外滋于四肢百骸，目之视，足之步，掌之握，指之摄，五脏六腑功能之协调，无不赖血之濡养。由于血液具有营养作用，且由营气变化而来，与营气共行脉中，所以在中医习惯用语上，血也称为"营"，或合称"营血"。现即血液的功能概述如下：

一、滋养全身

血液中含有丰富的营养物质，通过气的推动循着十二经脉运行，以滋养全身。《难经·二十二难》曰："血主濡之"，是说血液具有营养和滋润的功能，凡皮肤、筋骨、经络和脏腑等一切组织器官，均赖血液滋养以进行正常的生理活动。血的重要性正如《灵枢·营卫会》篇所说："乃化而为血，以奉生身，莫贵于此。"

《素问·五脏生成》篇指出："肝受血而能视，足受血而能步，掌受血而能握，指受血而能摄。"《灵枢·本脏》亦指出："血和则筋骨劲强，关节诸利矣。"这些都说明眼睛之所以能视物，四肢关节之所以能屈伸运动，皆是由于得到了血液的营养。若血虚不能濡养，则可出现视力下降，两目干涩，四肢麻木，活动不利等症。

二、养育心神

《素问·灵兰秘典论》说："心者，君主之官，神明出也"，说明人的神志活动由心所主宰，但神志活动的产生必须得到心血的营养。因此血液是机体精神活动的物质基础，故有"神为血气之性"之说。《素问·八正神明论》曰："血气者，人之神，不可不谨养"；《格致余论·虚病痰病有似邪祟论》亦说："血气者，身之神也。"只有气血充盈，才能神志清晰，精力充沛。《灵枢·平人绝谷》说："血脉和利，精神乃居。"如果心血不足，常可出现心悸、失眠、多梦等神志不安的症状；若邪热入侵营血，扰动心神，则可出现神昏谵语等神志症状。

三、调节津液

津液和血液均是水谷精微所化生，故有"津血同源"之称，两者均属液态的精微物质，以营养滋润为其主要功能。津液是血液的重要组成部分，如《灵枢·邪客》篇说："营气者，泌其津液，注之于脉，化以为血。"《灵枢·痈疽》篇说："中焦出气如雾，上注溪谷而渗孙脉，津液和调，变化而赤为血。"说明津液注入脉内，化赤为血，同样，血液正常地渗注脉外，则成为津液，从而调节津液，发挥其滋润作用。如反复或大量出血，可引起耗血伤津的病证；严重的伤津脱液也会影响到血液，可产生津枯血燥的病证。临床上对失血或血虚病人不可妄发其汗，对大汗或多汗津亏病人不可使用放血疗法，故《灵枢·营卫生会》指出："夺血者无汗，夺汗者无血"，《伤寒论》也告诫，"衄家不可发汗""亡血家不可发汗。"

四、平衡阴阳

人体的正常生理活动，是阴阳两个方面保持对立统一协调关系的结果，气为阳，血为阴，阳主动，阴主静。《医碥·气》云："气无形而血有质，气为阳主护卫于外血为阴主营运于中。"可见血液维持着人体的阴阳平衡。如血少则阴虚，阴虚不能制阳则易见热象。《素问·调经论》曰："气血以并，阴阳相倾，气乱于卫，血逆于经，血气离居，一实一虚。血并于阴，气并于阳，故为惊狂"，说明血乱气亦乱，血气不调，阴阳失衡就发为疾病。《血证论·阴阳水火气血》篇说："气为阳，气盛即为火盛，血为阴，血虚即为水虚"，可见血为维持阴阳平衡的重要物质。

五、抵御外邪

血液还是人体正气的重要组成部分，血液充盛与否也直接关系到机体抗邪能力的强弱。《医宗必读·医论图说》云："气血者，人之所赖以生者也，气血充盈则百邪外御，病安从来？气血虚损，则诸邪辐辏，百病丛集。"《诸病源候论·虚劳病诸候·风虚劳候》也说："血气虚弱，其肤腠虚疏，风邪易侵，或游移皮肤，或沉滞脏腑，随其所感，而众病生焉"，说明血液作为正气的重要组成部分，具有抵御外邪的能力，因为血可化气，气可卫外，血盈则气充，"正气存内，邪不可干"，若为"气血不和，百病乃变化而生"。总之，血液在人体内发挥着极其重要的作用，《景岳全书·血证》指出："凡为七窍之灵，为四肢之用，为筋骨之和柔，为肌肉之丰盛，以至滋脏腑，安神魂，润颜色，充营卫，津液得以通行，二阴得以调畅，凡形质所在，无非血之用也，是以人有此形，惟赖此血，故血衰则形萎，血败则形坏。而百骸表里之属，凡血亏之处，则必随所在，而各生其偏废之病。倘至血脱，则形何以立？气何所归？亡阴亡阳，其危一也。"由此可见，血液是人体的重要物质，血液充盈调和则身体强健，血液亏损异常则身体衰弱，变生病证。

第三章　中医血液病治则和治法

血液病的中医药治疗与其他内科杂病一样，也必须遵循在中医理论指导下的治疗原则和治疗方法，但因血液病有贫血、出血、感染等特殊证候，尤其是造血系统恶性肿瘤具有侵润、积块等特点，而且大多数疾病致病因素复杂、病情来势迅猛、临床证候多变、涉及范围较广，因而又有其特殊的治疗方法。

一、治疗原则

治则，就是治疗疾病所必须遵循的原则，它是在整体观念和辨证施治的基本精神指导下制定的治疗法则，对临床选择具体治疗立法、处方、用药具有重要指导作用。

（一）治标与治本

标与本是一个相对的概念，其含义是多方面的。本是指疾病的主要矛盾，或矛盾的主要方面；标是疾病的次要矛盾，或矛盾的次要方面。因此，在治疗疾病时必须找出疾病的本质，针对病因抓住主要矛盾治疗，解决了病的"本""标"也就随之而消失。这是辨证施治的一个基本原则。《素问·阴阳应象大论》所说的"治病求本"就是这个道理，《素问·标本病传论》说："故知逆与从，正行无问。知标本者，万举万当；不知标本，是谓妄行。"这说明治病掌握标本的重要性。

1. 治本　治本是根据"缓则治其本"这一要求施治的原则。也就是从疾病的病因、病位及病机进行治疗。例如慢性再生障碍性贫血，常表现为心悸气短、头晕、乏力、面色㿠白、皮肤紫癜等血虚、出血证候，就其本质来说，其病位在骨髓，病机为脾肾虚损，尤其是肾虚，因而治疗再生障碍性贫血，一般应予健脾补肾，特别要给予补肾治疗。

2. 治标　治标是根据"急则治其标"这一要求提出的原则。

这一治则是指标病危急，不治其标将危及患者的生命，或影响"本"的治疗，为了救急必须先治其标。例如，当出现大量出血、高热、小便不通、严重疼痛、大汗亡津等症状（标）时，必须先治标，后治本。"标而本之"，并不排除治本的重要性，"急则治其标"也是"治病必求于本"的必要环节。例如急性白血病病人出现严重的出血或高热，则必须遵循"急则治其标"的原则，迅速采用清热凉血及清热解毒的方法进行治疗，待出血停止，高热消退再宜治其"本"。

3. 标本兼治　若病证在标本并重的情况下，单纯治标，往往本不除，仅仅治本，标病亦不解，此时，必须标本兼治才能取得良好疗效。例如，素体气虚为本，复感外邪为标，对于这种本虚标实的气虚外感证，若单解其表则更易伤气；单益其气则表邪不除，故应标本兼治，用益气解表之法。标本兼治并非不分主次，平均对待，而是根据临床证候的具体情况对标本治疗有所侧重。例如慢性再生障碍性贫血，脾肾亏虚为其本，面色白，头晕心悸等血虚证为其标，治疗当以健脾补肾治本为主，兼以补气养血治其标，即所谓"本而标之"。如再出现大出血或高热时，治疗当以治标为主，兼以治本，即所谓"标而本之"之法。

（二）扶正与祛邪

疾病的过程是人体的正气与致病邪气之间相互斗争的过程。正胜邪退，病情逐渐好转向愈，邪盛正衰，病情则会逐渐恶化。治病的关键就要扶助正气，祛除邪气，使疾病痊愈。"扶正"与"祛邪"是两种不同的治疗法则，但两者是辨证的统一，是相辅相成的两个方面。扶正是为了祛邪，即所谓"正足邪自祛"；祛邪是为了扶正，消除致病因素对正气的损害，即所谓"邪去正自安"。在具体运用中，要注意"扶正不致留邪"，"祛邪不致伤正"，扶正与祛邪必须分清主次才能运用恰当。

1. 扶正为主　适用于正虚邪不盛，以正虚为主要矛盾的病证。薛立斋说："补正以祛邪，方为之要法"，因扶正即可祛邪。临床可根据病人的具体情况，分别运用益气、养血、滋阴、助阳等方法。常用的各种补益法均属于扶正治则，例如缺铁性贫血采用健脾益气法为主治疗。

2. 祛邪为主　适用于邪气较盛，正气未衰，或虽有正虚而以邪实为主要矛盾的证候。邪气不去，更伤正气，祛邪即可以扶正。张子和说："邪不先去，补正亦无益也。"临床上所用之汗、吐、下、清之法均属于祛邪之法。例如贫血患者复感风热之邪，出现咳嗽、发热、咽痛等症，宜先采用银翘散以祛风热之邪而后再治贫血。

3. 先扶正后祛邪　适用于正虚邪不盛，或正虚邪盛以正虚为主的病人。此时，若先以祛邪，反而更损伤正气，故应先扶正，增强正气后再行祛邪。例如恶性淋巴瘤后期，正气已虚，不堪攻伐，必须先扶其正气，待正气适当恢复，然后再施以消积散结之法并佐以扶正，才不致因祛邪而损伤正气。

4. 先祛邪后扶正　适用于邪气甚盛，亟待祛邪，正气虽虚尚可攻伐的病证。病人邪盛正虚，以邪气盛为主要矛盾，先扶正反而固邪，必须先祛邪然后扶助正气。例如慢性再生障碍性贫血患者复感外邪出现高热症状，虽其正虚存在，也应先行清热解毒以祛邪，待体温正常后再进行补虚治疗。

5. 扶正祛邪兼施　适用于正虚邪实病证，若单用扶正往往容易留邪，仅用祛邪也易伤正，因此祛邪与扶正必须同时并用。但扶正祛邪兼施也不是攻补各半，而是要详审病机，如果以正虚为主者，则宜扶正为主兼顾祛邪。反之，以邪实为主者，则宜祛邪为主兼顾扶正。扶正祛邪兼施治则在血液病治疗中较为常用，例如在治疗气阴两虚型及气血双亏型白血病，常在补虚的同时给予祛邪的清热解毒之品。

（三）调整阴阳

疾病的发生，从根本上说即是人体阴阳相对平衡遭到破坏，出现阴阳偏盛偏衰的变化，引起人体虚实寒热的不同病理改变。因此，治疗疾病就是调整阴阳，补偏救弊，使阴阳重新恢复到相对平衡状态。

1. 损其偏盛　主要是对于阴阳偏盛，即阴或阳的一方过盛有余的病证，临床即可采用损其有余的方法治之。"阳盛则热""阴盛则寒"。所谓"盛"是指邪气盛。阴阳偏盛可引起实寒证及实热证，治疗当用"实者泻之"的方法"损其有余"。故阳热偏亢者应清泄阳热，"治热以寒"，用"热者寒之"的方法治疗。例如急性白血病热毒炽盛型并发出血时，常用清热凉血之法；阴寒偏盛者，当温散阴寒，"治寒以热"，以"寒者热之"的方法治疗。例如，再生障碍性贫血感受寒邪时，常用温散寒邪之方法治疗。

2. 补其偏衰　这是对于阴阳偏衰，即阴或阳的一方虚损不足的病证，如阴虚、阳虚或阴阳两虚等，采用补其不足的方法治之。"阴虚则热"，"阳虚则寒"，此时要采用"阳病治阴，阴病治阳"的治疗原则。

（1）滋阴以制阳：虚热的原因在于阴虚，所以治疗阴虚之热当"滋阴以制阳"，也就是用"滋阴清热""滋阴降火"等法。即所谓："壮水之主，以制阳光"。例如血小板减少性紫癜阴虚型，常用滋阴清热、凉血止血之法治疗。

（2）补阳以制阴：虚寒的原因，在于阳虚不足以温煦，故治疗阳虚之寒当"补阳以制阴"，使阳气恢复，即所谓"益火之源，以消阴翳"。例如白细胞减少症脾肾阳虚型，常用温补脾肾之法治疗，即取"益火之源"之意。

（3）阴中求阳、阳中求阴：阴根于阳，阳根于阴，阴虚可致阳虚，阳虚也可致阴虚。临证治疗阴虚证时，在补阴剂中适当佐以补阳药，此谓"阳中求阴"；治疗阳虚证时，在助阳剂中适当佐以补阴药，谓之"阴中求阳"。所谓"阳得阴助而生化无穷，阴得阳升而泉源不竭"。如临床治疗各种贫血的血虚证时，在补血剂中应当佐以补气药；在治疗因气虚而致的各种出血证时，在补气剂中也常常佐以补血药。

（4）阴阳双补：病属阴阳两虚证候，治疗时既要补阴，又需补阳，采用"阴阳双补"之法。临床上常用的肾气丸、十全大补丸、八珍汤等均为阴阳气血双补剂。例如再生障碍性贫血的阴阳两虚型，即用"阴阳双补"之法治疗。

二、常用治法

辨证立法，以法定方是中医辨证论治中理、法、方、药四大环节的重要一环；法随证立，方由法出。一定的治疗方法适用于一定的证候，方药对证全凭立法准确，故治法是处方用药的依据。血液病有其独自的临床特点，与内科疾病的治疗大法也不完全相同，这里就血液病常用的治疗大法简述如下。

（一）清法

清法就是用寒凉泄热的药物治疗热证的方法，又称清热法。适用于除外感表证（用辛凉解表）以外的各种热证，如外感六淫入里化热，温病热在气分、营分、血分、五志化火、脏腑内热、阴虚内热、痈疽疮疡等皆可用清法。血液病患者由于邪毒内发，或外感邪毒，或其他原因引起的内伤发热、外感发热、全身发热，或局部感染等亦可用清法。清法能退热，但热有虚实之分，外感之热多为实邪，治宜清泻实热；内伤之热多为阴亏，治宜滋阴清热。

1. 清热生津　适用于外感温热病。热在气分，症见壮热烦渴，脉洪大等，治以清热药为主，佐以养阴药，常用方如白虎汤之类。如正气虚弱或汗多伤津，则宜白虎加人参汤。温病后期，余热未尽，津液已伤，胃气未复，又宜用竹叶石膏汤之类，如白血病热毒炽盛型，热在气分亦多用白虎加人参汤加减。

2. 清热凉血　适用于外感热病的热盛期。热在营分，症见壮热神昏，烦躁不宁，舌质红绛，治用清营汤；若热在血分，症见谵语发狂，咯血、衄血，则用犀角地黄汤加减；血热发斑，用化斑汤等。清热凉血法在急性白血病热毒炽盛型的不同阶段皆可用之。

3. 清热泻火　适用于五志化火，火热内盛证。如心火亢盛用大黄泻心汤，或用导赤散泻心火兼清小肠；肝胆火旺用龙胆泻肝汤；胃火炽盛用清胃散；肺热咳嗽用泻白散；肾虚火旺用知柏地黄汤。

4. 滋阴清热　适用于阴虚潮热、五心烦热的阴虚火旺证。如心阴不足、肝阴亏虚、肾阴虚损、肺虚咳嗽及热病后期津液耗伤等病证，如慢性再障的阴虚型症见热象者。常用方药为青蒿鳖甲汤、秦艽鳖甲散之类。

（二）温法

温法为用温热药祛寒助阳治疗里寒证的方法。适用于表寒证（当辛温解表）之外的一切里寒证。《医学心悟》云："温者，温其中也，脏受寒侵，必须温剂。经云：寒者热之是也。"

1. 温中散寒　是用温脾胃祛寒邪的药物治疗脾胃虚寒证的方法。适用于腹胀便溏，不欲饮食，肢冷倦怠的脾胃虚寒证，或肚腹冷痛下利的寒伤脾胃证。方用理中汤、吴茱萸汤之类。

2. 回阳救逆　是用助阳、回阳药治疗阳虚欲脱证。适用于阴寒内盛，或阳气暴脱的亡阳证。常用方剂为四逆汤、参附汤、回阳救急汤之类。

3. 温经散寒　是用温经祛寒药治疗寒滞经络证的方法。适用于寒邪阻滞经络，肌肉关节冷痛酸楚的寒痹证。血液病中巨幼细胞性贫血的肢体疼痛，多发性骨髓瘤骨骼冷痛等症亦可用温经散寒法治疗。常用方剂为当归四逆汤、乌头汤之类。在用温法时应注意到，温热剂易于伤阴，凡阴液亏虚，血热妄行之出血不宜用温法，真热假寒证应禁用温法。

（三）补法

补法为用补益药治疗脏腑气血阴阳诸虚证的方法。《素问·阴阳应象大论》说："形不足者温之以气；精不足者补之以味。"用补益法治病就是根据虚证属气、属血、属阴、属阳，分别施以补气养血、补阴助阳等不同的治法。

1. 补气法　是用补气药治疗气虚证的方法。适用于治疗各种气虚证，如卫气虚、心气虚、肺气虚、脾气虚等。因五脏功能有别，气虚表现的证候亦不同，具体治法也不一，有补心气、补肺气、补脾气、补肝气、补肾气等治法。正如《难经》所说："损其肺者益其气；损其心者和其营；损其脾者调其饮食，适其寒温。"

根据不同脏腑之气虚，施以不同的补气方药治疗，如缺铁性贫血宜健脾益气。

2. 补血法　是用补血药治疗血虚证的方法。适用于各种血虚证，如心血虚、肝血虚等。临床应根据不同的血虚证候施以不同的养血法。气血之间，一方亏虚必影响另一方。肾为先天之本，藏精而化气；脾为后天之本，为气血生化之源。五脏互生，气血互化。气血之虚，多源于脏腑，补养气血，多不离脾肾。因此血液病中的各种贫血证，大多采用健脾补肾的方法进行治疗。

3. 补阴法　用补阴药治疗阴虚证的方法。用以治疗肾精不足，津液亏虚诸证。如肾阴虚、心阴虚、肝阴虚、胃阴虚、热病伤津、大肠津亏等证。

4. 补阳法　用助阳药治疗阳虚证的方法。用以治疗肾阳虚、心阳虚、脾阳虚等证。阳虚则寒，阴虚则热，虚寒虚热以补为宜。气虚、血虚、阴虚、阳虚治法各有不同，然而气血阴阳之间相互资生，相互为用。血虚养血为主，可佐补气药从阳中求阴；气虚补气为主，可佐养血药以阴中求阳。此外，用补法还必须注意：补能扶正，用之不当也易留邪，无虚不用补法，所以用补法必须辨证明确，不可滥用。另外，滋补药多能影响脾胃，脾胃功能不足的病人用滋补药，应佐以适量健脾益胃药。

（四）消法

消法是用消痞散结、化食导滞剂以消除癥瘕积聚、饮食积滞等证的方法。适用于消散体内有形的积滞结聚，如癥瘕积聚、饮食积滞、痰核瘰疬、痈肿，其中包括肝脾肿大及肿瘤性结块等，均可用消散法治疗。《医学心悟》说："消者，去其壅也。脏腑筋络肌肉之间，本无此物，而忽有之，必为消散，乃得其平。《内经》云：坚者削之是也。"常用的消法有：

1. 消食导滞　临床用于饮食积滞，宿食不化所致的脘腹胀满、腹痛腹泻、嗳腐食臭、不欲饮食或大便干结等症。饮食积滞可用保和丸、楂曲平胃散之类；食滞兼有湿热用枳实导滞丸之类；脾虚而兼食滞者常用枳术丸之类。

2. 软坚散结　此法为用软坚散结消积药治疗痰核结块、癥瘕积聚等证的方法。常用方药如消瘰丸、犀黄丸、海藻玉壶汤等。如为气滞血瘀之肝脾肿大等则宜攻逐瘀血，常用血府逐瘀汤、膈下逐瘀汤、桃核承气汤、大黄䗪虫丸等。

3. 消水散肿　适用于气不化水。水气外溢而浮肿者，阴水常用实脾散；阳水可用疏凿饮子。消法易伤正气，不可过量或连续久用，如属短期不能治愈者，可分期治疗。体质较弱，病久正虚者，可兼用补法配合治疗。

（五）理气法

理气法为用理气药治疗脏腑气机不畅证的方法。此法能调畅气机，理气解郁。适用于治疗脏腑气滞郁结、气机失调的证候。如肝郁气滞、肝脾不调、肝胃不和、胃失和降、肺气壅滞诸证。

1. 疏肝理气　适用于肝失疏泄所引起的肝气郁滞、肝火上逆、肝脾不和之头晕目眩、胸胁胀满疼痛、乳房胀痛、月经不调、不欲饮食等病状。常用方药为柴胡疏肝散、逍遥散之类。

2. 和胃降逆　适用于肝气犯胃、胃失和降而致胃脘痞满、恶心呕吐、嗳气泛酸、食欲不振等。常用药如左金丸之类。

3. 降气定喘　适用于肺气壅滞所致的胸闷气喘、哮喘、咳嗽、咯痰等肺失肃降等证。常用苏子降气丸、开胸顺气丸等。由于理气药多为辛温香燥之品，易耗气伤阴，故用此法时不宜久服，阴虚火盛者，当须配伍滋阴药，胃虚呕逆及肾不纳气之喘息，均不宜用理气法治疗。

（六）理血法

血分病可分为血虚、血热、瘀血、出血四类。血虚证用补法治疗，血热证用清法，其他血证可用理血法治疗。理血法具体又分为：

1. 活血祛瘀法　适用于腹内瘀血积块，内脏及肢体瘀血疼痛，各种外伤瘀血肿痛，以及由于瘀血引起的肝脾肿大、皮肤瘀斑等。常用方剂如血府逐瘀汤、桃红四物汤、通窍活血汤、膈下逐瘀汤、下瘀血汤之类。

2. 止血宁络法

（1）凉血止血：适用于血热妄行所引起的多种出血，如衄血、咯血、吐血、尿血、便血、肌衄发斑等证。常用方剂如犀角地黄汤、清营汤、十灰散、小蓟饮子、地榆散、茜根散之类。

（2）祛瘀止血法：适用于血脉瘀滞不通，血不循经而外溢的多种出血证，如胃瘀血之吐血、便血，胞宫瘀血之崩漏下血，弥漫性血管内凝血之皮下瘀斑等证。常用方剂如血府逐瘀汤、桃红四物汤之类。

（七）祛痰法

该法能祛除痰邪，治疗寒痰、热痰、燥痰、风痰、痰核瘰疬、瘿瘤、痰迷癫狂等证。

1. 化痰法

（1）温化寒痰：适用于寒痰咳嗽、胸闷气喘、痰液清稀色白多泡等。常用方如苓桂术甘汤、真武汤之类。

（2）清热化痰：适用于治疗热痰咳嗽、气喘、痰黄稠等。常用方如清金化痰汤之类。

（3）燥湿化痰：适用于湿痰阻肺的胸闷痰喘、咳嗽吐痰、痰稀量多。常用方如二陈汤加减。

（4）润燥化痰：适用于治疗燥痰阻肺的咳嗽气喘、痰浊黏稠、吐痰不爽、量少难咯等。常用方如桑杏汤、麦门冬汤、清金润燥天门冬丸之类。

2. 消痰法　适用于治疗痰核结块、瘰疬、失荣、瘿瘤等。常用方如消瘰丸、海藻玉壶汤等。

3. 涤痰法　适用于治疗痰火扰心、痰迷心窍的癫、狂、痫证，药用礞石滚痰丸之类。不同的痰证由于病因不同，治法亦各异。临证应当辨明。此法属泻法，用之不当容易伤正，久病体弱者要慎用。

第四章　中医药治疗血液病的现况

　　中医药治疗血液病具有悠久的历史，纵观古今，中医中药在治疗血液病方面具有宏观化诊断思维与灵活性治疗方法等显著的优点，例如：1. 巧妙运用辨证论治原则：病史、症状、舌脉等四诊合参。2. 高度体现个体化治疗观：补气血、和阴阳、调脏腑。此外，与西医西药相比，中医药在治疗血液病方面也有自己独到的特色和优势：1. 注重临床症状改善；2. 能融会中西医理论；3. 取长补短优势互补；4. 提供优化治疗方案；5. 综合评价临床疗效；6. 降低西药不良反应；7. 增加西药的敏感性；8. 疗效稳定而且持久；9. 有良好疗效价格比。

缺铁性贫血

第一章 概　念

一、现代医学认识

缺铁性贫血（iron deficiency anemia，IDA）是由于体内缺少铁质而影响血红蛋白合成所引起的一种常见贫血。在红细胞的产生受到限制之前，体内的铁贮存已耗尽，此时称为缺铁。这种贫血特点是骨髓、肝、脾及其他组织中缺乏可染色铁，血清铁浓度和血清转铁蛋白饱和度均降低。典型病例贫血是属于小细胞低色素型。本病是贫血中常见类型，普遍存在于世界各地。缺铁性贫血的原因：一是铁的需要量增加而摄入不足，二是铁的吸收不良，三是失血过多等，均会影响血红蛋白和红细胞生存而发生贫血。

二、中医历代医家对缺铁性贫血的论述

缺铁性贫血的临床表现属祖国医学"虚劳""萎黄""黄胖""黄肿""黄病"等范畴。早在2000年前的《内经》中就有关于萎黄、脱血、血虚等贫血症状的描述。《灵枢·决气》说："血脱者，色白，夭然不泽，其脉空虚。"《素问·平人气象论》说："臂多青脉曰脱血。"《素问·腹中论》又说："有病胸胁支满者，妨于食，病至先闻腥臊臭，出清液，先唾血，四肢清，目眩，时时前后血……病名血枯，此得之年少时，有所大脱血。"以上为《内经》所描述的失血性缺铁性贫血的病因和症状。《素问·脉要精微论》说："脾脉搏坚而长，其色黄，当病少气，其软而散色不泽者，当病足胻肿，若水状也。"分析这段经文有色黄，不泽，气短，下肢浮肿等症状，很符合严重贫血者合并营养不良性水肿的临床表现。

　　《金匮要略·血痹虚劳》说："男子面色薄者，主渴及亡血，卒喘悸，脉浮者，里虚也。"这里也描述了失血后的贫血症状。

　　"黄肿"一词最早见于宋代《圣济总录》三十六黄一章中，《类证普济本事方》有"男子、妇人食劳气黄，遍身黄肿，欲变成水"之说。至于将"黄肿"作为一个病症则见于元代以后，但名称不一，《卫生宝鉴》立"食劳疳黄"一门，《世医得效方》称为"积黄"，《丹溪心法》称为"黄肿"。《类证制裁》记有："黄胖多肿，其色黄带白，疲倦少神，多虫与食积所致。"这段经文颇似寄生虫引起的缺铁性贫血的表现。

　　明·戴思恭《秘传证治要诀之类方》中将黄疸与贫血貌作了明确的区别，书云："诸失血后，多令面黄，盖血为荣，面色红润者，血荣之也，血去则面色萎黄。臂之草木，春夏叶绿，遇秋叶黄，润与燥之别也……亦有遍身黄者，但黄不及耳目。"

　　在治疗方面，许淑微《类证普济本事方》中记载用紫金丹治疗"男子、妇女食劳气黄，遍身黄肿"，主要成分是胆矾，而胆矾的主要成分为硫酸铜，许氏在12世纪上叶就用天然硫酸铜治疗缺铁性贫血，而认识到"铜"对造血的作用，却是近些年的事情。

　　北周《集验方》记载用绿矾治疗"小儿疳气"，从绿矾的化学成分来看，它是天然的硫酸亚铁，是目前公认的治疗缺铁性贫血的有效药物。此后危亦林《世医得效方》和朱震亨《丹溪心法》都记载用醋锻针砂治疗"积黄""黄肿"。醋锻针砂的化学成分是醋酸亚铁。说明我国早在14世纪前不但知道用天然硫酸亚铁，而且还会用化学合成的低价铁治疗缺铁性贫血了。用绿矾治疗黄肿病的方法一直延续至今。

第二章 病因病机

一、西医的病因

肝、脾、骨髓等单核－巨噬细胞系统含铁量约 1000mg 左右，可供人体制造 1/3 血容量的血红蛋白之用，而且血红蛋白分解释放的铁也几乎全部为人体所重复利用。短时性食物铁的缺乏或缺铁增多，一般都很少缺铁。人体内的铁是呈封闭式循环的。正常情况下，铁的吸收和排泄保持着动态的平衡，人体一般不会缺铁，只在需要增加、铁的摄入不足及慢性失血等情况下造成长期铁的负平衡才致缺铁。造成缺铁的病因可分为铁摄入不足和丢失过多两大类。下列各种因素就容易产生缺铁性贫血。

1. 需铁量增加而摄入量不足 儿童在生长期和婴儿哺乳期需铁量增加，尤其是早产儿、孪生儿或母亲原有贫血者。婴儿原来铁贮量已不足，如果仅以含铁较少的人乳喂养，出牙后又不及时补给蛋类、青菜类、肉类和动物肝等含铁较多的副食品，即可导致缺铁性贫血。妊娠和哺乳期中需铁量增加，加之妊娠期胃肠功能紊乱，胃酸缺乏，影响铁吸收，尤其是在多次妊娠后，很容易引起缺铁性贫血。青少年因生长迅速，需铁量增加，尤以青年妇女，由于月经失血，若长期所食食物含铁不足，也可发生缺铁。最常见的原因是食物中铁的含量不足、偏食或吸收不良。食物中的血红素铁容易被吸收，且不受食物组成及胃酸的影响。非血红素铁则需要先变成 Fe^{2+} 才能被吸收。蔬菜、谷类、茶叶中的磷酸盐、植酸、丹宁酸等可影响铁的吸收。成年人每天铁的需要量约为 1～2mg。男性 1mg/d 即够，生育年龄的妇女及生长发育的青少年铁的需要增多，应为 1.5～2mg/d。如膳食中铁含量丰富而体内贮存铁量充足，一般极少会发生缺铁。造成铁摄入不足的其他原因是药物或胃肠疾患影响了铁的吸收，某些金属如镓、镁的摄入，制酸剂中的碳酸钙和硫酸镁，溃疡病时服用的 H2 抑制剂等，均可抑制铁的吸收。萎缩性胃炎、胃及十二指肠手术后胃酸减少影响铁的吸收等，均是造成铁摄入不足的原因。此外，妊娠期平均失血 1300ml（约 680mg 铁）需每天补铁 2.5mg。在妊娠的后 6 个月，每天需要补铁 3~7mg。哺乳期铁的需要量增加 0.5~1mg/d。如补充不足均会导致铁的负平衡。如多次妊娠则铁的需要量更要增加。献血员每次献血 400ml 约相当于丢失铁 200mg。约 8% 的男性献血员及 23% 女性献血员的血清铁蛋白降低。如在短期内多次献血，情况会加重。

2. 贮存铁消耗过多　由于体内总铁量的 2/3 存于红细胞内，因此反复、多量失血可显著消耗体内铁贮量。钩虫病引起慢性少量肠道出血、上消化道溃疡反复多次出血、多年肛肠出血或妇女月经量过多等长期的损失，最终导致体内铁贮量不足，以致发生缺铁性贫血。此外，阵发性睡眠性血红蛋白尿、人造机械心瓣膜引起的机械性溶血，以及特发性肺含铁血黄素沉着症，均可因长期尿内失铁而致贫血。正常人每天从胃肠道、泌尿道及皮肤上皮细胞中丢失的铁约为 1mg。妇女在月经期、分娩和哺乳时有较多的铁丢失。临床上铁丢失过多在男性常是由于胃肠道出血，而女性则常是由于月经失血过多。

3. 游离铁丧失过多，游离铁可随胃肠道上皮细胞衰老和不断脱落而丧失。在萎缩性胃炎、胃大部切除以及脂肪泻时，上皮细胞更新率加快，所以游离铁丧失也增多。缺铁不仅引起血红素合成减少，而且由于红细胞内含铁酶（如细胞色素氧化酶等）活性降低，影响电子传递系统，可引起脂质、蛋白质及糖代谢异常，导致红细胞异常，易于在脾内破坏而缩短其生命期。

二、西医的发病机制

铁是人体必需的微量元素，存在于所有生存的细胞内。铁除参与血红蛋白合成外，还参加体内的一些生物化学过程，包括线粒体的电子传递、儿茶酚胺代谢及 DNA 的合成。已知多种酶需要铁，如过氧化物酶、细胞色素 C 还原酶、琥珀酸脱氢酶、核糖核酸还原酶及黄嘌呤氧化酶等蛋白酶及氧化还原酶中都有铁。如缺乏，将影响细胞的氧化还原功能，造成多方面的功能紊乱。

含铁酶的活性下降，影响细胞线粒体的氧化酵解循环。使更新代谢快的上皮细胞角化变性，消化系统黏膜萎缩，胃酸分泌减少。缺铁时，骨骼肌中的 α - 磷酸甘油脱氢酶减少，易引起运动后乳酸堆积增多，使肌肉功能及体力下降。含铁的单胺氧化酶对一些神经传导剂（如多巴胺、去甲肾上腺素及 5 - 羟色胺等）的合成、分解起着重要的作用。缺铁时，单胺氧化酶的活性降低，可使神经的发育及智力受到影响。

发育中的红细胞需要铁、原卟啉和珠蛋白以合成血红蛋白。血红蛋白合成不足造成低色素性贫血。关于缺铁与感染的关系，目前尚有不同的看法。缺铁时巨噬细胞功能和脾脏自然杀伤细胞活性明显有障碍；中性粒细胞的髓过氧化物酶和氧呼吸爆发功能降低；淋巴细胞转化和移动抑制因子的产生受阻，细胞免疫功能下降。但另有人强调铁亦是细菌生长所需，认为缺铁对机体有一定的保护作用。铁丰富时较铁缺乏时更易发生感染。

三、中医的病因病机

（一）脾胃虚弱

饮食依靠脾胃的运化功能变水谷为精气，然后化生而为血液，即《灵枢·决气》所说："中焦取汁，变化而赤，是谓血。"《灵枢·玉版》也说："胃者，水谷气血之海也。"这些经文都说明，脾胃在血的生成中是至关重要的，如若由于饮食不节，或肝胆之病横犯脾胃，或素体脾胃虚弱，则使脾胃功能减低，胃不能腐熟，脾不能运化吸收，导致水谷精微不足，化血无源，出现贫血。《妇人良方·调经门·月经序说》云："血者，水谷之精气也……故虽心主血，肝藏血，亦皆统摄于脾，补脾和胃，血自生矣。"故称"脾胃为气血生化之源"。薛立斋谓："凡欲生阴血者，宜六君子汤为主方。"张景岳治血脱危症创独参汤，李东垣制当归补血汤，均以培补脾胃元气，补气以生血，以无形之气生有形之血，取阳生阴长治血以健脾胃为主，实治病求本之法。

（二）虫积

钩虫引起贫血症古代医家早有记载，因其主要症状为善食易饥，倦怠乏力，皮肤萎黄，面肢浮肿，所以中医文献中又称本病为"黄胖病""黄肿病""疳黄"等，民间又称为"桑叶黄""懒黄病"等。隋·巢元方《诸病源候论·九虫候》就记有："一曰虫，长四分"，"伏虫，群虫之主也。"伏虫可能为今之钩虫。明·龚廷贤《寿世保元·九虫形状》说："诸般痞积，面色萎黄，肌体羸瘦，四肢无力，皆言内有虫积。或好食生米，或好食壁泥，或食茶炭咸辣等物者，是虫积。"并提出了用使君子、槟榔等驱虫，用绿矾、针砂等含铁药物纠正贫血以治黄肿病。

钩虫侵入人体引起黄肿病，其病机表现在两个方面：①脾胃受损，运化失司，而见腹胀、便溏、恶心、呕吐、异嗜（如嗜食生米、泥土等）；②由于虫栖肠中，大量吸收人体精微，导致气血虚弱，且由于脾胃受损，气血生化乏源，故见气血亏虚之象。久病及肾，肾虚不能主水，则见浮肿，甚则有腹水，男子阳痿，女子月经停闭等脾肾两虚的症候。

（三）失血过多

崩漏长期不愈，经常反复吐血、便血、咯血、鼻衄等慢性失血症，均可导致血少气衰，出现贫血。《临证要诀·五疸证治》说："诸失血后，多会面黄。"《证治准绳·杂病·眩晕》说："眩晕……有血虚者，乃因亡血过多，阳无所附而然。"《血证论·怔忡》也说：怔忡，"俗名心跳，……凡思虑过度，及失血家去血过多者，乃有此虚证。"《张氏医通·诸血门·诸见血证》云："男子面色薄者，主渴及亡血。"又"何便见为脱血乎？以其面无血色，而脉弦弱也。"以上经文皆说明，由于失血过多而出现面色发黄、口渴、心悸、眩晕、失眠等症，亦即贫血的症状。

（四）肾虚，精不化血

造成肾虚的原因，一为先天禀赋不足，肾脏素虚；一为后天失养，即由于其他脏腑病变，不能将其精气输送至肾而藏之。"肾者主水，受五脏六腑之精而藏之"。再者，其他脏腑病变日久累及肾脏，即"久病及肾"而导致肾脏虚衰。另外，房劳过度，或烦劳过度也损及肾脏，重者造成肾虚。《张氏医通》说："气不耗，归精于肾而为精，精不泄，归精于肝而化清血。"《侣山堂类辨》说："肾为水脏，主藏精而化血。"《诸病源候论》说；"肾藏精，精者，血之所成也。"以上说明，精血同源，可以相互转化。如若肾脏虚衰，则精不能化血，再致血虚。

第三章　临床表现

一、症状

临床表现的轻重主要决定于贫血程度及其发生速度。急性失血发病迅速，即使贫血程度不重，也会引起明显的临床症状，而慢性贫血由于发病缓慢，人体通过调节能逐步适应而不出现症状。

1. 症状及体征

一般临床表现：面色萎黄或苍白，倦怠乏力，食欲减退，恶心嗳气，腹胀腹泻，吞咽困难。头晕耳鸣，甚则晕厥，稍活动即感气急，心悸不适。在伴有冠状动脉硬化患者，可促发心绞痛。妇女可有月经不调、闭经等。久病者可有指甲皲缩、不光滑、反甲，皮肤黏膜苍白、皮肤干枯，毛发干燥脱落。心动过速，心脏强烈搏动，心尖部或肺动瓣区可听到收缩期杂音。出现严重贫血可导致充血性心力衰竭，也可发生浮肿。约10%缺铁性贫血患者脾脏轻度肿大，其原因不清楚，患者脾内未发现特殊的病理改变，在缺铁纠正后可消失。少数严重贫血患者可见视网膜出血及渗出。严重持久的贫血可导致贫血性心脏病，甚至心衰。

组织中缺铁和细胞含铁酶类减少引起细胞功能改变的表现：有一些症状不一定是贫血本身所引起，而是组织中缺铁或酶的功能紊乱所引起的。疲乏、烦躁和头痛等在缺铁的妇女中较为多见，这些症状在储存铁已消失而贫血尚未出现时即可出现。因此有可能这些症状与贫血关系不大，而是因组织中缺少含铁的酶或含铁的蛋白质（除血红蛋白外）而发生的功能障碍所引起。

外胚叶组织病变：指（趾）甲缺乏光泽，脆薄易裂，出现直的条纹状隆起，重者指（趾）甲变平，甚至凹下呈勺状，称为反甲。皮肤干燥，褶皱，萎缩，头发蓬松，干燥少津，脱落。主要由于外胚叶组织营养障碍，皮肤上皮细胞功能降低，同时伴有胱氨酸缺乏所致。

特殊表现　缺铁的特殊表现有：口角炎、舌乳突萎缩、舌炎，严重的缺铁可有匙状指甲（反甲），食欲减退、恶心及便秘。欧洲的患者常有吞咽困难、口角炎和舌异常，称为 Plummer – Vinson 或 Paterson – Kelly 综合征，这种综合征可能与环境及基因有关。吞咽困难是由于在下咽部和食管交界处有黏膜网形成，偶可围绕管腔形成袖口样的结构，束缚着食管的开口。常需要手术破除这些网或扩张狭窄，单靠铁剂的补充无济于事。

非贫血症状　缺铁的非贫血症状表现：儿童生长发育迟缓或行为异常，表现为烦躁、易怒、上课注意力不集中及学习成绩下降。异食癖是缺铁的特殊表现，也可能是缺铁的原因，其发生的机制不清楚。患者常控制不住地仅进食一种"食物"，如冰块、黏土、淀粉等。铁剂治疗后可消失。

二、临床分期

1. 隐形缺铁期　缺铁性贫血时，体内缺铁变化是一个渐进的发展过程。在缺铁初期，仅有储存铁减少，即在骨髓、肝、脾及其他组织贮存备用的铁蛋白及含铁血黄素减少，血清铁不降低，红细胞数量和血红蛋白含量也维持在正常范围，细胞内含铁酶类也不减少。在贮存铁耗尽，血清铁降低时，可仍无贫血表现，本阶段亦称缺铁潜伏期。

2. 缺铁性贫血早期　当贮存铁耗尽，血清铁开始下降，铁饱和度降至15%以下，骨髓幼红细胞可利用铁减少，红细胞生成受到限制，则呈正细胞正色素性贫血，临床上开始表现轻度贫血症状。

3. 重度缺铁性贫血 当骨髓幼红细胞可利用铁完全缺乏，各种细胞含铁酶亦渐缺乏，血清铁亦下降或显著降低，铁饱和度降低至10%左右，骨髓中红细胞系统呈代偿性增生，此时临床上则表现为小细胞低色素的中、重度的缺铁性贫血，贫血症状显著。

第四章 西医诊断和中医辨证

一、西医诊断

仔细询问及分析病史，加上体格检查可以得到诊断缺铁性贫血的线索，确定诊断还须有实验室证实。临床上将缺铁及缺铁性贫血分为：缺铁、缺铁性红细胞生成及缺铁性贫血3个阶段。其诊断标准分别如下：

1. 缺铁性贫血的诊断标准 符合以下第1条和第2~8条中任何两条以上者可诊断为缺铁性贫血。

（1）小细胞低色素性贫血：男性 Hb < 120g/L，女性 Hb < 110g/L，孕妇 Hb < 100g/L，MCV < 80fl，MCH < 26pg，MCHC < 0.31；红细胞形态可有明显低色素表现。

（2）有明确的缺铁病因和临床表现。

（3）血清（血浆）铁 < 10.7μmol/L，总铁结合力 > 64.44μmol/L。

（4）运铁蛋白饱和度 < 0.15。

（5）骨髓铁染色显示骨髓小粒可染铁消失，铁粒幼红细胞 < 15%。

（6）红细胞内游离原卟啉 > 0.9μmol/L（全血），或血液原卟啉 > 0.96μmol/L（全血），或 FEP/Hb > 4.5μg/gHb。

（7）血清铁蛋白 $<14\mu g/L$。

（8）铁剂治疗有效。

2. 缺铁性红细胞生成　指红细胞摄入铁较正常时为少，但细胞内血红蛋白的减少尚不明显。符合缺铁的诊断标准，同时有以下任何一条者即可诊断。

（1）转铁蛋白饱和度 $<15\%$。

（2）红细胞游离原卟啉 $>0.9\mu mol/L$ 或 $>4.5g/gHb$。

3. 缺铁性贫血　红细胞内血红蛋白减少明显，呈现小细胞低色素性贫血。诊断依据是：

①符合缺铁及缺铁性红细胞生成的诊断；②小细胞低色素性贫血；③铁剂治疗有效。

二、中医辨证

1. 辩证要点：

（1）辨病因病位：由脾虚者多有食少、纳呆、腹胀、便溏等症状。由失血引起者多有呕血、便血、月经过多等病史。由虫积引起者，多有面黄肌瘦、善食易肌或有嗜异表现。由肾虚引起者多有腰膝酸软、阳萎遗精等，肾阳虚者多见形寒肢冷、腹泻便溏；肾阴虚者可见潮热盗汗、五心烦热等症。

（2）辨虚实轻重：缺铁性贫血多属虚症，但由虫积引起者，则为虚中夹实症。病轻者病变损及脾胃，常见食少便溏、腹胀不适、心悸气短、倦怠乏力等症。病重者多损及心肾，出现心悸气短、头晕耳鸣、形寒肢冷、阳萎闭经，甚则周身浮肿等症。

2. 辨证分型：

（1）脾虚型：证候：面色萎黄或㿠白，神疲乏力，食少便溏，舌质淡，苔薄腻，脉沉细。证候分析：本证属脾胃气虚，饮食劳倦，损伤脾胃，脾虚不运，脾纳呆滞，清阳不升，浊阴不降，故食少便溏，气血生化不足，血不上荣于面，四肢肌肉无所禀受，故面色萎黄或㿠白，神疲乏力。脾胃气虚，运化无力，水湿内停，故苔薄腻。气血两虚，故见脉沉细。

（2）心脾两虚型：证候：面色苍白或㿠白，倦怠乏力，头晕心悸，失眠，少气懒言，食欲不振，毛发干脱，爪甲裂脆，舌质淡胖，苔薄，脉濡细。证候分析：脾主思而统血，思虑过度，则劳伤心脾，脾胃气虚，运化无力，化源不足，故倦怠乏力，食欲不振，面色苍白或㿠白，舌淡胖，脉濡细。气虚血衰，心失所养故心悸失眠。发为血余，营血不足，故见皮毛枯萎之症。

（3）脾肾阳虚型：证候：面色萎黄或苍白无华，形寒肢冷，唇甲淡白，周身浮肿，甚则可有腹水，心悸气短，耳鸣眩晕，神疲肢软，大便溏薄或有五更泻，小便清长，男子阳萎，女子经闭，舌质淡或有齿痕，脉沉细。证候分析：脾肾阳虚，气化失常，水邪内停故见周身浮肿、甚则可有腹水；脾主四肢、阳气虚弱，不得温煦，故形寒肢冷；脾肾阳虚，命门火衰，水湿内停，故见男子阳萎，大便溏薄或有五更泻，小便清长，脾为后天之本，为气血生化之源，肾为先天之本，主肾，生髓，藏精，精可化血，故脾肾阳虚，则气虚血少，故见面色萎黄或苍白无华，唇甲淡白，心悸气短，耳鸣眩晕，神疲肢软，女子经闭，舌质淡有齿痕，脉沉细。

（4）虫积型：证候：除有贫血症状外，尚有腹胀或嗜食生米、茶叶、泥土等，善食易饥，恶心呕吐，大便干结或溏薄有奇臭，神疲肢软及其他虫积见证，苔淡薄，脉虚弱。证候分析：本证为脾虚虫积之证，虫积日久，损害脾胃，以致神疲肢软，嗜食生米、茶叶、泥土等异物，善食易饥，脾虚气滞，故腹胀，肠中积热故大便干结有奇臭。脾虚则大便溏薄。

三、实验室检查

1. 血象　呈现典型的小细胞低色素性贫血（MCV < 80fl、MCH < 27pg，MCHC < 30%）。红细胞指数改变的程度与贫血的时间和程度相关。红细胞宽度分布（RDW）在缺铁性贫血的诊断中意义很难定，正常为（13.4 ± 1.2）%，缺铁性贫血为 16.3%（或 > 14.5%）特殊性仅为 50% ~ 70%。血片中可见红细胞染色浅淡，中心淡染区扩大，大小不一。网织红细胞大多正常或轻度增多。白细胞计数正常或轻度减少，分类正常。血小板计数在有出血者常偏高，在婴儿及儿童中多偏低。

2. 骨髓象　骨髓检查不一定需要，除非是需要与其他疾患的贫血相鉴别时。骨髓涂片表现增生活跃，幼红细胞明显增生。早幼红及中幼红细胞比例增高，染色质颗粒致密，细胞质少，血红蛋白形成差。粒系和巨核细胞系正常。铁粒幼细胞极少或消失。细胞外铁缺如。

3. 生化检查

（1）血清铁测定：血清铁降低 < 8.95μmol/L（50μg/dl），总铁结合力增高 > 64.44μmol/L（360μg/dl），故转铁蛋白饱和度降低。由于血清铁的测定波动大，影响因素较多，在判断结果时，应结合临床考虑。在妇女月经前 2～3 天、妊娠的后 3 个月，血清铁和总铁结合力均会降低，但不一定表示缺铁。

（2）血清铁蛋白测定：血清铁蛋白低于 14μg/L。但在伴有炎症、肿瘤及感染时可以增高，应结合临床或骨髓铁染色加以判断。缺铁性贫血患者骨髓红系细胞内及细胞外铁染色均减少或缺如。

（3）红细胞游离原卟啉（FEP）测定：FEP 增高表示血红素合成有障碍，用它反映缺铁的存在，是较为敏感的方法。但在非缺铁的情况如铅中毒及铁粒幼细胞贫血时，FEP 亦会增高。应结合临床及其他生化检查考虑。

（4）红细胞铁蛋白测定：用放射免疫法或酶联免疫法可以测定红细胞碱性铁蛋白，可反映体内铁贮存的状况，如 < 6.5μg/红细胞，表示铁缺乏。此结果与血清铁蛋白相平行，受炎症、肿瘤及肝病的影响较小是其优点。但操作较复杂，尚不能作为常规使用。

其他辅助检查：为明确贫血的病因或原发病，尚需进行：多次大便潜血、尿常规检查，必要时还应进一步查肝肾功能，胃肠 X 线检查、胃镜检查及相应的生化、免疫学检查等。

第五章　鉴别诊断

缺铁性贫血主要与其他小细胞低色素性贫血相鉴别。

1. 珠蛋白生成障碍性贫血（地中海贫血）　常有家族史，血片中可见多数靶形红细胞，血红蛋白电泳中可见胎儿血红蛋白（HbF）或血红蛋白A2（HbA2）增加。患者的血清铁及转铁蛋白饱和度、骨髓可染铁均增多。

2. 慢性病贫血　血清铁虽然降低，但总铁结合力不会增加或有降低，故转铁蛋白饱和度正常或稍增加。血清铁蛋白常有增高。骨髓中铁粒幼细胞数量减少，巨噬细胞内铁粒及含铁血黄素颗粒明显增多。

3. 铁粒幼细胞性贫血　临床上不多见。好发于老年人。主要是由于铁利用障碍。常为小细胞正色素性贫血。血清铁增高而总铁结合力正常，故转铁蛋白饱和度增高。骨髓中铁颗粒及铁粒幼细胞明显增多，可见到多数环状铁粒幼细胞。血清铁蛋白的水平也增高。

4. 维生素B_6反应性贫血　维生素B_6反应性贫血是铁粒幼细胞性贫血的一种类型。由于体内维生素B_6代谢异常，铁失利用，影响血红素合成所致。多呈小细胞低色素性贫血，但血清铁和骨髓铁均增高，色氨酸代谢异常。用维生素B_6治疗有一定疗效。

此外，严重的小细胞低色素性贫血应注意与无运铁蛋白血症相鉴别。

第六章　西医治疗

一般来说缺铁性贫血用中医治疗效果较好，但当病人Hb小于60g/L，并有继续出血，单独中药治疗无效时可考虑用西药铁剂治疗，必要时可用肌内注射补铁。

一、病因治疗

应尽可能地去除导致缺铁的病因。单纯的铁剂补充只能使血象恢复。如对原发病忽视，不能使贫血得到彻底的治疗。

二、铁剂的补充

铁剂的补充治疗以口服为宜，每天元素铁 $150 \sim 200mg$ 即可。常用的是亚铁制剂（琥珀酸亚铁或富马酸亚铁）。于进餐时或餐后服用，以减少药物对胃肠道的刺激。铁剂忌与茶同服，否则易与茶叶中的鞣酸结合成不溶解的沉淀，不易被吸收。钙盐及镁盐亦可抑制铁的吸收，应避免同时服用。患者服铁剂后，自觉症状可以很快地恢复。网织红细胞一般于服后 $3 \sim 4$ 天上升，7 天左右达高峰。血红蛋白于 2 周后明显上升，$1 \sim 2$ 个月后达正常水平。在血红蛋白恢复正常后，铁剂治疗仍需继续服用，待血清铁蛋白恢复到 $50\mu g/L$ 再停药。如果无法用血清铁蛋白监测，则应在血红蛋白恢复正常后，继续服用铁剂 3 个月，以补充体内应有的贮存铁量。如果患者对口服铁剂不能耐受，不能吸收或失血速度快须及时补充者，可改用胃肠外给药。常用的是右旋醣酐铁或山梨醇铁肌内注射。治疗总剂量的计算方法是：所需补充铁（mg）＝（150 – 患者 Hbg/L）×3.4（按每 1000gHb 中含铁 3.4g）×体重（kg）×0.065（正常人每 kg 体重的血量约为 65ml）×1.5（包括补充储存铁）。上述公式可简化为：所需补充铁（mg）＝（150 – 患者 Hbg/L）×体重（kg）×0.33。首次给注射量应为 50mg，如无不良反应，第 2 次可增加到 100mg，以后每周注射 $2 \sim 3$ 次，直到总剂量用完。约有 $5\% \sim 13\%$ 的患者于注射铁剂后可发生局部肌肉疼痛、淋巴结炎、头痛、头晕、发热、荨麻疹及关节痛等，多为轻度及暂时的。偶尔（约 2.6%）可出现过敏性休克，会有生命危险，故注射时应有急救的设备（肾上腺素、氧气及复苏设备等）。

（1）口服铁剂

①硫酸亚铁：因缺铁而血红素合成减少，缺铁性贫血的红细胞

游离原卟啉500μg/L（正常200~400μg/L）。

②富马酸铁：0.2g/次，3次/日。含铁量较高，奏效较快。

③枸橼酸铁铵：常配成10%溶液内服，10ml/次，3次/日。为三价铁，不易吸收，但能代替片剂。

④力蜚能：为铁配体复合物。

⑤速力菲：为琥珀酸亚铁。

（2）注射用铁剂：有胃肠道疾病或急需增加铁供应者可选用。

①右旋糖酐铁。

②山梨醇铁：肌注局部有疼痛，全身反应同右旋糖酐铁。

（3）纠正缺铁病因

①防治寄生虫病，如驱除钩虫等。

②治疗慢性胃肠疾患。

③积极治疗慢性失血。

④给易感人员以预防性铁剂治疗。

第七章 中医治疗

一、治疗原则

中医认为，脾虚是本病的关键，故健脾益气生血是主要治法。因脾为后天之本，气血生化之源，脾健则气血化源充足。"气为血帅，血为气母"，血虚伴有不同程度的气虚，故补血不宜单用补血药，而应当配伍补气药，以达到益气生血的目的，并配服含有铁质的药物制剂，其疗效显著。

二、辨证论治

1. 气血双亏型

证候：面色㿠白，倦怠乏力，头晕失眠，心悸气短，少气懒言，食少纳呆，舌质淡胖，脉濡细。

病机分析：血本阴液，具有滋润容养的功能。血虚不能上荣，故见面色㿠白，头晕。《丹溪心法·惊悸怔仲》说："人之所主者心，心之所养者血，心血一虚，神气不守，此惊悸所肇端。"故常见惊悸、少寐多梦；阴阳互根，气血同源，因而又多互相影响。血为气母，故血虚常兼气虚。气血双亏则面色㿠白，神疲倦怠，少气懒言；中气不足，则运化无权，故食少纳呆；舌质淡胖，苔薄白，脉濡细，皆为气血双亏之象。

治法：气血双补。

方药：八珍汤加味：党参、黄芪各30克，白术、当归、熟地各15克，陈皮12克，炒枣仁18克，炙甘草6克，大枣5枚。

方中党参、黄芪、白术健脾益气；当归、熟地生血益阴；枣仁养血安神；陈皮行气消滞，补而不腻；甘草、大枣调和营卫。全方共奏补气生血，养血安神之效。

如有水肿者，加茯苓、桂枝以健脾升阳利湿，大便稀薄者，加吴茱萸、焦三仙以健脾和胃温中。

2. 脾肾阳虚型

证候：面色萎黄或苍白无华，形寒肢冷，唇甲淡白，周身浮肿，甚则可有腹水，心悸气短，耳鸣眩晕，健忘失眠，精神不振，神疲肢软，大便溏薄或有五更泻，小便清长，男子阳痿，女子经闭，舌质淡，或有齿印，脉沉细。

病机分析：久病及肾，肾主水液，肾虚水无所主；脾主运化，脾阳不振不能运化水湿。脾肾阳虚，水无所主，水湿停聚，因而周身浮肿，甚则可有腹水；心血不足，神失所养，故见失眠健忘，心悸气短；气血两虚，不能上荣于面，故见面色萎黄，或苍白无华，唇甲淡白，眩晕耳鸣；脾阳虚，运化无权加之肾阳虚衰，中宫虚寒而见便溏或五更泄泻；肾阳虚衰，外不能温煦肢体，故见形寒肢冷。男子阳痿，女子冲任不调或有经闭，皆肾虚表现。舌质淡，有齿印，脉沉细皆为脾肾阳虚之征。

治法：温补脾肾。

方药：实脾饮合四神丸加减：黄芪30克，白术15克，茯苓

12 克，甘草 6 克，附子 9 克，大腹皮 18 克，厚朴 9 克，补骨脂、
菟丝子各 18 克，肉桂 6 克，鹿角胶 12 克，当归 15 克。

方中附子、肉桂、补骨脂、菟丝子温补肾阳；白术、黄芪、茯
苓、厚朴健脾益气；大腹皮、茯苓健脾利湿；鹿角胶、当归养血补
血。全方合用具有温补脾肾，益气养血的作用。若腹泻严重者加炒
山药、炒扁豆健脾温肾补中；水肿明显者加猪苓、泽泻以利水消
肿。

3. 脾胃虚弱型

证候：面色萎黄或㿠白，口唇色淡，爪甲无泽，四肢乏力，食
欲不振，大便溏泻，恶心呕吐，舌质淡，苔薄腻，脉细弱。

病机分析："血者，水谷精微化生于脾""脾为气血生化之
源。"脾胃受纳腐熟水谷，产生精微物质，为血的生成提供物质来
源。血液生成的动力主要依靠脾的化生功能。如久病体虚，脾胃虚
弱，不能正常运化水谷，一方面使胃不能受纳腐熟水谷而为脾的运
化做准备，脾虚不能为胃行其津液，导致水谷不能化生精微；另一
方面脾不升清，胃不降浊，脾胃运化功能失常，使精微物质不能正
常输布运转，以致气血生化乏源，乃生本病。

治法：健脾和胃，益气生血。

方药：以香砂六君子汤合当归补血汤加减：党参、白术、法半
夏、神曲、当归各 10 克，陈皮、砂仁（后下）各 6 克，木香（后
下）5 克，茯苓、黄芪、鸡内金各 15 克。方中以党参、白术、茯
苓、黄芪健脾益气，砂仁、鸡内金健胃消滞，法半夏、陈皮、神
曲、木香燥湿行气和中，当归养血和血。全方药共奏健脾益气，调
理气机之功。如腹泻便溏者，加薏苡仁 15 克，山药 12 克；恶心欲
吐者，加竹茹、生姜各 10 克，以降逆和胃止呕；伴有畏寒肢冷者，
加制附子 12 克（先煎），炮姜 6 克，以温阳驱寒；伴消瘦，口干
唇燥，手足心烦热者，上方去陈皮、法半夏、加石斛、芡实健脾养
阴；伴长期低热不退，属"脾虚发热"者，上方合补中益气丸。

4. 虫积致虚型

证候：面色萎黄少华，常有腹胀，善食易饥，恶心呕吐或有便

溏，肢软无力，心悸气短，头晕耳鸣，舌质淡，苔白，脉虚弱。

　　病机分析：虫邪进入肠胃，脾胃受损，升降失司，故见腹胀便溏恶心呕吐；虫居肠中，吸吮精血，加之脾胃运化失司，气血生化乏源，而致气血亏虚，故见面色萎黄少华，倦怠乏力，心悸气短，头晕耳鸣，舌淡，脉虚弱，为气血不足之象。

　　治法：健脾益气，化湿杀虫。

　　方药：榧子杀虫丸加减：榧子、槟榔、苦楝根皮，红藤、百部各21克，雄黄3克，大蒜9克（取汁）方中榧子、红藤、百部、苦楝根皮、雄黄、大蒜为杀虫解毒之品，槟榔行气导滞。杀虫之后可用归脾丸补养气血。

三、名老中医治疗经验

1. 黎炳南诊治经验

（1）肾虚为源，脾虚为关键

　　缺铁性贫血属于中医学的"血虚""萎黄""疳证"等范畴。黎老认为，缺铁性贫血之形成与饮食失调、禀赋不足、久病不愈、感染诸虫等因素有关。其病位在脾、肾，与心、肝等脏密切相关。脾为后天之本，胃乃水谷之海，脾胃为气血生化之源。小儿脏腑娇嫩，形气未充，脏器功能均未完善，有待逐渐发育成熟，需要有充分的营养物质供应。但小儿脾常不足，因饮食失节，喂养不当，脏腑虚损，虫积致损等损伤脾胃，脾胃虚弱，气血生化无源，造成贫血。肾为先天之本，若禀赋不足，脾肾阳虚，温煦滋养无权，精血不生，亦致贫血。血之与气，一阴一阳，互根互用，血为气之母，气为血之帅，血虚可致气虚，气虚也可影响生血而致血虚。气血亏少不能上荣于面，而见面色萎黄或苍白无华；偏于气虚则倦怠肢软、纳少、便溏；心血不足，心神失养，可见失眠多梦、心悸健忘；肝血不足则见爪甲色淡无泽，甚或枯槁脆裂、头昏眼花；精血同源，血虚日久，损及肾精，肾精亏虚则症见耳鸣耳聋、腰膝酸软、毛发干枯易脱落等。本病初起一般症状较轻，经正确治疗，合理调护，便可痊愈。但本病发病缓慢，病程长，经治疗症状缓解后，尚须巩固疗效，不可即刻停药，否则易于复发。若贫血时间过长，五脏六腑、四肢百骸失于濡养，可严重影响小儿的体格生长、智力发育，甚至出现脾肾阳虚、阴亏阳竭的危候。

黎老指出，缺铁性贫血其本在脾肾，基本病机在于脏腑气血功能失调。对其治疗主要应查明原因，按脏腑气血进行辨证施治。原则上以培补脾肾、益气养血为主，根据不同的发病原因，不同的脏腑虚损以及病势的轻重不同，分别予以健脾益气、补益心脾、滋补肝肾、健脾补肾等不同治法。同时，应注意合理喂养，补充必需的营养物质，这一点也是治疗小儿贫血的重要环节。

（2）辨证治疗，注重脾肾饮食依靠脾胃的腐熟运化成为水谷精微，然后化生成血液。即《灵枢·决气篇》所说的"中焦受气取汁，变化而赤，是谓血"。可见脾胃是血液生化之源。因此黎老认为，小儿缺铁性贫血发病，脾胃为关键，肾虚为根源，尤以脾虚最为重要。通过健运脾胃，改善消化吸收功能，益气生血，是治疗缺铁性贫血行之有效的方法。临床上常用下列药物随证选择使用。①健脾益气药：党参、太子参、黄芪、炒白术、山药、大枣、炒扁豆等药能健运脾胃，益气补中，使脾胃运化功能恢复正常，生化有源。②开胃消食药：鸡内金、麦芽、谷芽、神曲、山楂、莱菔子等药具有健胃和中、消食化滞作用，能助消化，增进食欲，对纳呆厌食、脘腹胀满、食积不消者均可酌情加减使用。③补益肝肾药：紫河车、山茱萸、菟丝子、何首乌、枸杞子、熟地黄、鸡血藤、当归、女贞子、黄精等药均能补益肝肾，益精养血，但此类药大多较滋腻，治疗缺铁性贫血应与健脾、助消化药同用，以免助湿碍脾，影响脾胃的健运。

（3）病例介绍

例1：王某，女，16个月。因面色苍白、厌食半年，加重2月余来诊。患儿生后为牛乳喂养，8个月始加辅食，平素易感冒。近半年余厌食、面色苍白，体重不增，消瘦，并见神乏、无力、不爱活动、夜间不安、多汗等症，近2月余症状更为明显。诊见，面色苍白，唇色淡白，指纹淡红，体重7kg，血红蛋白82g/L，血红细

胞 3.7×10^{12}/L，红细胞压积 0.34。中医辨证为气血两虚之疳证。拟方：当归 5g，太子参 5g，鸡血藤 10g，熟地黄 5g，黄芪 5g，白术 5g，白芍 5g，鸡内金 5g，茯苓 5g，炙甘草 3g，水煎 2 次，混合药汁，经浓缩，分 3 次口服。服药 1 个月，病情明显好转，查血红蛋白 102g/L，血红细胞 4.1×10^{12}g/L。继服上药，经治 2 个月，食增神爽，体重 9.5kg，血红蛋白 115g/L，血红细胞 4.4×10^{12}/L，临床获愈。

按：本例西医诊断为营养不良，营养性缺铁性贫血。本证乃因喂养不当，脾胃严重虚损，生化乏源，气血亏虚，不能濡养脏腑百骸所致。症见面色萎黄或苍白，唇口粘膜爪甲淡白，神疲乏力，少气懒言，头晕目眩，心悸心慌，注意力不集中，夜寐不安，食欲不振，舌质淡，苔薄白，脉细弱，指纹淡红。治当益气养血为主。本方乃八珍汤化裁而来。方中太子参、熟地黄、黄芪、鸡血藤为主，甘温益气养血补血；茯苓、白术健脾燥湿，当归、白芍养血和营，炙甘草和中益气，鸡内金消食化积力强，又能健胃，并可缓解熟地黄的腻滞。全方合用，共奏健脾益气、养血补血之功。若脾虚不运，食少便溏，腹胀明显，去当归、熟地黄，酌加陈皮 3g，木香 6g，砂仁 3g 健脾理气；脾虚肝旺而夜寐不安、惊惕者，加钩藤 6g，酸枣仁 9g；若气虚不摄，见鼻衄、皮肤瘀斑等出血症状者，加仙鹤草 10g，藕节 10g。

例 2：黄某，女，3 岁半。因 5 个月来反复感冒，胃纳差，大便溏，而色萎黄，精神不振，唇淡少华，盗汗，而来我院门诊治疗。查血红蛋白 80g/L，血红细胞 3×10^{12}/L，舌淡、苔薄白，脉细弱。中医辨证为脾胃虚弱之血虚证。拟方：党参 9g，茯苓 9g，炒白术 9g，炙甘草 5g，陈皮 3g，山药 12g，鸡内金 9g，炒扁豆 9g，焦山楂 9g，焦神曲 9g，谷芽、麦芽各 9g。每日 1 剂，水煎服。服上方 14 剂后，胃口渐开，再以原方去神曲、谷芽、麦芽、焦山楂，加黄芪、当归、白芍各 9g，鸡血藤 30g，隔日 1 剂。10 剂后面色转润，精神渐振，盗汗止。前后服药 2 个月，口唇面色已转红润，血红蛋白 110g/L，血红细胞 4×10^{12}/L，体质增强，2 个月中未曾有过感冒。追踪 1 年，血红蛋白维持在 120g/L 左右，血红细胞亦在 4×10^{12}/L 以上。

按：小儿肺脏娇嫩，脾常不足。本证患儿肺脾俱虚，卫外不固，反复感冒；脾胃虚弱，运化失健，气血精微化生不足，不能濡养全身，治当健脾益气，与异功散加味。方中党参甘温益气补中为主；脾喜燥恶湿，脾虚不运则每易生湿，辅以白术健脾燥湿，茯苓健脾渗湿，扁豆健脾化湿；加之山药平补脾胃，鸡内金健胃消积，陈皮健脾理气，更以鸡血藤补血行血，甘草甘温和中。全方而不燥，补而不腻，有健运脾胃，益气生血之功。若食欲不振，加炒神曲 6g，炒山楂 9g，炒麦芽 12g；若脾胃虚寒，肢冷，腹痛喜按，完谷不化，加干姜 3g，吴茱萸 3g；若积滞化热，见口臭、日晡潮热、手足心热、苔厚腻，去鸡血藤、山药，加槟榔 6g，山楂 9g，胡黄连 3g；若有虫积，酌加槟榔 9g，榧子 12g，使君子 9g 等。

例 3：欧某某，女，6 岁。因面色苍白，发育迟缓 2 年余来诊。症见而色苍白，两颧潮红，时诉头晕，两目干涩，烦躁，易发脾气，夜寐不宁，盗汗，手足心热，纳差，口舌干燥，毛发焦枯，爪甲凹陷发白，发育迟缓，舌红少苔，脉细数。查血红蛋白 78g/L，血红细胞 3×10^{12}/L。中医辨证为肝肾阴虚之虚劳。拟方：熟地黄 15g，山药 9g，枸杞子 9g，山茱萸 9g，菟丝子 9g，龟甲 15g（先煎），银柴胡 9g，茯苓 9g，女贞子 9g，旱莲草 9g，鸡血藤 15g，炙甘草 3g。每日 1 剂，水煎服。服上方 14 剂后，盗汗、手足心热、两颧潮红、两目干涩等症状消失，舌淡红、苔白。去银柴胡、山茱萸，加陈皮 3g，鸡内金 10g。服上药 10 剂，纳增，精神好，守方治疗共 2 个月，诸症消失，复查血红蛋白 118g/L，血红细胞 4.2 × 10^{12}/L。

按：本证患儿乃早产儿、低体重儿，自幼体弱，易外感。虚邪之至，害必归阴，五脏之伤，穷必归肾，肝肾同源，肝肾阴虚则精髓不充，血无所藏。治宜滋养肝肾，补益精血。本方重用熟地黄为主，甘温滋肾以填真阴；辅以枸杞子、山茱萸、鸡血藤、龟甲养肝血，滋肾阴，菟丝子、女贞子、旱莲草益肝肾，补阴血；以山药补益脾阴而固精，茯苓、炙甘草益气健脾。诸药合用，共奏滋肾养肝、补益阴血之功。若低热盗汗明显者，酌加地骨皮 9g，银柴胡 9g，青蒿 9g，鳖甲 12g 清虚热；虚火迫血妄行而见出血者，酌加牡丹皮 9g，赤芍 9g，生地黄 9g，水牛角 12g，仙鹤草 9g 凉血止血；肝阳上扰清空而见头晕目眩较重者，加菊花 9g，钩藤 6g，石决明 12g 等。

例 4：陈某，男，5 岁。近 2 年余脸色苍白，日见消瘦，纳差，肢倦乏力，精神委靡不振，少气懒言，自汗，发稀，唇甲无华，口唇粘膜淡白，畏寒肢冷，便溏薄，完谷不化，发育迟缓，舌淡胖、苔薄白，脉沉细弱。实验室检查：血红细胞 $3.1 \times 10^{12}/L$，血红蛋白 70g/L，血白细胞 $4.4 \times 10^9/L$。镜下示红细胞形态呈大小不均，体积小者居多，中央淡染区扩大。中医辨证为脾肾阳虚，运化失权，气血生化无源。拟方：熟地黄 12g，山药 9g，菟丝子 9g，枸杞子 9g，炒白术 9g，淫羊藿 9g，补骨脂 3g，党参 9g，黄芪 9g，鸡内金 9g，陈皮 3g。每日 1 剂，水煎服。服药 6 剂后胃纳开，精神转佳，大便好转，前方加当归 9g，鹿角胶 6g（烊化）。服 12 剂后，纳谷转常，夜寐安熟，面转红润，舌淡红苔薄，脉细有力，查血常规示：血红细胞 $3.7 \times 10^{12}/L$，血红蛋白 92g/L，血白细胞 $6.2 \times 10^9/L$。继服上药 4 周，血红蛋白 128g/L，血红细胞 $4.6 \times 10^{12}/L$，乃停药。

按：本证乃脾肾阳虚，温煦滋养无权，精血不生而成。治当温补脾肾，益气养血。方用熟地黄，甘温滋肾以填精，此本阴阳互根，于阴中求阳之意；淫羊藿、补骨脂、菟丝子温补肾阳，党参、黄芪甘温；补脾益气，枸杞子、当归养肝补血，山药补脾阴，炒白术、鸡内金健脾健胃止泻，鹿角胶温阳益精，陈皮健脾理气以防腻滞。全方合用，具有温补脾肾、益气养血的作用。

2. 王烈诊治经验

王氏认为，夫婴幼者，脏腑娇嫩，气血未充，喂养不当，营养失调，所患贫血者日增。贫血者血亏，亏着皆虚，此乃病理之虚。因此，王氏认为治疗小儿营养不良性贫血应立足于"虚"，其

"虚"不仅囿于血虚，而且与脏腑的功能活动有关。依此，王氏拟定了血虚补之以生，脏不足益之而助的原则，并立生血益气汤，由当归、党参、鸡血藤、赤石脂四药组成基本方，功在气血兼顾。在临床应用中随症加减，肾虚者加用熟地、何首乌、牡蛎；肺虚者加黄芪、阿胶；心气虚者加太子参或人参、丹参等；肝虚者常选药物为枸杞子、紫河车、白芍、木瓜；脾虚者加白术、茯苓等，应用本法治疗小儿贫血可多收良效。

3. 陈信义诊治经验

陈氏认为本病病机多由脾胃虚弱所致。因为气血的主要来源是中焦脾胃受纳和运化的水谷精微物质，若脾胃虚弱，运化失常，水谷之精微物质缺乏，则可导致气血两虚证；而气血两虚，后天奉养缺乏，又可加重病变。因此，陈氏等以健脾生血法治之。拟定的健脾生血丸，以四君子汤加绿矾为主。四君子汤健脾和胃，对肠胃功能有双向调节作用，临床可治疗多种消化道疾病，缺铁性贫血容易影响消化酶分泌和消化功能而出现胃肠道症状，故选用四君子汤尤为适宜。绿矾一药，临床所见虽有与硫酸亚铁相似的补血效果，但其胃肠道副作用并不低于硫酸亚铁。因而配合应用具有调理胃肠功能的中药，不仅能有效的补充铁元素缺乏，升高血红蛋白，而且还可以减少或防止绿矾中所含硫酸亚铁引起的胃肠道副作用。临床治疗上取得了较好的疗效。

4. 杨玉兰诊治经验

杨氏依据临床表现把小儿缺铁性贫血归属于中医"脾虚"范畴，认为其病因主要为饮食失调和长期感染有关，两者又互为因果。脾主运化，为气血生化之源，脾虚则气血生化乏源，日久导致贫血。杨氏认为脾虚是病因病机的关键所在。脾虚又可致肺卫失固，而易招致外邪侵袭，且脾虚后久病可以及肾，故采用健运脾胃法，使患儿脾气健旺，气血生化有源，从而改善小儿贫血症状。其将药膳运用到儿科临床，将党参、白术、茯苓、淮山药、山楂、大枣、蜂蜜等中药制成健儿蜜糖浆治疗小儿缺铁性贫血，临床取得了较好的疗效。

5. 钟美娟诊治经验

钟氏等认为,缺铁性贫血病因病机为脾胃虚弱,不能运化水谷精微,致气血生化乏源而导致。治疗本病应旨在改善脾胃运化吸收功能,促进水谷精微化生气血,故其临床应用健脾益气养血法治疗。以黄芪、党参补气,茯苓淡渗,白术健脾运湿相配伍,使补气而不滞湿,增强脾胃运化功能。由于气能生血,用黄芪、党参补气,以资生化之源,而当归补血之力大,全方合奏疗效。

6. 颜正华诊治经验

颜氏接诊一血虚潮热患者,认为血虚心神失养,故失眠多梦,时有心悸;化气无源,故见乏力;气虚摄血无力,故见月经过多,而经多又可加重血虚。阴血同源,血虚日久,必及肾阴,阴虚不能制阳,故每日下午潮热。腰为肾之府,尺脉主肾,肾阴不足,故腰酸痛,尺脉无力。颜氏主以养血滋肾益气,兼以退虚热,恰中病机。方中熟地黄、阿胶、白芍、当归等养血滋肾,党参、茯苓、炙甘草、大枣等健脾益气生血,续断、杜仲补肾强腰,生地黄、白薇、阿胶、熟地黄等滋阴退虚热,再加生姜、陈皮健脾和中。二诊又加补血安神之夜交藤、炒酸枣仁,增生熟地黄、党参之量,药效更强。如此精心辨治,合理用药,终使血充气足,阴阳平衡,诸证痊愈。

第八章 预后及康复

一、预防

缺铁性贫血大多是可以预防的。

1. 做好喂养指导:提倡母乳喂养,及时添加含铁丰富且铁吸收率高的辅食品,如肝、瘦肉、鱼等,并注意膳食的合理搭配。妊娠及哺乳期妇女适当补充铁剂。

2. 婴幼儿食品加入适量铁剂进行强化。

3. 对早产儿、低体重儿应及早给予铁剂预防。

4. 在钩虫流行区应进行大规模的寄生虫防治工作

5. 及时根治各种慢性消化道出血的疾病等。

6. 青少年要改变不良饮食习惯，不挑食，不偏食，要摄入足量动物性食物、新鲜蔬菜和水果。

7. 孕妇多进食肉类、鱼虾类食物，积极贯彻计划生育，防止生育过多过密。

8. 使用生铁锅烹调，不用铝锅。

二、中医调护

饮食疗法是指利用饮食或食物中加入药物，以预防和治疗疾病的方法，简称食疗。食疗在我国具有悠久历史，是我们祖先长期医疗实践的结晶，是中医药学的重要内容之一。

1. 常用的食物（单味）

（1）大枣：性味甘温，归脾肺经，有补中益气，养血安神功效。用于血虚、萎黄、肌瘦、精神不安等。适于缺铁性贫血、紫癜、白细胞减少症等辅助治疗。现代研究：大枣含蛋白质、糖类、有机盐、粘液质，维生素 A，B_2，C，微量元素钙、磷、铁。药理研究证明，大枣有保护肝脏、增强肌力和增加体重的作用。

（2）花生：性味甘平，归脾肺经，有和胃、润肺、养血、止血功能。适于贫血、血小板减少性紫癜、血友病等。现代研究：花生含脂肪、蛋白质、氨基酸、卵磷脂、嘌呤、纤维素、淀粉、无机盐、维生素 B_1，泛酸、生物素等。药理研究证明，花生具有抗纤维蛋白溶解、促进骨髓造血、加强血管收缩机能、调整凝血因子缺陷等作用，因而对多种出血性疾病有止血作用。

（3）猪肉：性味甘咸平，归脾胃肾经，有滋阴润燥功效。用于缺铁性贫血、紫癜、白细胞减少症等。猪肉含蛋白质、脂肪、碳水化合物、钙、磷、铁、钾、铜、硒、维生素 B_1，B_2，C，瘦肉含缬氨酸、亮氨酸、异亮氨酸、苏氨酸、苯丙氨酸、色氨酸、蛋氨酸、赖氨酸、精氨酸、组氨酸、酪氨酸、胱氨酸等。

（4）羊胫骨：性味甘温，归行肾经。有补肝肾、益气血功效。用于贫血、血小板减少性紫癜等。现代研究：羊胫骨含有大量的无机物，如磷酸钙、碳酸钙、磷酸镁和微量的氟、氯、钠、铁、铝等。其中氟是骨的重要成分。骨的有机物包括骨胶原、骨类粘蛋白、弹性硬蛋白样物质，还有中性脂肪、磷质、少量糖原等。

（5）鲤鱼：性味甘寒，归脾肺肝经。用于贫血、血小板减少性紫癜、血友病等出血性疾病。现代研究：新鲜鲤鱼肉含肉浆86%，肉基质13%。其中含钙、磷、铁、谷氨酸、甘氨酸、组氨酸、肌酸、磷酸肌酸、维生素 B_2 及 PP，还含有组织蛋白酶 A，B，C 等。

（6）黑木耳：性味甘平，归肝脾肾经，有凉血止血功效。用于贫血、血小板减少性紫癜等。现代研究：黑木耳含蛋白质、脂肪、卵磷脂、脑磷脂、鞘磷脂、粗纤维、钙、磷、铁、胡萝卜素、甾醇、甘露聚糖、甘露糖、葡萄糖、木糖、葡萄糖醛酸、戊糖和甲基戊糖。药理研究：黑木耳多糖可明显延长家兔特异性血栓及纤维蛋白血栓的形成时间，缩短血栓长度，减轻血栓湿重和干重，减少血小板数量，降低血小板粘附率和血粘度，对机体免疫功能有明显促进作用。

（7）山药：性味甘平，归脾肺肾经，有益气养阴、补脾补肺功能。用于食少、便溏、尿频、气虚、贫血、紫癜等症。现代研究：山药含皂苷、粘液质、胆碱、淀粉、糖蛋白、氨基酸、维生素C 及碘、磷、钙等。

2. 常用的食物和药物组合（复方）

（1）龙眼桑椹汤：龙眼肉 30g，桑椹 15g，蜂蜜适量。将龙眼肉、桑椹加水约 800ml，煮沸 30min，再入蜂蜜，每日早、晚分服，有滋阴养血功效。

（2）红枣绿豆汤：红枣、绿豆各 50g，红糖适量。将红枣、绿豆加水适量，煮至绿豆开花，加入红糖，每日早、晚分服，有清热补血功效。

（3）菠菜粳米粥：菠菜 100g，粳米 100g，将粳米放入砂锅内加水适量煮熟，粥成后，将菠菜切碎，稍沸即可。早、晚分服。

（4）猪皮枸杞汤：猪肉皮 50g，枸杞子 30g，木耳 50g，加黄酒、葱、姜、适量盐、豆油、香油少量。将猪皮煮烂切块。豆油少量，铁锅内烧热，放入猪皮块、木耳（浸泡后）、黄酒、葱、姜适量，略炒，加水适重，再加枸杞子、文火煮沸，入盐调味，淋上香油，早、晚分服。

（5）猪肝黄豆汤：猪肝 100g，黄豆 100g。将黄豆加水适量，煮至八成熟，入猪肝（回民可用羊肝）煮熟，每日分 2 次服，有养血、补血之功效。

（6）黄芪鸡汁粥：黄芪 15g，粳米 100g，母鸡一只（1000g～1500g）。先煎黄芪，去渣留汁；把鸡剖洗干净，浓煮取汁。以黄芪汁、鸡汁、粳米同煮粥。以早、晚趁热分 2 次服，有益气补血的功能。

3. 缺铁性贫血的养生保健原则和方法

对病因明确的缺铁性贫血，积极治疗引起缺铁的原因和原发疾病，并采用铁剂及中药治疗，适当应用含铁丰富的食物，可取得满意疗效。

（1）病因预防和治疗

引起缺铁性贫血的原因主要有：①营养因素；②慢性失血；③吸收障碍。缺铁性贫血大多是可以预防和治疗的，应在易发生这类贫血的特殊人群中重视开展卫生宣教和采取预防措施。包括：

①改进婴儿的哺乳方法，及时增加适当的辅助食品如蛋黄、青菜、肉类和肝等含铁较多的食品。对生长发育期的儿童加强饮食营养，适当补充含铁丰富的食物，改正不良的偏食习惯。

②在妇女妊娠后期及哺乳期间可每日口服硫酸亚铁 0.2 或 0.3g，世界卫生组织曾提出在孕妇及婴儿的食品中加入药物性铁以预防缺铁性贫血，是一个颇见成效的良方。

③目前由于我国人口老龄化，减肥人群增多，缺铁性贫血在这些人群中的患病率大大增加，应引起高度关注。对老年人缺铁性贫血尤其要排除肿瘤、慢性炎症、感染等因素。要教育减肥人群采用

正确合理的减肥方法，以免引起营养不良性缺铁性贫血。

④在钩虫病流行地区进行大规模的寄生虫病防治工作，及时处理消化性溃疡、消化道肿瘤、慢性出血灶等。

⑤一旦患有缺铁性贫血，要积极寻找引起缺铁的原因和原发疾病，并进行相应的病因治疗，这样才能从根本上治愈本病。对于胃肠道肿瘤和长期腹泻引起的缺铁性贫血尤其如此。

（2）休息和运动

由于存在不同程度的贫血，患者常常不能耐受正常甚至剧烈的劳动和体育锻炼，容易出现头晕、目眩、恶心、心慌、气短等缺氧症状，对健康十分不利。但这并不是说，贫血患者绝对不能进行任何形式的体育运动和劳动，只能卧床休息了，应根据患者贫血的程度、年龄、体质和心肺代偿功能来决定患者的日常活动量，分别采用卧床休息、适当活动和运动等方式。

对于轻度贫血的年轻患者，鼓励参加一些运动量不大的体育锻炼项目，如短距离的慢跑、散步、快走、做广播操、打太极拳等，时间以1小时为宜，以不产生上述缺氧症状为度，若感到疲劳、头晕、心慌等不适则停止活动；对中度贫血的年轻患者和轻度贫血的老年患者，以休息为主，运动和劳动应量力而行，如有可能可从事轻度的家务劳动如烹调、洗碗、洗衣、拖地等，因为适度的体育活动和劳动对缺铁性贫血的康复还是有一定益处的，可以增强体质，改善食欲，促进胃肠道对营养的吸收。严重贫血的患者应休息1至2星期，必要时卧床静养，待贫血症状好转后可起床活动，恢复期应注意适当休息与活动结合，逐渐增加活动量。另外所有贫血患者要保证充足的睡眠，避免熬夜、重体力劳动等，以免加重心肺负担，影响胃肠道功能和营养物质的吸收，利于身体健康的恢复。

（3）氧疗和输血

一般来讲，缺铁性贫血大部分属于慢性轻、中度贫血范围，血红蛋白高于60g/L，通过病因治疗和补铁治疗2周后贫血多能逐渐改善，没有必要进行氧疗和输血。采用氧疗和输血的对象是少数患有严重的缺铁性贫血，或老年患者，或有心、肺等基础疾病，患者对缺血缺氧的代偿功能不足。对于这类患者输注浓缩红细胞要区别对待，年轻患者输血后血红蛋白达到 60g/L 为宜；老年患者或有心、肺等基础疾病者输血后应使血红蛋白达到 80g/L 以上为宜。可同时采取氧疗以纠正缺氧状态，提高生活质量，待病情明显好转时再进行适当的活动和锻炼。

氧疗的直接作用是提高动脉氧分压，贫血引起者常规给氧只能部分地改善。判断给氧的确切指征是动脉氧分压。氧分压在 60mmHg（8kPa）以下需给氧。通常氧分压在 60mmHg（8kPa）以上时血氧饱和度多在 90% 以上，大多不需给氧。贫血患者氧疗的方法主要是鼻导管或鼻塞给氧。氧流量成人 1～3L/min，婴幼儿 0.5～1L/min，吸入氧浓度可达 30%～40% 左右。特别需要指出的是在氧疗时要结合贫血的纠正，单纯氧疗对贫血的纠正无大的意义。长时间氧疗应防止氧中毒，吸入氧浓度不要超过 50%～60%。

（4）食疗药膳

饮食调理对缺铁性贫血非常重要，且能取得良好疗效。通常动物血含铁量最高，吸收率也最高，动物肝如猪肝等含量和吸收率次之，蛋黄含铁量亦较高，但吸收率较低，其它含铁较高的食物依次有芝麻、芥菜、芹菜、紫菜、木耳、海带等。水果中以杏、桃、李、葡萄干、红枣、樱桃等含铁较多。对于缺铁性贫血的患者要多食用动物血、动物肝脏、瘦肉类、蛋、乌贼、海蜇、虾米等动物性食品，以及芝麻、海带、黑木耳、紫菜、香菇、黄豆、黑豆、腐竹、红腐乳、芹菜、荠菜、红枣、葵花子、核桃仁等植物性食品。研究表明维生素 C、肉类、果糖、氨基酸、脂肪可增加铁的吸收，而茶、咖啡、牛乳、植物酸、麦麸等可抑制铁的吸收，所以膳食应注意食物合理搭配。特别是 B 族维生素和维生素 C，如新鲜绿叶蔬菜和水果（如苹果、番茄、椰花菜、马铃薯、包心菜等）可促进肠道内铁的吸收。必要时可口服维生素 C 片以促进铁的吸收。提倡使用铁锅炒菜。应注意缺铁性贫血病人餐后不宜多饮茶和咖啡，尤其不要长期饮浓茶，因茶和咖啡含有鞣酸，与铁结合后影响铁的吸收。日常烹饪可应用下列补血膳食和食疗方。

①猪肝菠菜粥。猪肝、粳米各 100 克，菠菜 150 克。将猪肝切片，菠菜洗净去根切段，粳米加水熬成薄粥，然后放入猪肝和菠菜，加少许葱花、姜片及盐调味，至猪肝熟即可。可作早晚餐服食或点心。功效：补肝养血。适应证：贫血调理或冬季养生调理。

②鸡蛋猪腰粥。鸡蛋 1 个，猪腰 1 只，糯米 60 克。猪腰去筋膜切片，鸡蛋打碎加入调料拌匀，糯米煮粥，将成时加入鸡蛋、猪腰稍煮即可。可作早晚餐或点心服食。功效：补肾健脾。适应证：贫血属于脾肾亏虚者。

③猪血菠菜粥。猪血 100 克，鲜菠菜适量，粳米 100 克。将猪血切成小块放沸水中稍煮，捞出，菠菜放入沸水中，略烫一下，捞出后切细，粳米加水煮粥，待粥成时放入猪血、菠菜，调味即可。作早晚餐服食，可常食。功效：补肝养血，润肠通便。适应症：贫血属于肝肾亏虚、肠燥便秘。

④赤豆粥。糯米 100 克，赤豆 50 克，红枣 10 枚。三物洗净，共放锅中加清水适量煮粥。每日早晚食用，或作点心服食。功效：健脾益胃、清热解毒、利水、消肿、通乳。适应证：脾胃虚弱型贫血、水肿、产后乳汁不足。

⑤当归枸杞猪肝煎：当归 15 克，枸杞 15 克，猪肝 60 克，煮汤调味服食。

⑥黑豆圆肉大枣汤：黑豆 50 克，桂圆肉 20 克，大枣 50 克，水煎煮熟服。

⑦木耳枣肉汤：黑木耳 10 克，大枣 15 枚，瘦猪肉 60 克，共煮汤食用。每日 2 次。

⑧阿胶红枣木耳粥：阿胶 15 克，红枣 10 枚，黑木耳 10 克，糯米 100g。将阿胶捣碎备用。黑木耳温水泡发，洗净。大枣去核。将黑木耳、大枣与糯米煮粥将熟时，加入阿胶，搅化即可。每日早、晚餐温热服食。黑木耳益气补血，每 1 百克黑木耳里含铁 98 毫克，是各种食物中含铁量最高的。阿胶能促进骨髓造血功能，明显提高红细胞和血红蛋白含量；红枣养血补气。此粥益气补血，适用于血虚头晕及缺铁性贫血等症。

⑨芹菜炒猪肝：猪肝 200 克，芹菜 300 克，酱油 25 克，糖、盐适量。1. 将猪肝去筋膜，洗净切成薄片，加适量盐搅匀，待用。2. 芹菜洗净，切段。3. 将油锅烧至六成油温，投入猪肝，待变色后，倒入漏勺沥油。4. 锅中留油少许，投入芹菜旺火煸炒，待熟前加入酱油、白糖、精盐，再倒入猪肝，翻炒几下，立即出锅。猪肝每百克含铁 25 毫克，芹菜每百克含铁 8.2 毫克。本菜谱富含铁质和叶酸，对于有贫血倾向的妇女和婴幼儿是日常食补的佳品。

⑩猪血炒紫菜：猪血 200 克，紫菜 300 克（泡好），同放入铁锅炒熟吃。

⑪黄芪鸡汁粥：黄芪 30 克，母鸡 1 只（1000 克），粳米 100 克，将母鸡宰杀去毛及内脏（切块），和黄芪放入锅加水煮成浓汤，用此浓汤和粳米煮粥，调味食用。

⑫红参圆肉粥：红参 10 克（切片），圆肉 15 克，粳米 100 克，同煮粥食用。

⑬猪血菠菜汤：新鲜菠菜 500 克，猪血 250 克，盐、味精适量。菠菜洗净，用开水烫一下，切段。猪血洗净，切小块先放入锅铁锅内加水煮开，然后加入菠菜一起煮汤，熟后根据个人口味调味。每日或隔日一次，连服 2～3 次。猪血价廉物美，每 100 克含铁高达 45 毫克，堪称"养血之王"。中医认为菠菜性甘凉，能养血、止血、敛阴、润燥。因此此汤具有补铁养血之功效。

（5）药物调养

可以使用中成药进行调理，也可结合将药养和食养结合起来进行调养。常用的中成药如下：

①小温中丸。每次 1.5～3 克，每日 3 次。功效：健脾养血，清热化湿。适应证：脾劳黄病。

②伐木丸。每次 1.5 克，每日 3 次。功效：燥湿运脾，泻肝消积。适应症：肝强脾弱，疳积，皮肤黄肿如土，心腹胀满，肢倦无力，能食而不消化。

③归脾丸。每次 8～10 丸，每日 3 次。功效：益气健脾，养血安神。适应症：心脾两虚证见气短心悸，失眠多梦，头昏头晕，肢

倦乏力，食欲不振，崩漏便血。

④八珍颗粒。每次 1 袋，每日 3 次。功效：气血双补。适应症：用于气血两虚引起的面色萎黄、头晕目眩、四肢乏力、食欲不振、手足冰凉。

⑤复方皂矾丸。一次 7~9 丸，一日 3 次，饭后即服。功效：温肾健髓，益气养阴，止血生血。适应症：放疗、化疗引起的骨髓损伤、缺铁性贫血属于脾肾亏虚者。忌茶水。

（6）常用的药物食疗方有：

①黄芪鸡汁粥。母鸡 1 只，黄芪 15 克，粳米 100 克。将母鸡剖洗干净，煎浓鸡汁，将黄芪煎汁，每次以粳米 100 克加入鸡汁和药汁煮粥。早晚趁热食用。功效：益气血，填精髓，补气升阳，固表止汗。适应症：久病体虚，气血双亏，营养不良的贫血患者。

②桂圆鹌鹑蛋。桂圆肉 12 克，鹌鹑蛋 4 个，红糖 15 克。将鹌鹑蛋打碎，和桂圆肉、红糖放置碗中和匀，加水 60~100 毫升放在饭上蒸熟。每日早晨 1 次，可常食。功效：补益气血、安神益智，丰肌泽肤。适应症：血劳、失眠、心悸、神经衰弱、记忆力减退。有内热者和孕妇不宜食用。

③花生红枣汤。连衣花生 200 克，红枣 30~50 克。红枣、花生同放锅中加水适量煮至花生烂熟即可。吃红枣、花生，喝汤。功效：健脾生血。适应症：脾虚血弱之贫血。有内热者不宜食用。

④参杞狗肉汤。狗肉 1000 克，党参 20 克，枸杞子 10 克，菟丝子 10 克，砂仁 5 克，牛膝 15 克。上物除狗肉外，入砂锅加水煎煮 30 分钟后，倒出药汁。将狗肉切成小块，加酱油、糖、黄酒、葱、姜、味精等调料，腌渍入味，放入锅中，加药汁及适量清水，煮沸后，文火慢慢煨至狗肉烂熟即可食用。佐餐食用。功效：益气滋阴，温阳补血。适应症：脾虚肾阴阳两虚之贫血。有阴虚火旺者不宜食用。

⑤神仙鸭。鸭 1 只，人参 3 克，龙眼肉 20 克，莲子 50 克，大枣 50 枚。将鸭子去毛、内脏，剁去脚，洗净沥干。人参切片，莲子用水胀后去表皮、去心，大枣去核，龙眼肉洗净。用盐 5 克、酱

油 50 毫升、料酒 30 毫升混匀后搽在鸭表面和腹内。将人参、龙眼、莲子、大枣混合后，填入鸭腹，放在砂锅中，上笼用武火蒸至鸭熟即可。佐餐食用。功效：健脾益气。适应症：病后体虚贫血及年老体虚的贫血。

巨幼细胞性贫血

第一章　概　　念

一、现代医学认识

巨幼细胞性贫血是由于脱氧核糖核酸（DNA）合成障碍所引起的一种贫血，主要系体内缺乏维生素 B_{12} 或叶酸所致，亦可因遗传性或药物等获得性 DNA 合成障碍引起。本症特点是呈大红细胞性贫血，骨髓内出现巨幼红细胞系列，并且细胞形态的巨型改变也见于粒细胞、巨核细胞系列，甚至某些增殖性体细胞。该巨幼红细胞易在骨髓内破坏，出现无效性红细胞生成。约95％的病例系因叶酸或（和）维生素 B_{12} 缺乏引起的营养性贫血，其早期阶段，单纯表现为叶酸或维生素 B_{12} 缺乏者临床上并不少见。营养性巨幼细胞贫血具有地区性，我国以山西和陕西省等西北地区较多见，患病率可达5.3％；恶性贫血在我国则罕见。

二、中医历代医家对巨幼细胞性贫血的论述

祖国医学中没有巨幼细胞性贫血的病名，依据其临床表现分别在中医的病证中有所记载。如贫血症状则见之于血虚、虚劳等论述中；消化道症状如舌炎、消化不良、腹泻等又分别在"舌痛""舌光""舌红"及脾胃虚弱症候中有所描述；神经系统症状中医称之为"不仁"，隶属于"痹证"范畴。

舌痛初见于《灵枢·经脉》，书云："是主脾所生病者，舌本痛。"提出了舌痛与脾胃疾患有关。《千金要方·舌论》谓："多食甘则舌根痛而外发落。"《医学摘粹·杂证要法》也说："舌之疼痛热肿，专责君火之升炎，"说明舌痛与饮食不尽合理，脾胃病变及

心火上炎有关。这与巨幼细胞性贫血的发病原因是相似的。

四肢麻木在《内经》及《金匮》中称"不仁"，《诸病源候论》言"不仁"症状为"其状搔之皮肤，如隔衣是也。"《素问病机气宜保命集》始有麻木病名．《素问·逆调论》谓："荣气虚则不仁，卫气虚则不用，荣卫俱虚则不仁且不用。""荣卫"即为气血，荣卫虚可认为属贫血症。古人认识到手足麻木与贫血有关。

有关类似本病贫血症状的描述在诸多医家著作中更为多见。宋《圣济总录》在虚劳门中立"冷劳"一章，指出这种病证在临床上有"面色萎黄"'的贫血外貌；有"饮食不化，心腹痞满，呕吐吞酸，大肠泄痢"等消化系统症状；有"手足逆冷，骨节酸痛"等周围神经的功能障碍，以及"日渐羸瘠"的恶病质体证，冷劳的症候与巨幼细胞性贫血表现很相似。在冷劳证的治疗上，该书提出了用木香丸、煮肝丸，烧肝散、白术散、炙肝散和猪肝丸等方剂，大部用猪肝入药．这证明我国在 12 世纪初叶已提出用肝脏制剂治疗营养性巨幼细胞性贫血。《温热经纬·薛生自湿热病》记有："湿热证，四五日口大渴，胸闷欲绝，干呕不止，脉细数，舌光如镜，胃液受劫，胆火上冲，宜西瓜汁、金汁、鲜生地汁、甘蔗汁，磨服郁金、木香、香附，乌药等味。"此描写类似该病的急性发作，其治疗也多用含有丰富维生素类的药物，这与当今治疗本病所用维生素类药物相雷同。

第二章 病因病机

一、西医的病因

巨幼细胞贫血的发病原因主要是由于叶酸或（及）维生素 B_{12} 缺乏。

1. 叶酸缺乏的病因

（1）摄入不足叶酸每天的需要量为 $200 \sim 400 \mu g$。人体内叶酸的储存量仅够 4 个月之需。食物中缺少新鲜蔬菜、过度烹煮或腌制均可使叶酸丢失。乙醇可干扰叶酸的代谢，酗酒者常会有叶酸缺乏小肠（特别是空肠段）炎症、肿瘤、手术切除及热带性口炎性腹泻均可导致叶酸的吸收不足。

（2）需要增加妊娠期妇女每天叶酸的需要量为 400～600μg 生长发育的儿童及青少年以及慢性反复溶血、白血病、肿瘤、甲状腺功能亢进及长期慢性肾功能衰竭用血液透析治疗的患者，叶酸的需要都会增加，如补充不足就可发生叶酸缺乏。

（3）药物的影响如甲氨蝶呤氨苯蝶啶、乙胺嘧啶能抑制二氢叶酸还原酶的作用影响四氢叶酸的生成。苯妥英钠苯巴比妥对叶酸的影响机制不明，可能是增加叶酸的分解或抑制 DNA 合成。约 67% 口服柳氮磺胺吡啶的患者叶酸在肠内的吸收受抑制。

（4）其他先天性缺乏 5，10－甲酰基四氢叶酸还原酶患者，常在 10 岁左右才被诊断有些加强护理病房（ICU）的患者常可出现急性叶酸缺乏。

2. 维生素 B_{12} 缺乏的病因

（1）摄入减少人体内维生素 B_{12} 的储存量约为 2～5mg 每天的需要量仅为 0.5～1μg 正常时，每天有 5～10μg 的维生素 B_{12} 随胆汁进入肠腔，胃壁分泌的内因子可足够地帮助重吸收胆汁中的维生素 B_{12}。故素食者一般约需 10～15 年才会发展为维生素 B_{12} 缺乏。老年人和胃切除患者胃酸分泌减少，常会有维生素 B_{12} 缺乏由于有胆汁中的维生素 B_{12} 的再吸收（肠肝循环），这类患者也和素食者一样，需经过 10～15 年才出现维生素 B_{12} 缺乏的临床表现。故一般由于膳食中维生素 B_{12} 摄入不足而致巨幼细胞贫血者较为少见。

（2）内因子缺乏主要见于萎缩性胃炎、全胃切除术后和恶性贫血患者。发生恶性贫血的机制目前还不清楚。患者常有特发的胃黏膜完全萎缩和内因子的抗体存在，故有人认为恶性贫血属免疫性疾患。这类患者由于缺乏内因子，食物中维生素 B_{12} 的吸收和胆汁中维生素 B_{12} 的重吸收均有障碍。

（3）严重的胰腺外分泌不足的患者容易导致维生素 B_{12} 的吸收

不良：这是因为在空肠内维生素 B_{12}－R 蛋白复合体需经胰蛋白酶降解，维生素 B_{12} 才能释放出来，与内因子相结合。这类患者一般在 3～5 年后会出现维生素 B_{12} 缺乏的临床表现。由于慢性胰腺炎患者通常会及时补充胰蛋白酶，故在临床上合并维生素 B_{12} 缺乏的并不多见。

（4）小肠内存在异常高浓度的细菌和寄生虫也可影响维生素 B_{12} 的吸收：因为这些有机物可大量摄取和截留维生素 B_{12}。小肠憩室或手术后的盲端襻中常会有细菌滋生以及肠内产生的鱼绦虫，都会与人体竞争维生素 B_{12}，从而引起维生素 B_{12} 缺乏。

（5）先天性转钴蛋白 II（TC II）缺乏及接触氧化亚氮（麻醉剂）等也可影响维生素 B_{12} 的血浆转运和细胞内的利用，亦可造成维生素 B_{12} 缺乏。

二、西医的发病机制

巨幼细胞贫血的发病机制主要是细胞内 DNA 合成障碍。叶酸缺乏时，细胞内脱氧尿嘧啶核苷（dUMP）转为脱氧胸腺嘧啶核苷（dTMt）的生化反应受阻。参加正常 DNA 合成的 dTTP 被 dUTP 代替。机体为了修复这些异常的 DNA 企图合成新的 DNA，但由于体内缺乏叶酸，仍由 dUTP 代替 dTTP 进入新的 DNA。如此反复不已，造成 DNA 复制的起点多，新合成的小片段不能接成长的子链，存在多处单链，在重新螺旋化时，易受机械损伤及破坏。促使染色体断裂、细胞染色质出现疏松、断裂等改变。细胞核的发育停滞，而胞质仍在继续发育成熟。细胞呈现核浆发育不平衡、细胞体积较正常为大的巨幼型改变，称为巨幼细胞。这些巨幼细胞均有成熟障碍，表现出无效应生成。骨髓内粒系及巨核系细胞亦有类似的 DNA 合成障碍和成熟障碍。维生素 B_{12} 缺乏在发病机制中的作用，以及维生素 B_{12} 缺乏如何阻碍叶酸在细胞 DNA 合成的作用，有多种解释。比较成熟的是 1964 年 V. Herbert 等提出的"甲基四氢叶酸陷阱学说"。他们认为在维生素 B_{12} 缺乏时，同型（高）半胱氨酸转变为蛋氨酸的过程受到阻碍，使甲基四氢叶酸不能形成四氢叶酸。亚甲基四氢叶酸的形成亦减少，间接地影响了 DNA 的合成，故维生素 B_{12} 缺乏是间接地阻碍了 DNA 的合成。

腺苷钴胺（AdaCbl）是维生素 B_{12} 的一种形式。AdoCbl 作为辅酶参与琥珀酸辅酶 A 合成的反应，如果 AdoCbl 缺乏，此反应不能进行，大量丙酰辅酶 A 堆积，形成的单链脂肪酸影响神经髓鞘磷脂的形成，造成神经的脱髓鞘改变，临床上会出现各种神经系统的症状。

巨幼细胞贫血时，骨髓内虽有各阶段的巨幼红细胞增多，仍不能对贫血起到代偿作用。这是因为巨幼细胞贫血时，细胞的 DNA 合成减慢，细胞停留在有丝分裂前期的细胞增多，很多巨型的幼红细胞在骨髓内未到成熟阶段即遭到破坏。铁代谢动态的研究显示为红细胞的无效应生成。红细胞的寿命约为正常的 $1/2 \sim 1/3$。血浆铁运转率比正常人高 $3 \sim 5$ 倍，而幼稚红细胞对铁的摄取率不高。血清铁及转铁蛋白饱和度增高，骨髓及肝内均有铁沉积。

近年的研究提示叶酸缺乏性巨幼细胞贫血时，骨髓红系造血祖细胞形成 BFU－E、CFU－E 及 CFU－MK 的数量较正常明显增多，而这些造血祖细胞分化发育至晚期成熟阶段的过程中大部分遭到了破坏，出现严重的无效造血现象。许多实验证实是叶酸缺乏时发生了细胞增殖受抑制和过度凋亡。叶酸缺乏时巨型变细胞染色质的改变，使细胞增殖受抑，可能触发凋亡机制，导致细胞过度凋亡，也与巨幼细胞贫血的发生有一定的关系。

巨幼细胞贫血时粒细胞和血小板亦有减少，可能与骨髓内粒系及巨核系细胞亦有类似的 DNA 合成障碍和成熟障碍有关。

叶酸及维生素 B_{12} 缺乏时，非造血组织的细胞 DNA 合成亦会受到影响。对更新代谢较快的各种上皮细胞（如胃肠黏膜、口腔和阴道的黏膜细胞）影响较明显，临床上会出现相应的一些症状。

三、中医的病因病机

1. 饮食不济

包括两个方面，一是总摄入量不足，如由于生活困苦食入量不足，营养缺乏；二是需要量大而营养相对缺乏，如孕妇和婴幼儿。《素问·刺志论》云："谷盛气盛，谷虚气虚，此其常也，反此者病。"《素问·五脏别论》谓："胃者水谷之海，六腑之大源也。五味入口，藏于胃。以养五脏气。"说明饮食入口，容纳于胃，通过脾的运化以滋养五脏之气，只有饮食充足五脏之气才旺盛，食量不足则"谷虚气虚"。《张氏医通》说："血之与气，异名同类，总由水谷精微所化。"这说明人体赖水谷精微以生化气血，若饥不得食，渴不得饮，气血生化乏源必致血虚。由于气血亏虚，内不能濡养五脏六腑，外不能御邪固表，而引起多种病证。《医门法律·虚劳论》云："盖饮食多自能生血，饮食少则血不生，血不生则阴不足以配阳，势必五脏齐损。"

2. 饮食偏一

《素问·脏气法时论》云："毒药攻邪，五谷为养，五果为助，五畜为益，五菜为充，气味合而服之，以补精益气。"这说明人以五谷五味为养，各类饮食物相互调配才能满足人体需要，若饮食物单一，或过于偏食，都会引起营养缺乏，出现病证。《素问·生气通天论》说："味过于酸，肝气以津，脾气乃绝，……是故谨和五味，骨正筋柔，气血以流，腠理以密，如是则骨气以精。谨道如法，长有天命。"因而偏食与饮食不济，皆会"谷虚气虚"引起气血亏虚而出现本症。

3. 脾胃虚弱

脾主运化水谷和水湿，是气血生化之源，又能统摄血液行于脉管之中，其化生水谷精微能濡养四肢肌肉；胃主受纳，腐熟水谷，脾胃是一脏一腑，一阴一阳，相反相成，共同完成饮食物的消化和吸收，是升清降浊的枢纽。五脏六腑四肢百骸皆赖之以养，是赖以生存之根本，为"后天之本"。

脾胃虚弱则运化失司，受纳无权，从而产生多种病患。《杂病广要》说："脾不和则食不化，胃不和则不思食，脾胃不和则不思而且不化，或吐，或泻，或胀满，或吞酸，或嗳气，或恶心……"《中脏经》说："脾者，土也……消磨五谷，寄在其中，养于四旁……脾病则面色萎黄……"脾胃虚弱除产生胃肠功能紊乱而出现的病证外，还影响到血的生成。生成血液的物质主要来源于脾胃所化生的水谷精微，《灵枢·决气》说："中焦受气取汁，变化而赤是谓血。"脾胃虚弱气血生化无源而致血虚。

第三章　临床表现

1. 症状贫血是常见症状，发病缓慢，但血红蛋白降至一定临界值时贫血发展速度显著加快，来诊时大多呈现中、重度贫血，头晕、乏困、无力，活动后心慌气短等。含麦胶的食物亦很重要。

2. 热带口炎性腹泻（热带营养性巨幼细胞贫血）：本病病因不清楚。多见于印度、东南亚、中美洲以及中东等热带地区的居民和旅游者。临床症状与麦胶肠病相似。血清叶酸及红细胞叶酸水平降低、用叶酸治疗加广谱抗生素能使症状缓解及贫血纠正。缓解后应用小剂量叶酸维持治疗以防止复发。

3. 乳清酸尿症：乳清酸尿症是一种遗传性嘧啶代谢异常的疾病。除有巨幼细胞贫血外，尚有智力低下及尿中出现乳清酸结晶。患者的血清叶酸或维生素 B_{12} 的浓度并不低，用叶酸或维生素 B_{12} 治疗无效，用尿嘧啶治疗可纠正贫血。

4. 恶性贫血：恶性贫血是由于胃黏膜萎缩、胃液中缺乏内因子，因而不能吸收维生素 B_{12} 而发生的巨幼细胞贫血。发病机制尚不清楚。似与种族和遗传有关。多见于北欧斯堪的那维亚人、英格兰人和爱尔兰人。南欧、亚洲及非洲人中均很少见。我国亦罕见。多数患者的血清、胃液和唾液中可检查出抗自身胃壁细胞的抗体、在血清中还可检查出两种内因子（阻断及结合）抗体，故有人认为恶性贫血是一种自身免疫性疾病。恶性贫血的发生是遗传和自身免疫等因素间复杂的相互作用的结果。也有人认为这些抗胃壁细胞的抗体是不明原因引起胃黏膜破坏后释放出抗原所引起。

5. 幼年恶性贫血：幼年恶性贫血指婴儿先天性缺少内因子的

纯合子状态，不能吸收维生素 B_{12} 而发生的恶性贫血。患儿胃黏膜的组织学发现和胃酸的分泌均正常。血清中也不存在抗壁细胞和抗内因子的抗体。其父母和兄弟姊妹中可发现内因子分泌的缺陷。本病需与儿童恶性贫血相鉴别。后者年龄在 10 岁以上，有胃黏膜萎缩、胃酸缺乏、血清中有抗体。有叶酸、维生素 B_{12} 缺乏的病因及临床表现。

体征 舌质红、舌乳头萎缩、神经系统表现较轻，末梢神经炎常见，少数病例亦可出现锥体束征，共济失调等。由于营养不良而发生眼睑浮肿，下肢呈压陷性水肿，严重者出现腹腔积液或多浆膜腔积液，黄疸，易感染及出血倾向。少数病例由于髓外造血而发生肝脾肿大。

第四章 西医诊断和中医辨证

一、西医诊断

（一）详细询问病史

妊娠、饮食、婴儿喂养不当、偏食习惯、酒精中毒、胃肠道疾病、常用药物等可引起营养不良的病史。

（二）临床表现

1. 贫血症状。

2. 消化道症状及舌痛、色红、乳头消失、表面光滑。

3. 神经系统症状，如脊髓后侧束变性，表现为下肢对称性深部感觉及振动感消失。严重的可有平衡失高及步行障碍。变可同时出现周围神经病变及精神忧郁。儿童患者可表现为精神障碍和智力低下。

（三）实验室检查

1. 血象

贫血为大细胞正色型，血片中红细胞大小不匀，异形均很明显，而以椭圆形的大红细胞较多。红细胞中可见到 cabot 环及 how-ell - jolly 小体。白细胞和血小板计数大多轻度减少。中性粒细胞分叶过多，5 叶以上 >5%，最多者可有 16 叶。这种现象并不表示细胞的衰老，而是胞核分裂异常或染色质的异常，偶见巨幼红细胞及幼粒细胞，说明可能在肝、脾有髓外造血。为大细胞正色素性贫血（MCV > 100fl），血象往往呈现全血细胞减少。中性粒细胞及血小板均可减少，但比贫血的程度为轻。血涂片中可见多数大卵圆形的红细胞，中性粒细胞分叶过多，可有 5 叶或 6 叶以上的分叶。偶可见到巨大血小板。网织红细胞计数正常或轻度增高。

2. 骨髓象

骨髓细胞特别是红系增生显著，粒：红比率降低，红系细胞呈明显的巨幼细胞特点：细胞体积增大，核染色质呈细颗粒状，疏松分散，形成一种特殊的间隙，胞浆之发育比胞核成熟，形成"核幼浆老"的现象。这种现象可于特效药物治疗后 24 ~ 96 小时内完全消失，粒细胞系统和巨核细胞系统中亦有类似的改变，出现巨型晚幼粒和巨型杆状核粒细胞，巨型和分叶过多的巨核细胞，骨髓铁增多，但于适当治疗后可减少。

3. 胃液分析

胃液分泌量减少，游离盐酸大多缺乏或显著减少，注射组胺后少数叶酸缺乏病人可有少量游离盐酸出现，恶性贫血患者的胃游离盐酸常永远消失。

4. 生化检查

（1）血清叶酸和维生素 B_{12} 水平测定：目前二者均可用微生物法或放射免疫法测定。血清叶酸的正常范围约为 5.7 ~ 45.4nmol/L（2.5 ~ 20ng/ml），血清维生素 B_{12} 的正常范围为 150 ~ 666pmol/L（200 ~ 900pg/ml）。由于部分正常人中可有血清维生素 B_{12} 低于150pmol/L（200pg/ml）；又因为这两类维生素的作用均在细胞内，而不是在血浆中，故此项测定仅可作为初筛试验。单纯的血清叶酸或维生素 B_{12} 测定不能确定叶酸或维生素 B_{12} 缺乏的诊断。

（2）红细胞叶酸测定：可用微生物法或放射免疫法测定。正常范围是 317.8 ~ 567.5nmol/L（140 ~ 250ng/ml）。红细胞叶酸不受短期内叶酸摄入的影响，能较准确地反映体内叶酸的储备量。小于 227nmol/L（100ng/ml）时表示有叶酸缺乏。

（3）血清高半胱氨酸和甲基丙二酸水平测定：用以诊断及鉴别叶酸缺乏或维生素 B_{12} 缺乏。血清高半胱氨酸（正常值为 5 ~ 16μmol/L）水平在叶酸缺乏及维生素 B_{12} 缺乏时均升高，可达 50 ~ 70μmol/L。而血清甲基丙二酸水平升高（正常值为 70 ~ 270nmol/L）仅见于维生素 B_{12} 缺乏时，可达 3500nmol/L。

（4）血清间接胆红素常偏高或轻度超出正常范围，尿胆元增高。血清乳酸脱氢酶、血清铁和血清铁蛋白增高。血清结合珠蛋白、尿酸和碱性磷酸酶均减低。血清叶酸低于 6.81nmol/l（3ng/ml），血清维生素 B_{12} 低于 74pmol/l（100pg/ml）。

5. 亚胺甲基谷氨酸（formiminoglutamic acid figlu）

排泄试验，当叶酸缺乏时，figlu 排泄增高。方法是给病人口服组氨酸 15 ~ 20 克，以后测尿中的 figlu，正常人为 9mg/24 小时尿，如尿中 figlu 增加，表示体内叶酸缺乏，因为组氨酸代谢过程中需要四氢叶酸，当叶酸缺乏时，大量的中间代谢产物 figlu 由尿中排出。

6. 放射性维生素 B_{12} 吸收试验（schilling 试验）

第一部分，受试者口服放射性钴（57co 或 co）标记的维生素 B_{12}2 微克，同时肌肉注射维生素 B_{12}1000 微克，然后测定 48 小时内尿的放射作用。维生素 B_{12} 吸收正常者 48 小时内能排出摄入放射性钴的 5% ~ 40%，维生素 B_{12} 吸收有缺陷者，如恶性贫血、胃或回肠切除后、热带营养性巨幼红细胞贫血，尿的放射作用不到 5%，第二部分，如果吸收较差应重复试验，在试验时加用内因子与维生素 B_{12} 同时口服，若排出量转向正常则可将恶性贫血与热带营养性巨幼细胞性贫血加以鉴别。

7. 脱氧尿嘧啶核苷抑制试验（deoxyuridine suppression test）

方法是取患者的骨髓细胞（或 PHA 激活的淋巴细胞）加入脱氧尿嘧啶核苷（du）孵育后，再加入 3H 标记的胸腺嘧啶核苷

（3H－TdR）。一定时间后，测定掺入细胞核中 DNA 的 3H－TdR 量。当叶酸或（及）维生素 B_{12} 缺乏时，du 利用减少，3H－TdR 的掺入量较正常人（＜10＞20%）。还可加入叶酸或维生素 B_{12} 以纠正。3H－TdR 的掺入来判断患者是缺乏叶酸抑或维生素 B_{12}。此试验较为敏感，可在血清甲基丙二酸及高半胱氨酸水平升高之前的早期阶段出现异常。

8. 内因子抗体测定

在恶性贫血患者的血清中内因子阻断抗体（I 型抗体）的检出率在 50% 以上，故内因子阻断抗体测定为恶性贫血的筛选方法之一。如阳性，应做维生素 B_{12} 吸收试验。

二、中医辨证

1. 心脾两虚型

证候：面色苍白、疲乏无力，食少纳呆、腹胀便溏，心悸怔忡、少眠多梦，口干舌痛，舌质红、干、少苔或无苔，脉细数。

证候分析：脾为后天之本，气血生化之源，脾胃虚弱不能运化水谷精微，不能化生气血，血虚不能荣养肌肤而见面色苍白；脾主肌肉四肢，脾虚则疲乏无力；脾虚不能纳谷消食，而见食少纳呆、腹胀便清。水谷精微化生不足，不能奉心化赤而为血，致使心血亏虚，心失所养则心神不安，故心悸怔忡，少眠多梦；舌为心之苗，心血亏虚，心火上炎，灼炙舌津，故舌红无苔而口干舌痛。脉细数为心脾气阴两虚之征。

2. 气血两虚型

证候：疲乏无力，面色苍白，头晕耳鸣，眼花、心悸，肌肤甲错，头发稀疏枯槁，月经失调，经量过少，舌质淡或质红无苔，或镜面舌，脉细数无力。

证候分析：气血亏虚不能荣养四肢则感疲乏无力；营血不能荣养肌肤则面色苍白；不能上荣脑髓而见头晕眼花耳鸣，头发稀疏枯槁；血虚肌肤失养，而致血虚风燥，故肌肤甲错；气虚不能摄血，血虚经源枯竭，而见月经不调，经量过少。气血双亏，舌质不得濡养，舌苔逐渐脱落，新苔不能续生，故舌质淡或质红，无苔或呈镜面舌。脉细数无力为气血两虚之征。

3. 脾肾两虚型

证候：头晕耳鸣、心悸气促、腰酸腿软、畏寒肢冷。腹胀便溏、尿频、夜尿多或下肢麻木不仁，舌质淡、苔薄或无苔，脉沉细。

证候分析：肾主骨，腰为肾之府，肾气不足则腰膝酸软、尿频、夜尿多；肾为原阳之本，阳虚火弱不能温煦五脏六腑、四肢百骸，故畏寒肢冷；脾阳虚衰，不能运化水谷精微，而见腹胀便溏；气血亏虚日久，不能上荣脑髓，则头晕耳鸣；筋脉失养则下肢麻木不仁；心血不足，心失所养则心悸气促。舌质淡，苔薄或无苔，脉沉细，皆为脾肾两虚之征。

第五章　鉴别诊断

巨幼细胞性贫血是由于叶酸和或维生素 B_{12} 缺乏致细胞 DNA 合成障碍而形成的大细胞性贫血。

1. 骨髓增生异常综合征　表现全血细胞减少时应与骨髓增生异常综合征鉴别，骨髓增生异常综合征：患者有血细胞减少及相应临床表现，骨髓中两系以上的病态造血，细胞遗传学异常。鉴别困难时可用补充叶酸、维生素 B_{12} 实验治疗，巨幼细胞性贫血可获得良好疗效。而骨髓增生异常综合征无效。

2. 溶血性贫血　表现轻度黄疸时应与溶血性贫血鉴别，溶血性贫血表现贫血、黄疸、脾肿大，可有浓茶色尿及酱油色尿。血常规网织红细胞明显升高，生化检查间接胆红素升高。

3. 巨幼细胞性贫血合并缺铁性贫血　巨幼细胞性贫血的红系的巨型改变可被掩盖而不典型，周围血液可见两种类型的红细胞，又称"二形性贫血"，但粒系的巨型改变则不易被掩盖，可资鉴别。另外，巨幼细胞性贫血时，血清铁、运铁蛋白饱和度、血清和红细胞碱性蛋白均增高，如减低则表示有缺铁。

4. 急性非淋巴细胞白血病中的红白血病　红白血病患者的骨髓中亦出现很多巨幼红细胞，但常常还有多少不一的原粒细胞，巨幼红细胞可有多核和特大型，血清叶酸或维生素 B_{12} 均不减少。用叶酸或维生素 B_{12} 治疗亦无效。

另外，还应与伴有骨髓巨幼样变的其它情况，如白血病、慢性再障、甲状腺功能减退症、合并高粘滞血症的贫血如多发性骨髓瘤、肿瘤化疗后及先天性红细胞造血异常性贫血等鉴别。

第六章　西医治疗

一、治疗基础疾病，去除病因。

二、营养知识教育，纠正偏食及不良的烹调习惯。

三、补充治疗

根据缺啥补啥的原则，应补充足量直到补足应有的贮存量。维生素 B_{12} 缺乏可应用肌肉注射维生素 B_{12}，每天 $100\mu g$，连续 2 周，以后改为每周 2 次，共 4 周或直到血红蛋白恢复正常，即初 6 周的治疗，维生素 B_{12} 总量应在 $2000\mu g$ 以上。以后改为维持量，每月 $100\mu g$，也可每 2~4 月给予 $1mg$，但以每月给予一次维持量复发机会少。有神经系统症状者维生素 B_{12} 剂量应稍大，且维持治疗宜 2 周一次，凡神经系统症状持续超过 1 年者难以恢复。凡恶性贫血、胃切除者、Imerslund 综合征及先天性内因子缺陷者需终身维持治疗。维生素 B_{12} 缺乏单用叶酸治疗是禁忌的，因会加重神经系统的损害。叶酸缺乏者可口服叶酸，每日 3 次，每次 $5mg$，对肠道吸收不良者也可肌内注射甲酰四氢叶酸钙 $3~6mg/D$，直至贫血和病因被纠正。如不能明确是哪一种缺乏，也可以维生素 B_{12} 和叶酸联合应用。也有认为对营养性巨幼细胞性贫血，两者合用比单用叶酸效果为佳。补充治疗开始后一周网织红细胞升高达到高峰，2 周内白细胞和血小板恢复正常，约 4~6 周贫血被纠正。

补充叶酸或维生素 B_{12}

（1）叶酸缺乏：口服叶酸 5~10mg，3 次/d。胃肠道不能吸收者可肌内注射四氢叶酸钙 5~10mg，1 次/d，直至血红蛋白恢复正常。一般不需维持治疗。

（2）维生素 B_{12} 缺乏：肌内注射维生素 B_{12} 100 μg 1 次/d（或 200 μg，隔天 1 次），直至血红蛋白恢复正常。恶性贫血或胃全部切除者需终生采用维持治疗，每月注射 100 μg 1 次。维生素 B_{12} 缺乏伴有神经症状者对治疗的反应不一，有时需大剂量 500~1000 μg/（次·周）长时间（半年以上）的治疗。对于单纯维生素 B_{12} 缺乏的患者，不宜单用叶酸治疗，否则会加重维生素 B_{12} 的缺乏，特别是要警惕会有神经系统症状的发生或加重。

（3）严重的巨幼细胞贫血患者在补充治疗后：要警惕低血钾症的发生。因为在贫血恢复的过程中，大量血钾进入新生成的细胞内，会突然出现低钾血症，对老年患者和有心血管疾患、纳差者应特别注意及时补充钾盐。

四、其他辅助治疗

上述治疗后如贫血改善不满意，要注意有否合并缺铁，重症病例因大量红细胞新生，也可出现相对性缺铁，都要及时补充铁剂。严重病例补充治疗后，血钾可突然降低，要及时补钾，尤对老年患者及原有心血管病者。营养性巨幼细胞贫血可同时补充维生素 C、B_1 和 B_6。

第七章 中医治疗

一、治疗原则

1. 补气为主以生血 主要依据气能生血和脾胃为气血生化之源的理论，采用补脾益气，补气生血之法。当归补血汤即属此类，在此方基础上加味组成的方药如健身补血冲剂、双生丸能气血双补；养血生白汤能养血益气、补肾生白；补气养血方能健脾补肾、益气补血、还有一些自拟方如阿胶补血方可益气养血、调和脾胃；芪枣冲剂可健脾、益气、养血；健脾生血丸可益气健脾、补血生血等。都是以益气为主而达到生血之目的的临床经验总结。

2. 健脾和胃为主以补血 采用健脾祛湿，消食和胃之法则，使脾胃功能健运，气血生化充足而达到补血作用。这类方药多为自拟的补血剂，报道较多的有补血灵糖浆用于健脾和胃、补血生血；生血复方用于健脾祛湿、益肾补血等。

3. 滋阴为主以养血 以阴血互生为理论依据。由当归补血汤加味组成的养血润燥方有养血润燥、祛风止痒之功；生白糖浆有补气生血、滋阴降火之效；阿胶补血晶冲剂为滋阴补血、补中益气、健脾润肺之剂。

4. 补肾为主以补血 以肾精化血，肾主骨生髓以化血，肾主命门，温脏则阳生阴长而生血为理论基础制方。这类药物以四物汤为基础加减而成，如补血生发汤补肾生发、补血养血；养血生发胶囊养血补肾、祛风生发。有的以当归补血汤为基础加味组成，如生血汤益气养血、调补脾肾；生白冲剂益气补血、补肾养血。还有自拟方如益血生补精养血；补血丸补肾生血；鹿茸精注射液有补肾养精血的作用；血宝以填精生血为主，佐以益气生血、祛瘀生血、解毒升血。以上均是从补肾入手以达到补血效果的有效方药。

5. 祛瘀为主以生血 以瘀血不去，新血不生为制方之理论依据。主要是以当归补血汤为基础的加味方，如三棱补血汤益气养血、祛瘀生新；升粒片补血生血、行气活血、清热解毒。

二、辨证论治

1. 肝气犯胃型

证候 泛酸、胸骨后及胃脘部烧灼不适，胀满作痛，脘痛连胁，嗳气频繁，吞咽不利，大便不畅，每因情志因素而疼痛发作，舌苔薄白，脉弦。

治法 疏肝理气。

方药　逍遥散加减，常用药为柴胡、当归、白芍、白术、茯苓、梅花、月季花、枳壳、佛手、郁金各 10 克，甘草、薄荷各 5 克。

中成药　可选用气滞胃痛颗粒，每次 10 克，每日 2 次，开水冲饮；四逆散，每次 1 袋，每日 2 次口服，开水冲饮；柴胡疏肝丸，每次 9 克，每日 2 次口服。

2. 肝胃郁热型

证候　胸骨后及胃脘部烧灼不适，疼痛，痛势急迫，烦燥易怒，泛酸嘈杂，口干口苦，舌红苔黄，脉弦或数。

治法　泄热和胃。

方药　丹栀逍遥散加减，常用药为丹皮、山栀子、黄连、黄芩、柴胡、当归、白芍、白术、茯苓、栀子、郁金各 10 克，甘草、薄荷各 5 克。

中成药　可选用左金丸，每次 9 克，每日 2 次口服；三九胃泰颗粒，每次 1 袋，每日 2 次口服，温开水冲服；丹栀逍遥丸，每次 9 克，每日 2 次口服。

3. 瘀血停滞型

证候　为胸骨后及胃脘部烧灼不适、疼痛，痛有定处而拒按，痛为针刺或刀割，舌质紫暗，脉涩。

治法　活血化瘀，理气止痛。

方药　桃红四物汤加减，常用药为桃仁、柴胡、当归、川芎、白芍、生地、三七、元胡、蒲黄、枳壳各 10 克，红花、甘草各 5 克。

中成药　可选用云南白药胶囊，每次 2 粒，每日 3 次口服；三七片，每次 3 粒，每日 3 次口服；元胡止痛片，每次 5 粒，每日 3 次口服；中华跌打丸，每次 1 丸，每日 2 次口服。

4. 脾胃虚寒型

证候　胸骨后及胃脘部烧灼不适，疼痛隐隐，吐清水，喜暖喜按，纳食减少，神疲乏力，甚者手足不温，大便溏薄，舌质淡，脉软弱。

治法　温中健脾。

方药　理中汤加减，常用药为党参、白术、陈皮、茯苓、法夏、黄芪各10克，炙甘草、干姜、小茴香、丁香、吴茱萸各5克。

中成药　可选用暖胃舒乐片，每次4片，每日3次口服；小建中颗粒，每次1袋，每日2次口服，温开水冲饮；黄芪精颗粒，每次10克，每日2次，温开水冲饮。

5. 脾胃阴虚型

证候　胸骨后及胃脘部烧灼不适，疼痛隐隐，口干咽燥，或口渴，大便干燥，舌红少津，脉多弦细。

治法　养阴益胃。

方药　沙参麦门冬汤加减，常用药为沙参、麦冬、天花粉、玉竹、桑叶、扁豆、黄精、石斛、天冬、郁金各10克，甘草、竹叶各5克。

中成药　可选用参麦胶囊，每次3粒，每日3次口服；生脉口服液，每次1支，每日2次口服；养胃舒颗粒，每次1~2袋，每日2次口服，开水冲服。

三、针灸治疗

1. 体针疗法　取天突、内关、上脘、胃俞、膈俞、足三里等穴，每次取3~5穴，寒者加灸，热者不留针。

2. 耳针疗法　主穴取食道、贲门、皮质下、交感；配穴取神门、枕、肝、胃。每次取2~3穴，强刺激，留针20~30分，每日或隔日1次。

四、名老中医治疗经验

1. 陈泊辨证论治方

（1）脾胃虚弱型：面色苍白，虚弱无力，食欲不振，恶心呕吐，腹胀腹泻，头晕心悸，舌淡无苔，或成镜面，脉象无力，或感舌尖、舌边灼痛。治宜补益脾胃，方药：人参、白术、茯苓、甘草、白扁豆、山药、莲子、桔梗、薏苡仁、砂仁、大枣。腹胀加木香、焦三仙；呕吐加制半夏、竹茹、代赭石；厌食加炒莱菔子、炒麦芽；腹泻重加猪苓、泽泻，或加槟榔炭；久泻加肉桂；舌痛加黄柏或者黄连。

（2）气血双亏型：面色萎黄，头晕眼花，神疲乏力，心悸气短，稍动则甚，重者见心力衰竭，心质淡，舌苔薄白，脉象细弱。治宜益气养血，方药：以补中益气汤或者人参养荣汤或者十全大补汤加减。

（3）脾虚湿困型：面目虚浮无华，肢体水肿，小溲短小，神疲懒言，头重肢重，或肢体麻木，萎弱无力，行走不便，闭目难立，忧郁烦躁，舌胖苔腻，脉象濡缓。治宜利水实脾，方药：以五苓散或二术二陈汤加减。

2. 蔺巧珍辨证论治方

（1）气血双虚型：证见面色不华，乏力，心悸，头晕，纳呆，腹胀，舌苔薄黄，舌质淡，脉沉细，大便偏干。治宜补气养血，方药：当归、白术、五味子各12g，黄芪30g，山药、枸杞子、茯苓、炒莱菔子各15g，阿胶（烊化）、黄连各10g，甘草6g。

（2）心脾两虚型：证见面色不华，头晕，心悸，睡眠欠佳，纳呆，大便正常或偏溏，舌苔薄白，舌质偏淡，脉细。治宜补益心脾，方药：党参、茯苓、扁豆、山药各15g，黄芪、炒酸枣仁各30g，阿胶（烊化）、远志各10g，白术、当归、木香各12g，甘草6g。

（3）阴虚内热型：证见面色不华，心烦，低热，乏力，心悸，纳呆，大便偏干，舌苔黄，质偏红，脉细数。治宜养阴清热，补气养血，方药：生地黄、牡丹皮、赤芍、茯苓各15g，黄连、五味子、阿胶（烊化）各10g，知母、石斛、当归、炒莱菔子各12g，甘草6g。

以上方药均为每日一剂，水煎取汁，分次服用。同时配合西药：叶酸5mg，每日2~3次口服；维生素B_{12} 500ug，隔日1次肌肉注射；维生素B_6 20mg，每日2~3次，口服。报道治疗23例，结果：全部患者30天内血象均恢复正常，临床症状基本消失。

3. 刘敏辨证论治方

（1）气血双亏：头昏眼花，心慌气短，体倦乏力，面色、口唇及爪甲色淡无华，毛发不容，纳少便溏，或多梦；舌质淡，脉细弱无力。治宜健运脾胃，补益气血。选用八珍汤合当归补血汤化裁：党参、制首乌、熟地黄、当归各 15g，阿胶（烊化）、白术、茯苓、炒鸡内金、焦三仙各 10g，炙黄芪 30g，炙甘草、广木香各 6g。

（2）胃阴不足：口燥咽干，或口渴，胃痛不适，纳食减少，大便干结；舌红少苔，脉细数。治宜养阴益胃，方选养胃汤合芍药甘草汤化裁：山药、沙参、制首乌、麦冬、玉竹、扁豆各 15g，炙甘草、生大黄各 6g，当归、白芍、熟地黄、天花粉各 12g。

4. 吴翰香辨证论治方

（1）偏阳虚证：阳气虚弱，血脉枯槁。以当归生姜羊肉汤、煮肝丸、天真丸加减：当归、干姜、制附子、肉桂、人参（或党参）、黄芪、白术、淮山药、肉苁蓉、天门冬、陈皮、厚朴、精羊肉，猪肝等，宜制丸剂图缓。血肉有情，补阳生血。用于形神不足，手足萎软，行步不稳，胃纳呆钝，大便溏泄，或粪便漂浮于水面，舌淡苔白，舌边不齐如锯齿状，脉沉细小或数者。

（2）偏阴虚证：肝肾两亏，阴血不足。乌鸡地黄丸加味：雌乌鸡、紫河车、生地黄、饴糖、麦门冬、当归、甘草等，宜制膏滋药或丸剂服用。血肉有情，补养阴血。用于虚弱羸瘦，面色少华，饮食无味，四肢沉滞，行动喘急，心中虚悸，或少腹拘急，腰背强痛，或咽门狭窄，不食补不得，舌尖有刺，或舌面不平，脉沉细数者。

5. 杨文蔚辨证论治方

小儿为稚阴稚阳之体，若肥甘失调，食滞内停，或饮食不洁，最易伤及脾胃。脾胃功能失调则厌食纳呆，继之不思饮食，进而营养低下而致血虚。治疗当以去除病因，调整脾胃，调和阴阳。并强调治疗本病不能仅靠药物，饭菜必须多样。临证分为脾胃湿热、脾胃虚寒、肝肾虚、虫积等四型论治。

临证时以自制补血糖浆：当归、黄芪、山楂、神曲、麦芽、陈皮、鸡血藤、生地黄、枸杞子、何首乌、人参、白术、山药各10g，红花、鸡内金各5g，蜂蜜、大枣各50g；水煎3次去渣浓缩，加水蜂蜜制成。日服3次，每次10~20ml，同时配合运用四消散：炙神曲、炒麦芽、山楂、炒鸡内金各100g；共研末消毒备用，同时取2g加黄连素0.1g冲服。并口服西药维生素C、AD丸或钙剂。报道治疗164例，结果总有效率为88%。

6. 温振英等辨证论治方

本病发病原因不能单纯用营养物质供应不足来解释。根据《内经》"中焦受气取汁，变化而赤，是谓血"的理论，所以脾胃不但是全身营养物质输送的场所，又是气血生化的源泉，脾胃功能减弱，直接影响血的生成。从调查的154例营养不良性贫血中，表现面色黄、苔白、纳差、脉滑等综合辩证为脾虚者132例；面色苍白、舌淡少苔、脉细等血虚辩证者15例。可见脾胃虚弱，吸收功能不良，影响造血物质的吸收和转化是本病发病的主要原因。故用健脾法（方为生黄芪、党参、白术、陈皮）改善脾的生血功能以治本，直接补血法（方为黄芪、当归、熟地黄、白芍）以治标，标本兼顾，共同达到明显提高血红蛋白的疗效，有效率可达到90%以上。

7. 裴正学辨证论治方

裴老认为本病是由于脾胃功能低下所致。他常说："脾胃为气血生化之大源，又为后天之本"。所指的就是脾胃运化功能在机体营养吸收、血液成分的形成方面有着至关重要的作用。治疗营养性巨幼细胞性贫血当首先从调补脾胃入手，其代表方剂共有二：一为香砂六君子汤；二为半夏泻心汤。前者功在健脾化湿，治疗痞满、纳差、乏力、吐泻、舌淡苔薄白、脉沉细症，相当于现代医学的慢性胃炎。后者功在和胃降逆，适宜中虚寒热失调所致心下痞硬、满闷不舒引起的胃脘不适，或吐或利、舌黄苔腻、脉弦数等症，相当于现代医学的胃窦炎或整个胃体、胃窦均有慢性炎症病变。临证需灵活运用，若出现口干、少苔者可加北沙参、麦冬、玉竹、石斛。

鼻衄、齿衄者可加丹皮炭、血余炭、薄荷炭、棕榈炭。腹泻者可加干姜、附子，便秘者可见大黄、黄连。血小板数量低下者可加玉竹、黄精、生地黄、板蓝根等。

第八章　预后及康复

一、西医预防

加强营养知识教育，纠正偏食习惯及不正确的烹调习惯。婴儿应提倡母乳喂养，合理喂养。在营养性巨幼细胞贫血高发区应积极宣传改进食谱。对慢性溶血性贫血或长期服用抗癫痫药者应给予叶酸预防性治疗，全胃切除者应每月预防性肌内注射维生素 B_{12} 一次。加强营养知识教育，纠正偏食及不良的烹调习惯。不酗酒。血液透析，胃肠手术患者加强营养，补充叶酸、维生素 B_{12}。

服用影响叶酸、维生素 B_{12} 吸收利用的药物时应及时补充叶酸、维生素 B_{12}。婴儿应提倡母乳喂养，合理喂养，及时添加辅食。孕妇应多食新鲜蔬菜和动物蛋白质，妊娠后期可补充叶酸。

二、中医调护

巨幼细胞性贫血的治疗首先是辩证，再因证施护。

1. 首辨病因　血虚多见，其因各异，应审因求治，以分其类。本病有一般气血亏虚之症，如面色苍白、头晕乏力、心悸气短、失眠多梦等。亦有其特殊表现，如舌痛、舌光、镜面舌、肢麻不仁等。以与其他血虚证相鉴别。

2. 次辨轻重　本病多由于偏食、少食或体内需要量增加所致，开始有舌的表现，如舌红、舌光等，重则舌痛，或呈镜面舌，尚伴腹胀、腹泻等症。如改变生活习惯，补充缺乏之营养，则很快自愈。否则，病情可进一步发展，即出现气血两虚之症，如面色苍白、皮肤干燥、头晕乏力等。如见心悸气促，下肢肿胀。则为病情较重；如有下肢麻木不仁或站立不稳，或呈软弱无力萎证之象，则为本病之重症。中医对巨幼细胞性贫血的护理，主要根据本病的特征按心脾两虚、气血两虚、脾肾两虚三型分别进行辩证护理。

①心脾两虚

证候　面色苍白，疲乏无力，食少纳差，腹胀便溏，心悸怔忡，少寐多梦，口干舌痛，舌质红而干，少苔或无苔，脉细数。

护理　1. 注意休息，防疲劳，以免耗气。2. 饮食宜健脾益气生血之品，如瘦肉、牛奶、鸡汤、蛋类和红枣、桂圆、赤豆、山药、莲子等。3. 忌食辛燥之品，忌油腻、生冷，戒烟酒。4. 室居宜清静，保证充足睡眠。

②气血两虚

证候　疲乏无力，苍白、头晕、耳鸣、眼花、心悸，肌肤甲错，头发稀疏枯槁，月经失调，经量过少，舌质淡或舌红无苔，或镜面舌，脉细数无力。

护理　1. 室内清静，冷暖适宜。2. 注意休息，勿劳力劳神。3. 饮食宜多食补益气血之品，如上述健脾益气生血之品。可黄芪泡水代茶饮；当归大枣煮蛋；西洋参蒸汤。镜面舌者可食桑葚、银耳、莲子汤。4. 忌食辛、温、燥之品，忌烟酒。

③脾肾两虚

证候　头晕耳鸣，心悸气短，腰酸腿软，畏寒肢冷，腹胀便溏，尿频，尿夜多，或下肢麻木不仁，舌质淡，苔薄或无苔，脉沉细。

护理　1. 居室宜温暖，防感冒。畏寒肢冷甚者可开空调或火炉取暖。2. 饮食宜以温补脾肾为主，可多食血肉有情之品以补精血，如当归羊肉汤、人参炖鸡等。3. 忌食生冷瓜果及寒凉之品。4. 气功疗法。动静功均适宜，如自控气功的调息补气功、跷步运化功、强健功、太极拳、八段锦等。

再生障碍性贫血

第一章 概 念

一、现代医学认识

再生障碍性贫血（aplastic anemia，AA）是一种物理、化学、生物或不明因素作用使骨髓造血干细胞和骨髓微环境严重受损，造成骨髓造血功能减低或衰竭的疾病。以全血细胞减少为主要表现的一组综合征。据国内 21 省（市）自治区的调查，年发病率为 0.74/10 万人口，明显低于白血病的发病率；慢性再障发病率为 0.60/10 万人口，急性再障为 0.14/10 万人口；各年龄组均可发病，但以青壮年多见；男性发病率略高于女性。

二、中医历代医家对再生障碍性贫血的论述

中医理论认为，肾为先天之本，主骨藏精生髓，精血同源；脾为后天之本，气血生化之源；肝主藏血；心主血脉，各脏腑相互关联，且与气血密切相关。故本病发病多因先天不足，肾精亏损或后天失养，脾胃虚弱，或外邪入髓，烦劳过度等伤及气血脏腑，尤其是影响到肾、脾、肝、心等，导致气血生化匮乏，出现虚劳血虚诸症。依据其发病急缓，病情轻重及骨髓受损程度等情况，临床分为急性再障和慢性再障。急性再障属于中医学"急劳""髓枯""发热"等范畴，而慢性再障则属于中医学"虚劳""血虚""虚损""血证"等范畴。中医治疗方面，再障治疗一般分为"初、中、后、末"四期，用药以"凉、平、温、热"为主，"先稳定，后生血"。急性再障、慢性再障发作期应以清热解毒、凉血止血为主。慢性再障，自 1989 年大连全国中西医结合血液病会议以来将慢性

再障分为肾阳虚、肾阴虚和肾阴阳俱虚3型，确立了慢性再障从肾论治的治疗方向，故急性再障缓解期、恢复期及慢性再障宜扶正固本益精，脾肾双调。

第二章　病因病机

一、西医的病理病因

再障病因50%～75%的病例原因不明为特发性，而继发性主要与药物及其他化学物质，感染及放射线有关，现择要分述于下：

1. 药物　药物是最常见的发病因素，药物性再障有两种类型：

①和剂量有关，系药物毒性作用，达到一定剂量就会引起骨髓抑制，一般是可逆的，如各种抗肿瘤药，细胞周期特异性药物如阿糖胞苷和甲氨蝶呤等主要作用于容易分裂的较成熟的多能干细胞，因此发生全血细胞减少时，骨髓仍保留一定量的多能干细胞，停药后再障可以恢复；白消安和亚硝脲类不仅作用于进入增殖周期的干细胞，并且也作用于非增殖周期的干细胞，因此常导致长期骨髓抑制难以恢复，此外，苯妥英钠，吩噻嗪，硫尿嘧啶及氯霉素等也可以引起与剂量有关的骨髓抑制。

②和剂量关系不大，仅个别患者发生造血障碍，多系药物的过敏反应，常导致持续性再障，这类药物种类繁多，常见的有氯（合）霉素，有机砷，阿的平，三甲双酮，保泰松，金制剂，氨基比林，吡罗昔康（炎痛喜康），磺胺，甲砜霉素，卡比马唑（甲亢平），甲巯咪唑（他巴唑），氯磺丙脲等，药物性再障最常见是由氯霉素引起的，据国内调查，半年内有服用氯霉素者发生再障的危险性为对照组的33倍，并且有剂量－反应关系，氯霉素可发生上述二种类型的药物性再障，氯（合）霉素的化学结构含有一个硝基苯环，其骨髓毒性作用与亚硝基－氯霉素有关，它可抑制骨髓细胞内线粒体DNA聚合酶，导致DNA及蛋白质合成减少，也可抑制

血红素的合成，幼红细胞浆内可出现空泡及铁粒幼细胞增多，这种抑制作用是可逆性的，一旦药物停用，血象即恢复，氯霉素也可引起和剂量关系不大的过敏反应，引起骨髓抑制多发生于服用氯霉素后数周或数月，也可在治疗过程中突然发生，其机理可能是通过自身免疫直接抑制造血干细胞或直接损伤干细胞的染色体所致，这类作用往往是不可逆的，即使药物停用，凡干细胞有遗传性缺陷者，对氯霉素的敏感性增加。

氯霉素　是一种具有二氯乙酰基支链的硝基苯化合物，氯霉素与再障发病有密切的相关性，其实际危险性为 1/2 万 ~ 1/3 万，比未接触者高 10 ~ 20 倍，国内多因素分析研究资料表明，发病前 1 年或半年内有服用氯（合）霉素史者，发生再障的危险性分别为对照组的 6 倍或 33 倍，美国医学会药物副反应登记处的资料显示，50% 的人用该药后 38 天内发病，临床有两种类型：

（1）可逆性骨髓抑制：主要是红系造血受抑，可出现血红蛋白，网织红细胞减少，血清铁增高，幼稚红细胞浆及核中出现空泡，线粒体中可染铁积聚，铁动力学研究显示，血浆铁半衰期清除时间延长，骨髓放射性铁摄入减少，肝脏摄取量增加，8 天后循环中红细胞放射性铁仍未出现，证明患者存在血红素及血红蛋白合成受抑。

（2）不可逆性再障：1950 年报道首例氯霉素所致再障，该病起病隐袭，于接触氯霉素后数周至数月发生再障且与药物剂量，用药时间及给药途径无关，氯霉素可能影响了骨髓造血祖细胞的增殖和成熟，对 mRNA 形成有竞争性抑制作用，可使线粒体内蛋白合成受损，特别是铁络合酶合成受损，并可抑制 CFU – GM 生长，更为确切的解释是氯霉素可引起染色体的空泡化，损伤干细胞的基因结构而导致再障，也有人提出氯霉素相关性再障患者或家属骨髓细胞对该药的抑制作用异常敏感。

2. 苯　在工业生产和日常生活中，人们与苯（C6H6）及其衍生物有广泛的接触机会，苯具有挥发性，易被吸入人体，在接触苯的人员中血液学异常者较常见，其中：贫血占 48%，巨大红细胞增多占47%，血小板减少占33%，白细胞减少占15%，在工作环境较差的制鞋工人中，全血细胞减少占2.7%，严重苯中毒可致再障，近年来国内报道较多，上述中毒表现可在接触苯数周至数年后发生，说明个体间苯中毒的易感性差异较大，有关专家建议，苯作业中蒸气浓度的合理限量应为8h内接触量低于10ppm，20世纪初已发现苯及其衍生物（如三硝基甲苯，六氯化苯等）对骨髓具有毒性作用，其毒性作用主要由各种分解产物所引起，尤其是P-苯基奎宁可显著抑制较分化祖细胞RNA及DNA的合成，并导致染色体异常。

3. 病毒性肝炎 1955年Lorenz报道首例病毒性肝炎相关性再障（HAAA），一般认为病毒性肝炎患者中HAAA的发生率为0.05%~0.9%，在再障患者中的构成比为3.2%~23.9%，80%的HAAA由丙型肝炎病毒引起，少数为乙型肝炎病毒（HBV）所致，Hagler将HAAA分为两型：

（1）A型：起病急，病情重，平均年龄20岁，肝炎和再障发病间期平均10周左右，生存期11周左右，HBsAg（-），约占90%。

（2）B型：起病缓，病情轻，多在慢性肝炎基础上发病，肝炎和再障发病间期平均6.4年，生存期2.9年，HBsAg可（+），约占10%。

HAAA的发生与肝炎病毒对造血干细胞的直接抑制作用有关，病毒介导的自身免疫异常或产生抗干细胞抗体，病毒损伤骨髓微环境，肝脏解毒功能减退等，在HAAA发病过程中也起一定作用。

4. 放射线 放射线诱发的骨髓衰竭是非随机的，具有剂量依赖性，并与组织特异的敏感性有关，造血组织对放射线较敏感，致死或亚致死剂量（4.5~10Gy）的全身照射可发生致死性的急性再障，而极少引起慢性再障，在日本原子弹爆炸幸存者中仅几例发展为迟发的再障，大剂量局部照射也可引起骨髓微环境严重损伤，这种照射剂量大大超过了祖细胞的致死剂量，长期接触小剂量外部照射，如放射科医师或体内留置镭或钍的患者可发生慢性再障，有报道指出，在短期接触放射线后数月至数年可发生再障，放射线主要作用于细胞内的大分子，影响 DNA 的合成，其生物效应是抑制或延缓细胞增殖，无论全身照射或局部照射均可损伤造血干细胞及微环境而导致骨髓衰竭，能引起再障的药物。

5. 免疫因素　再障可继发于胸腺瘤，系统性红斑狼疮和类风湿性关节炎等，患者血清中可找到抑制造血干细胞的抗体，部分原因不明的再障可能也存在免疫因素。

6. 遗传因素　Fanconi 贫血系常染色体隐性遗传性疾病，有家族性，贫血多发现在 5~10 岁，多数病例伴有先天性畸形，特别是骨骼系统，如拇指短小或缺如，多指，桡骨缩短，体格矮小，小头，眼裂小，斜视，耳聋，肾畸形及心血管畸形等，皮肤色素沉着也很常见，本病 HBF 常增高，染色体异常发生率高，DNA 修复机制有缺陷，因此恶性肿瘤，特别是白血病的发生率显著增高，10%患儿双亲有近亲婚配史。

7. 阵发性睡眠性血红蛋白尿（PNH）PNH 和再障关系相当密切，20%~30% FNH 可伴有再障，15% 再障可发生显性 PNH，两者都是造血干细胞的疾病，明确地从再障转为 PNH，而再障表现已不明显；或明确地从 PNH 转为再障，而 PNH 表现已不明显；或PNH 伴再障及再障伴 PNH 红细胞，都可称谓再障–PNH 综合征。

8. 其他因素　罕有病例报告，再障在妊娠期发病，分娩或人工流产后缓解，第二次妊娠时再发，但多数学者认为可能是巧合，此外，再障尚可继发于慢性肾功能衰竭，严重的甲状腺或前（腺）脑垂体功能减退症等。

二、中医的病因病机

1. 先天禀赋不足，后天调理失度

先天本于肾，后天本于脾，再障的发病与脾肾的关系最为密切。肾藏精，肾中精气具有促进人体生长发育、生殖及提高机体抗病能力等多种生理作用。人之寿命的长短很大程度上也取决于精气的盈亏盛衰。肾藏精，精能生髓，髓是化生血液的物质基础。隋·

巢元方《诸病源候论》云："肾藏精，精者，血之所成也。"《病机沙篆》进一步明确指出："血之源头在乎肾"。先天与生俱来，禀受于父母。若先天禀赋不足，肾气不盛，精虚髓亏，精血转化无源，不仅可以出现肌肤失养、脏腑失濡、头脑失充之面色痿黄、肢软无力、头晕心悸等血虚气弱之证，而且还可见到体态矮小、发育畸形、智能低下等先天异常之证。所谓"胎禀不足之证，得于父母"《幼科发挥·胎疾》。现代医学所说的先天性再障多属此类。

后天调理失度，包括脾与肾。脾居中焦，属土，主运化，主统血，主生血，能为机体生命活动提供物质基础，故称为"后天之本""气血生化之源"。脾所运化之水谷精微在人体多脏器的参与下，化生为血液，是人类生命活动的宝贵物质。机体各个脏器，均赖此而完成其生理活动，所谓"以奉生身，莫贵于此"《灵枢·营卫生会》。六淫、疫疠之而外袭、七情过极、饮食失节，劳逸失度，均可伤中损脾，使其运化失常，生化无权，化源不足，导致肌肤、脏腑失养，而见面色痿黄，唇甲淡白、乏力头晕、动则心悸、舌淡无华、脉象沉细无力或沉细而数等血虚失荣之证。脾主统血，能使血液正常运行于脉中而不致外溢。如脾损不健，统摄失常，可见皮下癥点、癥斑、便血、溺血、女性月经出血过多等不同部位、不同程度的出血证。据此运用益气健脾类药物可收到良好止血效果。

属于肾者，多因烦劳过度、纵欲无常，或药物损伤，或久病不愈及肾，导致肾精不足为患。肾中精气具有厂泛的生理效应，不仅是繁衍人类的生命之源，也是生命活动最重要的物质基础，既能充骨生髓，化生血液，又是化生肾阴、肾阳的基础。所谓"气不耗，归精于肾而为精；精不泄，归精于肝而化清血"《张氏医通·诸血门》。若肾中精气不足，化血乏源，既可影响到血液正常化生，出现血虚失荣之证，又可见到腰膝酸软、消瘦乏力、眩晕耳鸣、五心烦热、唇干咽燥的肾阴虚证，及腰膝冷痛、形寒肢冷、乏力水肿、尿少等肾阳虚症。临床上通过补肾填精中药能改善再障症状，以至治愈再障的原理就在于此。

　　基于脾肾在再障的发病学中具有重要地位，因此，国内多数学者都将补脾补肾作为治疗再障的重要法则。笔者统计国内1995年前1776例再障治疗用药82种，其用药前15位的依次为当归、黄芪、党参、枸杞、阿胶、熟地、山萸肉、白术、生地、丹参、首乌、菟丝子、旱莲草、鸡血藤、肉桂，提示补脾补肾治疗再障已成为医学界的共识。

　　2. 个体禀性不耐，药物偏激所伤

　　《灵枢·寿夭刚柔》云："人之生也，有刚有柔，有弱有强，有长有短，有阴有阳。"这种不同的禀性特征，造就了个人不同的内环境，也决定了人在同一病因作用下患病与不患病，在一同药物作用下疗效的好坏及发生或不发生过敏反应，甚或严重毒性反应，以至某些疾病发生的不同结局。《诸病源候论》关于'漆疮'的记载，就是禀性不耐所致的过敏性疾病。化学物品、化学药品诱发再障的文献屡见不鲜，诸如苯、氯霉素、保太松、磺胺类、抗肿瘤药、抗疟疾药，此已为医学界所公认，而有关中药导致再障的报道则十分罕见。笔者曾经遇到1例因服用小活络丹诱发的再障病人，经积极治疗，最后获得痊愈。药物诱发再障在中医又献中的"中药毒"的含义之一可能概括此证，其发生的原理与其个体差异、禀赋不耐有关。此乃药物的毒性作用于禀性偏颇之人，损伤了精血的化生基地－肾精，导致精伤髓耗、血液化生乏源而发病。药物导致再障的大多患者治疗难度大、疗程长，这是当今人们的共识。我国古代医家李中梓在《医宗必读》中曾指出"病伤忧者可疗，药伤最难医。"

　　3. 火热之邪内扰，久病精血损伤

　　人体之火有生理之火与病理之火，生理之火称"少火"，具有养神柔筋、温煦脏腑之功。病理之火称"壮火"，"壮火食气"，是导致各种火热证的基础。究其病因，有阳盛化火、邪郁化火、五志化火。病理之火有实火，也有虚火。实火为患乃火热壅盛，充斥肌表，燔灼内脏，伤津耗液，可见发热、口渴欲饮、鼻干咽燥、咽喉肿痛、溺黄便结等症。火热之邪损伤肾精，精血转化乏源，可见面色痿黄、唇甲淡白、体倦乏力、头晕耳鸣、腰膝酸软、心悸气短等症。火热之邪深入营血，耗血动血，损伤脉络，络伤血溢脉外，可见不同部位、不同程度的出血证。此证见于急性再障、重型再障。文献上采用清热凉血解毒法治疗急性再障收到明显疗效的报道，足以说明火热之邪在再障发病学中的地位，应引起人们的重视。

病理学提示，久病阴虚，可导致阳气损伤，形成阴损及阳的阴阳两虚证，此证多在阴虚的基础上，出现自汗、畏寒等阳虚症状，其病理特点为虚热与虚寒并存，但以虚热为主，虚寒次之。此证虽相对少见，但治疗上比较棘手，原因在于补阴与补阳的尺度不易把握。

久长多指某些长期慢性疾病而言。久病不仅能影响到人体对精微物质的吸收，使之化源不足，精血乏源，可出现气血两虚的症状，而且也可由于疾病的本身对肾精的暗耗，导致精损血少，所谓"五脏之伤，穷必及肾"。（（张介宾·景岳全书》。现代医学所说的类风湿性关节炎、慢性肾功能不全、阵发性睡眠性血红蛋白尿、系统性红斑狼疮、胸腺瘤等诱发的再障可能属此范围。

精血属阴，阴虚则火旺，虚火损伤脉络，络破血溢脉外可见各种出血证，以皮下出血、鼻腔出血、齿龈出血最为常见。此种出血，常反复发作，起伏不定，经久难解，与前人所说的"阴虚难调"相符合。

阴虚则阳亢，阳亢化风，风阳上扰，气血逆乱，血之与气并走于上，上冲元神之府－脑，可致脑络破裂，血溢脑窍，证见剧烈头疼、项强、呕吐频作、烦躁不安，以致昏迷不省人事之中风证。此类似于现代医学所说的再障并发的出血性脑血管病。本证虽少见，但发病急，病势凶险，预后恶劣。

4. 七情过极伤脏，血瘀新血难生

七情是人类正常的精神情感活动，是健全个体日常生活中始终存在着的正常生理过程，对协调脏腑功能、促进血液运行及血液的化生，具有重要作用。持久强烈的精神刺激超越了正常的生理调节限度，可致人体的气机逆乱，阴阳失调，脏腑损伤，不仅能导致多种疾病的发生，而且能影响疾病的全过程。所谓"喜怒不平则伤脏"《灵枢·百疾始生》。"暴乐暴苦，始乐后苦，皆伤精气，精气耗竭，形体毁沮"《素问·疏五过论》。藏象学表明，人体血液的化生是脾胃、肝肾等多脏器参与的复杂生理过程，七情过极，影响血液化生的多环节，最终可出现精血不足的各种症状。文献上曾有精神创伤导致再障的报道。笔者曾遇到1例因精神刺激后诱发的男性再障患者，年仅20岁，虽经积极治疗，但最终仍难逃厄运。

"气者，血之帅也，气行则血行，气止则血止"《仁斋直指方论》。气虚、气滞、寒凝、热结、离经之血停积、久病不愈等均能影响到血液的正常运行，而成为血癖证发病的病理基础。这些因异果同的瘀血证，不仅影响血液的正常运行，而且也可以影响到血液的正常化生，成为诱发再障的原因之一。清·唐容川《血证论》云："此血在身不能加于好血，而反阻新血化生之机，故凡瘀血者，总以祛瘀为要，瘀不去，则出血不止，新血不生。盖瘀血去新血易生。"如此可以运用祛瘀通络之品，如丹参、红花、赤芍、当归等，使脉络通畅，瘀血去新血生，此在现代文献中也颇为常见。中医学中所说的"瘀血"与现代医学所说的再障病理中的微循环障碍有类似之处。

此外，再障患者由于气血不足，抗病机能低下，在气候突变、寒温失宜、饮食不节、饮食不洁、七情过极等因素的影响下，均可导致人体卫外失常、脏腑损伤，功能失调，呈现不同部位、不同程度的感邪而诱发各种各样的病变。如肺部感邪可见宣肃失常的咳嗽、发热、喘促、黄色痰液，以至咯吐脓血；胃肠道感邪可见胃失和降、传导失司的呕吐、泻泄，并可因热毒蕴结肠腑，而见肠痈证；若皮肤感邪又可见疮疡、疔毒等症。《诸病源候论·风虚劳损》云："血气虚弱，其腠理虚疏，风邪易侵，或游溢肌肤，或沉滞脏腑，随其所感，而众病生焉。"然邪必伤正，无论感受外邪或内因所伤，均可能进一步损伤精血，使精血更加亏虚，对本来已经气血两虚的再障病人都将是一个威胁，甚至是致命的威胁。因此，必须引起高度重视，采用积极措施，以免病情进展，影响病人安危。

总之，精气虚损，气血双亏是再障发病的中心环节，若能规范系统地治疗，患者的精髓损伤得到修复，气血两虚得以纠正，肌肤脏腑有充足的血液供应，诸证得除，病人则可以恢复正常。如果气血两虚不能有效地纠正，复加感受邪毒，便会形成虚→毒→虚→毒的恶性循环，此刻虽经输血等综合性治疗，有的病人仍因回生乏术，出现烦躁不安、汗出如雨、面色苍白、手足不温、气喘脉疾，以致神识昏迷之真元衰竭、阴阳离决之证，成为再障病人死亡的主要原因。

第三章　临床表现

再生障碍性贫血临床上分先天性和获得性两大类，以获得性居绝大多数。先天性再障甚罕见，其主要类型为 Fanconi 贫血。获得性再障可分原发和继发性两型，前者系原因不明者，约占获得性再障的50%；又可按临床表现、血象和骨髓象不同综合分型，分为急性和慢性两型；国外按严重度划分出严重型再障，后者划分标准须血象具备以下三项中之二项：①中性粒细胞绝对值 $<500/mm^3$，②血小板数 <2 万$/mm^3$，③网织红细胞（红细胞压积纠正值） $<1\%$；骨髓细胞增生程度低于正常的25%，如 $<50\%$，则造血细胞 $<30\%$。其中中性粒细胞绝对值 $<200/mm^3$ 者称极重型再障。1987年第四届全国再障学术会议上将急性再障称重型再障 I 型，慢性再障后期发生急变者称重型再障 II 型。

再障临床表现主要为贫血、出血、感染。临床表现的轻重取决于血红蛋白、白细胞、血小板减少的程度，也与临床类型有关。

1. 急性再障　急性再障的特点为起病急、进展迅速、病程短，发病初期贫血常不明显，但随着病程进展，贫血进行性加重，多有明显乏力、头晕、心悸等症状，虽经大量输血贫血也难以改善。出血和感染常为起病时的主要症状，几乎每例均有出血，出血部位广泛，除皮肤、黏膜（口腔、鼻腔、齿龈、球结膜）等体表出血外，常有深部脏器出血，如便血、尿血、阴道出血、眼底出血及颅内出血，后者常危及患者生命。半数以上病例起病时即有感染，以口咽部感染、肺炎、皮肤疖肿、肠道感染、尿路感染较常见。严重者可发生败血症。致病菌以大肠杆菌、绿脓杆菌、金黄色葡萄球菌多见。感染往往加重出血，常导致患者死亡。

2. 慢性再障　慢性再障的特点为起病缓、病程进展较慢、病程较长。贫血为首起和主要表现，输血可改善乏力、头晕、心悸等贫血症状。出血一般较轻，多为皮肤、黏膜等体表出血，深部出血甚少见。病程中可有轻度感染、发热，以呼吸道感染多见，较易得到控制；如感染重并持续高热，往往导致骨髓衰竭加重而转变为重型再障。

第四章　诊　　断

一、症状诊断

全血细胞减少，网织红细胞 <0.01，淋巴细胞比例增高。血象满足至少下列 2 项：1.（1）血红蛋白 <100g/l（2）血小板 <50× 10^9/L（3）中性粒细胞 <1.5×10^9/L。2. 一般无肝脾肿大。3. 骨髓多部位增生减低（<正常的 50%）或重度减低（<正常的 25%），造血细胞减少，非造血细胞比例增高，骨髓小粒空虚，骨髓活检示造血组织减少。4. 除外引起全血细胞减少的其它疾病，如急性造血功能停滞、骨髓增生异常综合症、范科尼贫血、PNH、Evans 综合征、免疫相关性全血细胞减少、骨髓纤维化、毛细胞白血病、低增生性白血病、间变性 T 细胞淋巴瘤等。

二、实验室检查

（一）血象

呈全血细胞减少，贫血属正常细胞型，亦可呈轻度大红细胞。

红细胞轻度大小不一，但无明显畸形及多染现象，一般无幼红细胞出现。网织红细胞显著减少。少数病例早期可仅有一系或二系细胞减少，贫血较重，以重度贫血（Hb 30～60g/L）为主，多为正细胞正色素性贫血，少数为轻、中度大细胞性贫血。红细胞形态无明显异常，网织红细胞绝对值减少，急性再障网织红细胞比例小于1%。中性粒细胞、嗜酸性粒细胞、单核细胞、淋巴细胞绝对值减少，其中中性粒细胞减少尤明显，急性再障均低于 $0.5 \times 10^9/L$。血小板不仅数量少，而且形态较小，可致出血时延长，血管脆性增加，血块回缩不良。急性再障血小板常低于 $10 \times 10^9/L$。

（二）骨髓象

急性型呈多部位增生减低或重度减低，三系造血细胞明显减少，尤其是巨核细胞和幼红细胞；非造血细胞增多，尤为淋巴细胞增多。慢性型不同部位穿刺所得骨髓象很不一致，可从增生不良到增生象，但至少要有一个部位增生不良；如增生良好，晚幼红细胞（炭核）比例常增多，其核不规则分叶状，呈现脱核障碍，但巨核细胞明显减少。骨髓涂片肉眼观察油滴增多，骨髓小粒镜检非造血细胞和脂肪细胞增多，一般在60%以上。

（三）骨髓活组织检查和放射性核素骨髓扫描

由于骨髓涂片易受周围血液稀释的影响，有时一、二次涂片检查是难以正确反映造血情况，而骨髓活组织检查对估计增生情况优于涂片，可提高诊断正确性。硫化99m锝或氯化111铟全身骨髓ā照相可反映全身功能性骨髓的分布，再障时在正常骨髓部位的放射性摄取低下甚至消失，因此可以间接反映造血组织减少的程度和部位。

（四）其他检查

造血祖细胞培养不仅有助于诊断，而且有助于检出有无抑制性淋巴细胞或血清中有无抑制因子。成熟中性粒细胞碱性磷酸酶活力增高，血清溶菌酶活力减低。抗碱血红蛋白量增多。染色体检查除Fanconi贫血染色体畸变较多外，一般再障属正常，如有核型异常须除外骨髓增生异常综合征。

1. 骨髓超微结构　慢性再障红系显示明显病态造血,幼稚红细胞膜呈菊花样改变,细胞质有较多空泡,核膜间腔扩张,异形红细胞明显增多占90%左右,上述改变在急性再障少见。

2. 造血祖细胞培养　粒、单核系祖细胞(CFU－GM)、红系祖细胞(BFU－E、CFU－E)及巨核系祖细胞(CFU－Meg)均减少。急性再障成纤维祖细胞(CFU－F)亦减少,慢性再障半数正常,半数减少。中性粒细胞碱性磷酸酶(N－ALP)再障中性粒细胞生成存在质的异常,致骨髓及外周血N－ALP显著增高,病情改善后N－ALP可恢复正常。

3. 造血生长因子(HGF)　急性再障无明显增高。慢性再障血清粒细胞或粒－巨噬细胞集落刺激因子(G/GM－CSF)增加,患者尿及血浆红细胞生成素水平显著增高,可达正常的 $500 \sim 1000$ 倍。铁代谢,血清铁结合蛋白饱和度增加,血浆 ^{59}Fe 清除时间延长,骨髓对 ^{59}Fe 摄入减少,红系转铁蛋白摄入量低于正常。铁掺入循环红细胞量也减少,患者因常需输血(每400ml红细胞含铁 $200 \sim 250mg$)故铁摄入量增加,而排铁无相应增加,24h尿铁仅1mg,致血清铁、骨髓细胞内外铁、肝脾等脏器储存铁均增加。

4. 红细胞内游离原卟啉(FEP)　急性再障因骨髓严重受损,红细胞内游离原卟啉利用较少,可轻度增高。慢性再障可能由于血红素生化合成障碍致FEP明显增加。

5. 红细胞膜变异　红细胞膜蛋白组分电泳分析显示再障带4 2蛋白减少,带5及4 1蛋白明显增多。与红细胞膜的完整性与变形性有关。

6. 红细胞生存期及其破坏部位　用 ^{51}Cr 标记红细胞检测慢性再障红细胞外表半生存时间,缩短者占61%,脾定位指数增高者占48%,脾死亡指数增高者占26%。对选择脾切除和估计疗效有重要意义。

7. 免疫功能　急性再障SK－SD及OT试验反应均显著减低,慢性再障轻度减低。急性再障T细胞绝对值明显减低,早期及成熟 B 细胞数明显减低，淋巴细胞对 ConA 刺激转化率减低，对 PHA 转化反应偏低，3H－TdR 掺入明显减低。说明急性再障 T 及 B 细胞都严重受累，提示全能造血干细胞受损。慢性再障 T 细胞数正常，早期及成熟 B 细胞数减低，淋巴细胞对 ConA 及 PHA 刺激转化反应率增高，3H－TdR 掺入轻度减低。说明慢性再障主要是 B 细胞受累，损害主要在髓系祖细胞阶段。

第五章　鉴别诊断

1. 血清维生素 B_{12}、叶酸水平及铁含量测定

严重的铁缺乏、维生素 B_{12} 和叶酸不足，亦可引起全血细胞减少。若存在铁、维生素 B_{12} 和叶酸缺乏，须纠正之后再评价造血功能。

2. 自身抗体筛选

B 细胞功能亢进的疾病，如系统性红斑狼疮、免疫相关性血细胞减少症，可以产生抗造血的自身抗体，引发造血功能衰竭。系统性红斑狼疮还可引起骨髓纤维化、疑为系统性红斑狼疮等结缔组织病应检查抗核抗体及抗 DNA 抗体等。免疫相关性血细胞减少症应检测骨髓细胞膜上自身抗体。

3. 溶血性疾病

最主要的是阵发性睡眠性血红蛋白尿症（PNH），典型 PNH 有血红蛋白尿发作，易鉴别。不典型者无血红蛋白尿发作，全血细胞减少，骨髓可增生减低，易误诊为再障。但该病主要特点是：动态随访，终能发现 PNH 造血克隆。流式细胞术检测 CD55、CD59 是诊断 PNH 的敏感方法。部分再障患者会出现少量 PNH 克隆，可以保持不变、减少、消失或是增加。这是 PNH 患者的早期表现，还是提示该再障患者易转化为 AA－PNH 综合征，尚不清楚。但若这些患者有实验室或临床证据表明存在溶血，应诊断为 PNH。尿含铁血黄素试验阳性提示存在长期血管内溶血，有利于 PNH 的诊断。

网织红细胞计数、间接胆红素水平、转氨酶和乳酸脱氢酶定量对于评价 PNH 的溶血有一定作用。

Evans 综合征和免疫相关性全血细胞减少症。前者可测及外周成熟血细胞自身抗体，后者可测及骨髓未成熟血细胞自身抗体。这两类血细胞减少患者 Th2 细胞比例增高、CD5 + 的 B 淋巴细胞比例增高、血清 IL – 4 水平增高，对肾上腺皮质激素和/或大剂量静脉丙种球蛋白治疗反应好。

4. 骨髓增生异常综合征（MDS）

MDS，尤其低增生性者，亦有全血细胞减少，网织红细胞有时不高甚至降低，骨髓低增生，易与再障混淆，但 MDS 有以下特点：粒细胞和巨核细胞病态造血，血片或骨髓涂片中出现异常核分裂象。MDS 可伴骨髓纤维化，骨髓活检示网硬蛋白增加，而再障不会伴骨髓纤维化。骨髓活检中灶性的髓系未成熟前体细胞异常定位非 MDS 所特有，因再障患者骨髓的再生灶时也可以出现不成熟粒细胞。红系病态造血再障中亦可见，不做为与 MDS 鉴别的依据。

骨髓细胞遗传学检查对于再障与 MDS 鉴别很重要，若因骨髓增生低下，细胞数少，难以获得足够的中期分裂象细胞，可以采用 FISH。目前推荐的 FISH 套餐是 5q31、CEP7、7q31、CEP8、20q、CEPY 和 p53。值得注意的是，最近认为有少部分所谓"非典型再障"在诊断时出现了细胞遗传学异常，那么这是真正的再障还是 MDS，有待探讨。但是 2008 年 WHO 的 MDS 诊断分型标准中认为，单有 – Y，+8 或 20q – 者的难治性血细胞减少者，若无明确病态造血，不能依遗传学异常而诊断为 MDS。对此的解释是，这些患者常常对免疫抑制治疗有较好效果，那么这些患者是不是诊断为再障更合适。

在儿童再障中出现遗传学异常，尤其是 +7 常提示为 MDS。在疾病的过程中可能会出现异常细胞遗传学克隆。

5. 低增生性白血病

特别是白细胞减少的白血病和低增生性白血病，早期肝、脾、淋巴结不肿大，外周全血细胞减少，易与再障混淆。仔细观察血象及多部位骨髓，可发现原始粒、单、或原（幼）淋巴细胞明显增多。部分急性早幼粒细胞白血病、伴 t（8；21）易位的急性粒细胞白血病 M2 可有全血细胞减少，骨髓分类多可鉴别之。

6. 毛细胞白血病

会出现全血细胞减少伴单核细胞减少，骨髓常干抽。骨髓活检可见到毛细胞呈"煎蛋"样浸润骨髓间质、网硬蛋白增加。免疫表型显示 CD20 +，CD11c +，CD25 +，FMC7 +，CD103 +，CD 5 -，CD10 - 和 CD23 - 肿瘤细胞。脾肿大常见，毛细胞白血病者经切脾和干扰素治疗能有很好效果。

7. 转移性肿瘤

肿瘤骨转移可以导致全血细胞减少和骨髓增生减低，但骨髓涂片和活检中能见到转移的肿瘤细胞，有时血片可以见到不成熟造血细胞。骨髓淋巴细胞免疫表型、基因重排可以用于再障增多的淋巴细胞与淋巴瘤骨浸润的鉴别。肿瘤骨转移者骨髓活检常伴骨髓纤维化。详细病史和体格检查能提供肿瘤的一些迹象，并指导相关的肿瘤检查，利于寻找原发病灶和指导治疗。

8. 骨髓纤维化

常出现全血细胞减少和骨髓增生减低，骨髓常干抽。骨髓活检见到网硬蛋白增加和纤维细胞。骨髓纤维化因出现髓外造血，血涂片可以见到不成熟造血细胞，伴脾肿大，常为巨脾。无脾肿大的骨髓纤维化继发于恶性肿瘤可能性大。

9. 急性造血功能停滞

常在溶血性贫血、接触某些危险因素或感染发热的患者中发生，全血细胞尤其是红细胞骤然下降，网织红细胞可降至零，骨髓三系减少，与 SAA - I 型相似。但骨髓涂片尾部可见巨大原始红细胞，在充足支持治疗下呈自限性，约经 1 月可自然恢复。

10. 低增生性急性淋巴细胞白血病

占儿童急淋的 1% ~ 2%。通常在儿童骨髓衰竭后的 3 ~ 9 个月出现急淋，中性粒细胞减少较血小板减少更严重。有报道儿童重型再障者转化为急淋，这些患者的骨髓衰竭是再障，还是急淋的白血病前期，有待讨论。完善形态学、细胞遗传学和白血病免疫表型有助于确定诊断。

11. 先天性再障

范科尼贫血（FA）常称为先天性再障，是一种遗传性干细胞质异常性疾病。表现为一系/两系或全血细胞减少、可伴发育异常（皮肤色素沉着、骨骼畸形、器官发育不全等）、高风险发展为MDS、AL 及其它各类肿瘤性疾病；实验室检查可发现"范科尼基因"、细胞染色体受丝裂酶素 C 或 DBA 试剂作用后极易断裂。因为较大年龄的范科尼贫血病例报道，其筛查的上限年龄尚难确定。先天性角化不良可以通过典型临床特征和基因突变加以鉴别。

12. 感染

肝炎后再障多发生在肝炎后 2~3 月的恢复期，且已知的肝炎病原学检查多为阴性。病毒感染，如 EBV、CMV 很少引起造血功能衰竭，但慢性活动性 EBV 感染致淋巴细胞增殖性疾病者，会发生造血功能衰竭。微小病毒 B_{19} 可导致红细胞造血障碍但不会引发再障。

分支杆菌，尤其是非典型分支杆菌感染会出现全血细胞减少和骨髓增生低下。骨髓检查还可发现肉芽肿、纤维化、骨髓坏死等。嗜酸性坏死常见于非典型结核杆菌感染，结核分枝杆菌感染少有嗜酸性坏死和肉芽肿。疑为结核者，应送骨髓液行分支杆菌培养。

上文提及的急性造血功能停滞亦常常是呼吸道病毒或细菌感染所诱发。

13. 严重营养不良

神经性厌食或是长时间饥饿可能与全血细胞减少有关。由于脂肪细胞和造血细胞减少骨髓涂片显示细胞少并且形成胶状，基质HE 染色显示为淡粉色。在再障中可见不同程度的脂肪变性，尤其是早期演变阶段。

第六章 西医治疗

一、支持治疗

再障患者输注红细胞和血小板对于维持血细胞计数是必需的。

输血以能改善患者贫血症状，缓解缺氧状态为宜，无需将血红蛋白水平纠正至正常值。一般在 Hb < 60g/L 时输注，或伴有难以耐受的贫血症状。老年（ > 65 岁）、代偿反应能力受限（如伴有心肺疾患）、需氧量增加（如感染、发热、疼痛等）、氧气供应缺乏加重（如失血、肺炎等），这些情况下，可放宽输注阈值，不必 Hb < 60g/L。尽量输注输红细胞，全血无红细胞时可以考虑，具体量随病情而定。即使再障患者白细胞或/及血小板数减少，其贫血都应该输浓缩红细胞，而不是输全血。有发生心力衰竭风险者，控制输注速度，2 ~ 4 小时予以 1 个单位红细胞（最好是浓缩红细胞），可适当予以利尿剂。拟行异基因造血干细胞移植者应输注经辐照后的红细胞和血小板。建议存在血小板消耗危险因素者［感染、出血、使用抗生素或抗胸腺细胞免疫球蛋白/抗淋巴细胞免疫球蛋白（ATG/ALG）等］或急性期的重型再障者预防性输注点为 20×10^9/L，而病情稳定者预防性输注点为 10×10^9/L。活动性出血可能发展为大出血，应输注浓缩血小板。已发生严重出血，内脏如胃肠道出血、血尿，或伴有头痛、呕吐、颅压增高的症状，颅内出血时，应即刻输注浓缩血小板。输注单采或浓缩血小板。应尽量减少输血，延长输血间期，避免发生输血性血色病。

为减少同种异体免疫、输血传播性疾病的风险，建议输注去除白细胞的红细胞和血小板。产生抗血小板抗体，导致无效输注者应输注 HLA 配型相合的的血小板。家庭成员之间直接供应血及血小板是可以使受血者被致敏，而对家庭成员造血干细胞供者发生移植物排斥反应风险显著增高。但患者产生多种 HLA 抗体而又急需血小板，而某个家庭成员能够提供最相合的血小板，可以作为例外情况紧急输注用。预防出血除输注血小板外，使用保持口腔卫生、口服止血药物、雄激素激素控制月经等措施，也有所帮助。

骨髓移植者及受者的 CMV 均为阴性，则应继续予患者输注 CMV 阴性的血液制品。TG 治疗期间及治疗后是否一定要输注辐照血制品尚缺乏循证医学证据。对于粒缺患者危及生命者可以输注白细胞，粒细胞输注辅助抗生素治疗可取得较好的疗效。粒细胞输注的治疗量为最少 1 次 1×10^{10}/次，可使成人的血液循环中白细胞增加 2×10^9 左右。粒细胞输注的指征为：中性粒细胞持续 $< 0.5 \times 10^9$/L，不能控制的细菌和真菌感染或伴感染征象患者经广谱抗生素及抗真菌等治疗 48 小时以上仍无疗效，骨髓髓系细胞低增生。粒细胞半衰期短（6~8 小时），需连续输注，一般为 5~7 天。输注粒细胞愈多，在感染灶内分布亦愈多，效果愈好，故应保证数量足够。白细胞输注相关并发症如发热、HLA 同种异体免疫反应和输血相关性肺损伤等应被确切关注和预防。

二、造血生长因子

仅使用 G-CSF、EPO 等造血生长因子对再障患者行促造血治疗，临床无显著效果，因此而延误免疫抑制治疗或骨髓移植等有效治疗手段很不值得。

皮下注射 G-CSF 5μg/kg/d，可能刺激骨髓中残留的粒细胞或者粒细胞的功能，但不推荐将 GM-CSF 应用于再障患者重症感染的治疗，因为其可能导致严重出血及其他严重毒性反应。G-CSF 对造血干/祖细胞有动员作用，而造血细胞进入细胞周期后对免疫因素损伤敏感性增加，有鉴于此，长期大量使用 G-CSF 应在使用了足够的免疫抑制治疗的前提下。初步资料显示 IST 联合 G-CSF 或/和 EPO 治疗重型再障能够减少感染几率，最终提高生存率，值得进行多中心前瞻性对照研究。但是长期使用造血生长因子的安全性尚未建立。IL-11 或 TPO 在再障患者中促进巨核细胞和血小板生长的作用仍有待证实。再障罕有自愈者，一旦确诊，应明确疾病严重程度，在专业中心进行恰当的处理措施，对疾病治疗开展得越早越好。

　　新诊断的再障患者，若是重型再障，标准疗法是有 HLA 相合的同胞供体行同种异体骨髓移植，或联合抗人胸腺细胞免疫球蛋白（ATG）和环孢菌素（cyclosporin A，CsA）的免疫抑制治疗（immunosuppressive therapy，IST）。近年来，重型再障行 HLA 相合无关供者移植取得长足进展，可以用于 ATG 和 CsA 治疗无效的年轻重型再障患者。骨髓移植或 IST 前必须控制出血及感染，在感染或未控制出血情况下行骨髓移植或 IST 风险很大。感染是再障常见的死因，由于再障患者中性粒细胞缺乏短期之内难以恢复，在有活动性感染，如肺部感染时，行骨髓移植或 IST 可以为患者提供的造血干/祖细胞，或纠正异常免疫，从而为再障患者赢得恢复造血可能的机会。延迟移植会加重肺部感染。

三、治疗感染

　　再障患者发热需要立即住院治疗，应按照中性粒细胞减少发热的治疗原则来处理患者。发热患者应行肺部和鼻窦的检查，包括 X线片和 CT 扫描。肺部和鼻窦感染者常存在真菌感染。一般抗生素推荐联合应用抗生素，如 â－内酰胺类抗生素＋氨基糖苷类，有培养结果后，依药敏情况再选择针对性抗生素。药物的选择还应参考既往患者的感染史和抗生素应用情况。持续发热者则早期应用全身性抗真菌治疗。再障患者中性粒细胞减少时间长，一旦出现曲霉菌感染则很难治愈。诊断为真菌感染者应全身性使用一线抗真菌药物，怀疑真菌感染、或既往有真菌感染史亦应全身性使用一线抗真菌药物。两性霉素一般不做长期应用，以避免其肾毒性，应该选择脂质体两性霉素，或能够覆盖曲霉菌的三唑类、棘白霉素类抗真菌药物。最新的荟萃分析显示，及时的 IST 是有效降低再障患者感染的手段。G－CSF 在抗感染中的作用，前文已述。

四、再障的疾病治疗

再障罕有自愈者，一旦确诊，应明确疾病严重程度，在专业中心进行恰当的处理措施，对疾病治疗开展得越早越好。

新诊断的再障患者，若是重型再障，标准疗法是有 HLA 相合的同胞供体行同种异体骨髓移植，或联合抗人胸腺细胞免疫球蛋白（ATG）和环孢菌素（cyclosporin A，CsA）的免疫抑制治疗（immunosuppressive therapy，IST）。近年来，重型再障行 HLA 相合无关供者移植取得长足进展，可以用于 ATG 和 CsA 治疗无效的年轻重型再障患者。

骨髓移植或 IST 前必须控制出血及感染，在感染或未控制出血情况下行骨髓移植或 IST 风险很大。感染是再障常见的死因，由于再障患者中性粒细胞缺乏短期之内难以恢复，在有活动性感染，如肺部感染时，行骨髓移植或 IST 可以为患者提供的造血干/祖细胞，或纠正异常免疫，从而为再障患者赢得恢复造血可能的机会。延迟移植会加重肺部感染。

1. 免疫抑制治疗（immunosuppressive therapy，IST） 重症再障应在能够提供必要的安全保障，有 ATG 使用经验的医护人员，包括能够认识和处理 ATG 的不良反应。泼尼松龙不应用于再障患者的治疗。糖皮质激素治疗效果差，且易诱发细菌、真菌感染。再障患者常有血小板严重减少，糖皮质激素会诱发或加重消化道出血。大量、长期使用糖皮质激素会引起股骨头坏死。

重型再障 ATG 联合 CsA 的 IST 有效率在60%～80%，5 年生存率大约75%～85%，重型再障患者单用 ATg，CsA 的无病生存及有效率明显低于 ATG 联合 CsA。轻型再障患者 ATG 和 CsA 联合治疗生存率及有效率明显高于单用 CsA 者。ATG 联合 CsA 多在3～4个月后才起效。CsA 长期维持和缓慢减量复发率可降至10% 左右。有报道再障患者 IST 后可能出现迟发性克隆性疾病，包括 PNH、MDS、AML、实体肿瘤。

ATG 联合 CsA 的 IST 治疗适用于：（1）输血依赖的轻型再障

患者；（2）非输血依赖的轻型再障患者，粒缺有感染风险；（3）重型再障。

非输血依赖且血细胞计数在安全范围内的轻型再障患者，可以选择 CsA 治疗。

（1）IST 使用方法

ATG 是强效免疫抑制剂，有抗血小板活性，再障患者应用 ATG 需要密切监测，积极预防和治疗发热和感染，保证足够的血小板计数，一般在 $20 \times 10^9/L$ 以上。目前国内市场用于再障治疗的 ATG 主要有：猪 ATG，剂量在 $20 \sim 30mg/kg/d$；兔 ATG（即复宁，健赞），剂量在 $25 \sim 35mg/kg/d$。ATG 需应用 5 天，每天通过静脉输注 12~18 个小时。兔 ATG 先将 25mg 或猪 ATG 25mg 加到 100ml 生理盐水中静脉滴注 >1 小时行静脉试验，观察是否有严重全身反应或是过敏反应，发生者则 ATG 不能输注。猪 ATG 常备有皮试用药，但多呈阳性。每天用 ATG 之前 30 分钟先静滴糖质激素和口服抗组胺药物。每日糖皮质激素应用总量以泼尼松 1mg/kg/d 换算为甲泼尼松龙、地塞米松或氢化考的松，经另一静脉通道与 ATG 同步输注。急性副作用包括超敏反应、发热、僵直、皮疹、高血压或低血压及液体潴留。患者床旁应备气管切开包、肾上腺素。用药期间尽量维持血小板计数在 $>20 \times 10^9/L$，输 ATG 之前应该保证血小板足够数量，不能在输注 ATG 的同时输注血小板。血清病一般出现在 ATG 治疗后的第 7 到 14 天。因此糖皮质激素足量用至 15 天，随后减量，2 周后减完。出现血清病者，症状包括关节痛、肌痛、皮疹、轻度蛋白尿和血小板减少，则静脉应用激素冲击治疗，每日总量以泼尼松 1mg/kg/d 换算为氢化可的松或甲泼尼松龙给予，根据患者情况调整激素用量和疗程。

CsA 口服 3~5mg/kg/d，可以与 ATG 联合治疗，一同开始，或在停用糖皮质激素后，即 ATG 后 4 周使用。CsA 一般目标血药浓度（谷浓度）是成人 150~250ìg/l、儿童 100~150ìg/l。CsA 治疗再障的具体血药浓度并不明确，治疗浓度窗比较大，需要个体化调整浓度，兼顾疗效和药物不良反应。儿童再障研究发现高浓度的

CsA 不能相应提高疗效，反而增加了药物毒性。CsA 减量过快会增加复发风险，一般推荐疗效达平台期后持续服药至少 12 个月，随后缓慢减药，每月减量不超过 10%。服用 CsA 期间应定期检测血压、肝肾功能。

第一次 ATG 治疗无效或是复发患者推荐第二次使用 ATG 治疗。两次间隔不能少于 3 个月，最好 6 个月，因为多数患者 3 ~ 6 个月左右才显示疗效。前次治疗疗效佳者，再次治疗多数依然敏感，但疗效不良者再次治疗起效可能不大。第二个疗程 ATG，一般选择另一来源的 ATG，以减少过敏反应和血清病机会。

（2）IST 在老年患者中的应用

ATG 治疗再障无年龄限制，但老年再障患者治疗前要评估合并症，排除低增生性 MDS。老年再障患者使用 ATG 治疗增加出血、感染和心血管事件的风险，需要评价循环衰竭、肝脏毒性、高血脂、不可逆行糖耐量受损和前列腺损害等方面的问题。CsA 治疗鉴于肾毒性和高血压的风险，建议血药浓度在 100 ~ 150ìg/L 之间。加用雄激素对于老年患者会有一定帮助。对于不适宜 IST 治疗的老年患者应给予最佳的支持治疗。

（3）疗效判断

由于难以对比有效率，因此以前没有公认的免疫抑制治疗疗效判定标准。新的疗效评定标准近期被再障专家委员会所认可，疗效评判应该是没有使用造血因子的患者，至少间隔 4 周的两次或更多次血细胞计数。

（4）ATG 治疗后的随访

接受 ATG 和 CsA 治疗的患者应密切随访，定期查血常规以便发现复发或是演变为克隆性疾病如 PNH、MDS 和 AML。ATG 治疗后 3 ~ 4 个月应该筛查 PNH。如果血细胞计数和血涂片提示复发或其他异常则应进一步做骨髓遗传学检查。仔细检查血片有助于发现 MDS。建议所有的患者每年进行 PNH 筛查。再障患者应该定期随访，了解是否复发或是演变为克隆性疾病如 MDS、白血病、PNH 和实体肿瘤。儿童患者达到成人阶段后转入成人管理模式继续随访。

2. 异基因造血干细胞移植

初诊再障患者首选同胞异基因骨髓移植应符合下列条件：（1）重症或极重症再障患者；（2）年龄＜30岁；（3）有 HLA 相合的同胞供者。重型再障同胞相合骨髓移植治疗后长期生存约 75% ~ 90%。以环磷酰胺和 ATG 预处理，植入失败率约 4% ~14%。虽然急性移植物抗宿主病（aGVHD）较少见，慢性 GVHD 达 30% ~ 40%，成为影响患者远期生活质量的主要问题。移植前应用免疫抑制剂治疗可增加移植排斥反应。

HLA 相合同胞骨髓移植重型再障的年龄上限尚存在争议，与年龄小于 30 岁者比较，年龄大于 30 岁者效果差，40 岁以上更差。年龄在 30 ~40 岁之间的患者是用 ATG 联合 CsA 行 IST，还是骨髓移植依患者经济状况、心理状况及所获得的医疗条件定。年龄超过 40 岁的重型再障，在 ATG 联合 CsA 治疗失败后，采用 HLA 相合同胞骨髓移植，鉴于移植风险增加，建议于有经验的中心进行。推荐使用骨髓干细胞而非 G‑CSF 动员的外周血干细胞，外周血干细胞移植在年轻患者更易发生慢性 GVHD，生存率方面明显低于骨髓干细胞移植。儿童同胞供者获取骨髓干细胞较外周血干细胞更为容易，且可以避免应用 G‑CSF。回输细胞建议至少 3×10^8 单个核细胞/kg，CD34 + 细胞至少 3×10^6/kg。

性别的影响最近被一项大型回顾性研究所评估，供受者性别一致的生存率较供受者性别不匹配明显增高，男受者女供者严重 GVHD 风险增加，而女受者男供者则移植物排斥风险增加。预处理应用 ATG 有助于消除供/受者间性别不一致所带来的负面影响。

与骨髓移植相比，脐带血移植发生急慢性 GVHD 的风险更低。没有 HLA 相合同胞供者或全相合无关供者的儿童患者也可以考虑做脐带血移植。成人再障患者目前正在试行双份脐带血移植，面临的最主要问题是植入失败。

（1）年龄＜30 岁患者的预处理：标准方案是大剂量环磷酰胺 50mg/kg/d×4（第 ‑5 到 ‑2 天）和兔 ATG（即复宁在 2.5mg/kg/d×3 ~4 天），甲泼尼松龙 2mg/kg×3（第 ‑5 到 ‑3 天）。（甲泼尼松龙通常不用于儿科骨髓移植患者）。推荐的移植后免疫抑制治疗为：①CsA5mg/kg/d 分两次口服，从 –1 天开始持续服 12 个月第 9 个月起减量预防迟发移植失败；②短期应用甲氨喋呤 15mg/m2 第 +1 天，10mg/m2 第 +3、+6、+11 天。近来有研究提示 ATg，甲氨喋呤在预防排斥、GVHD 和提高生存率方面的优势并不明显，可能不是预处理和移植后免疫抑制所必需。

（2）年龄 >30 岁患者的预处理：30～50 岁间重型再障目前尚无最佳预处理方案。年龄 >40 岁者应该接受减低强度的预处理：环磷酰胺 1200mg/m2、氟达拉滨 120mg/m2 联合 ATG 或是抗 CD52 单抗。30～40 岁的患者可以考虑采用类似方案。使用照射做预处理虽然能降低排斥反应，但对生存率没有影响而且增加以后患实体瘤的风险及引起不孕不育，也会影响到儿童的正常生长和发育，因此，不推荐照射做预处理。大剂量环磷酰胺预处理者骨髓移植后生育能力通常正常或接近正常，不必在移植前保存精子。以福达拉滨做预处理者，目前尚缺乏对生育影响资料，建议移植前告知患者，是否保存精子或卵细胞。非照射预处理者，继发肿瘤的风险很低。

再障患者骨髓移植后易发生迟发性植入失败，此时嵌合状态检测受者细胞比例 >10% 或 >15% 持续增加超过 3 个月，可能与 CsA 停药过早或药物浓度不够有关。推荐治疗剂量的 CsA 需要持续服用 9 个月，然后在 3 个月内逐渐减量至停药。CsA 血药浓度成人维持在 250～350ìg/L，儿童在 150～250ìg/L。CsA 减量期间应该检测嵌合情况，若 PCR 法嵌合度显示受者细胞比例增加则移植物排斥风险增加，此时 CsA 不可减量。

（3）无关供者骨髓移植

满足下列标准的患者可以考虑相合的无关供体骨髓移植：

a. 有完全相合（在 DNA 水平 I 类抗原和 II 类抗原）供者

b. 年龄 <50 岁者（若 50～60 岁间，须一般状况良好）

c. 重症或极重症再障患者

d. 没有 HLA 相合的同胞供者

e. 至少一次 ATG 和 CsA 联合治疗失败

f. 骨髓移植时没有活动性感染和出血

无论给予患者相合的无关供者骨髓移植或是第 2 次 ATG 治疗都需要慎重考虑，尤其是临床症状较轻的患者。由于近 5～10 年相合的无关供者骨髓移植治疗获得性再障的疗效有了明显改善，无关供者骨髓移植可以不再作为两疗程 ATG 治疗无效的最后补救措施。持续应用 ATG 治疗无效者，易感染发生脓毒血症、铁超负荷致患者一般状况持续恶化，导致移植成功率的降低。鉴于再障的无关供体骨髓移植的特殊风险，需要在有相关经验的中心进行移植。

目前推荐年轻患者的预处理为（1）环磷酰胺 300mg/m2 ×4；（2）福达拉滨 30mg/m2 ×4；（3）ATG3 75mg/kg ×4（或是阿伦单抗 0.2mg/kg 至最大剂量 10mg/kg ×5）；（4）CsA1mg/kg/d 第 −6 天到 −2 天，后改为 2mg/kg/d 第 −1 天到 +20 天其后改为 8mg/kg/d 口服；（5）如果用 ATG 代替阿伦单抗，则甲氨喋呤 10mg/m2 +1 天，8mg/m^2 第 +3、+6 天。老年患者减少 ATG 用量加用 200cGy 全身照射。目前骨髓移植治疗重症再障专家组建议在儿童及年轻患者中避免照射，即使是低剂量照射也应避免，代之以氟达拉滨。老年患者给予低剂量的照射可能对降低排斥反应有益。

最少要给患者输注来自骨髓的 3×10^8/kg 的单个核细胞。

3. 其他药物

（1）无骨髓移植的大剂量环磷酰胺

无骨髓移植的大剂量环磷酰胺（45mg/kg ×4）治疗初诊的再障患者，与经典的 ATG 和 CsA 联合治疗组相比，由于环磷酰胺导致早期死亡及全身感染使得研究早期终止。大剂量环磷酰胺引起患者全血细胞减少期延长而导致输血及血小板增加、住院天数及抗生素和两性霉素用量增加。对 ATG 耐药的患者，约 70% 应用大剂量环磷酰胺有效，但是并不能消除复发、存在的 PNH 克隆及演变为迟发 MDS 的危险。

由于其严重的毒性及高致死率，大剂量环磷酰胺不能用于不做骨髓移植的初诊患者或是 ATG 联合 CsA 治疗失败的患者。

（2）麦考酚酸吗乙酯（MMF）能够抑制 B 和 T 淋巴细胞增

殖，已被应用于治疗和预防器官移植的排斥反应和治疗自身免疫性疾病如溃疡性结肠炎、类风湿关节炎和系统性硬化症。对于该药的研究主要集中于治疗复发性再障，多个中心的研究表明麦考酚酸吗乙酯对治疗复发性再障无效。

（3）普乐可复（FK506）与 CsA 抑制 T 细胞活化的信号通路相同，也更强。FK506 的肾毒性小于 CsA，且无牙龈增生，因此被用来替换 CsA 用于再障的治疗，初步效果令人鼓舞，值得临床探索。

（4）雷帕酶素在抑制 T 细胞免疫与 CsA 有协同作用，但是最新的临床研究显示，在 ATG + CsA 基础上加用雷帕酶素不能提高患者的治疗反应率。雷帕酶素 + CsA 治疗难治/复发再障的研究正在开展抗 CD52 单抗正在临床试验中。

（5）雄激素可以刺激骨髓红系造血，减轻女性月经出血，是再障治疗的基础用药。在我国创用大剂量雄激素治疗再障后，女性再障因子宫出血死亡极大地下降。雄激素有肝脏毒性，产期使用有肝癌报道，应定期检测肝功能和肝脏超声。对于女性患者，要说明雄激素有男性化作用。

4. 再障患者出现异常细胞遗传学克隆时的处理

少部分再障患者在诊断时存在细胞遗传学克隆异常，常见的有：+8、+6、5q－和 7 号及 13 号染色体异常。一般异常克隆仅占总分裂相的很小部分，可能为一过性，可以自行消失或经免疫抑制治疗后消失。一些研究显示有无上述遗传学异常的再障对免疫抑制治疗的反应类似，染色体三体患者的 IST 疗效较正常者往往更好。有研究发现，获得性 +8 染色体患者免疫抑制治疗效果很好，而 －7 染色体者预后差且易演变为白血病。对于 －7 染色体患者，行彻底清髓的移植可能使患者受益。对其他异常核型来说尚无资料支持这一做法。儿童患者发现 －7 要按照 MDS 来治疗。

有异常核型的再障患者应该每隔 6 ~ 12 个月做一次骨髓细胞遗传学分析。如果出现病态造血或是分化异常则可以考虑早期移植。异常分裂相增多可能提示疾病转化。

5. 伴明显 PNH 克隆再障出现溶血的处理

在再障患者中很容易通过流式细胞仪检测到少量 PNH 克隆，患者骨髓细胞减少但并不出现溶血。通常仅单核细胞和中性粒细胞单独受累，并且仅占很小部分。PNH 是在不断变化的，可以增加、减少或保持不变。推荐对这些患者的处理参照无 PNH 克隆的再障患者。

伴有明显 PNH 克隆（＞50%）的再障患者仍可以 ATG 治疗，但治疗期间溶血和血清病的发生危险增加，在 ATG 治疗的第一天开始应用泼尼松龙 2mg/kg 可降低其发生率。仅对进展为重症再障的 PNH 患者或是出现多发且危及患者生命静脉血栓的 PNH 患者可以行 HLA 相合同胞供者骨髓移植。Eculizumab 应用降低静脉血栓形成可能使严重血栓患者免于行骨髓移植。我国 PNH 患者的血栓形成几率较西方低，伴有显著 PNH 克隆（＞50%）的患者何时开始抗凝尚不确定。部分再障患者晚期可以进展为 PNH，反之 PNH 患者晚期可以进展为再障，表现为 AA - PNH 综合征或 PNH - AA 综合征。这些患者治疗以针对 PNH 为主，兼顾再障。

6. 妊娠再障患者的处理

再障可以发生于妊娠过程中，可能是偶然合并，或与妊娠相关。有些患者需要支持治疗，部分患者妊娠结束后会自行缓解。再障患者妊娠后，在孕期疾病可能进展，尤其是 IST 后缓解者复发风险会很大。异基因骨髓移植成功的患者，妊娠不增加复发风险。近期一项对 36 名接受过 IST 的再障妊娠研究发现，有近半孕妇发生了涉及孕母和/或胎儿的并发症：5 例早产、3 例流产（其中 1 例为自然流产），但所有活产儿都发育正常；2 例孕妇发生子痫、两例孕妇产后死亡。19% 再障复发，14% 在妊娠期间需要输血。妊娠前血细胞计数正常并不能保证妊娠期间再障不复发。跟患者及其家人讨论孕妇和胎儿潜在的一系列风险是很重要的。告知其相关风险后由患者最终决定是继续妊娠还是终止妊娠。由于预防措施较数十年前有了很大改善，许多再障患者可以安全度过妊娠期。有单中心研究报告显示，14 名患者仅通过支持治疗，输血维持血红蛋白 ＞

80g/L、血小板 $>20 \times 10^9$/L，无 1 例孕妇死亡。对于妊娠再障患者主要是给予支持治疗，如果可能应通过输注血小板维持患者血小板计数在 20×10^9/L 以上。

虽然有 1 例报道在妊娠晚期重症再障患者使用 ATG 治疗后孕母产下正常健康婴儿，但是妊娠期间使用 ATG 是危险的，故一般不推荐妊娠使用 ATG。肾移植经验表明，应用 CsA 是安全，妊娠患者可以考虑 CsA 治疗。而且对一般人口的调查表明 CsA 不增加致畸型风险。如果患者需要输血或是血细胞计数下降很快需要输血支持，推荐开始口服 CsA 治疗 5mg/kg/d 维持血药浓度在 150 ~ 250ìg/l 之间。CsA 起效很慢，一般在 6 ~ 12 周。

最后，妊娠期间应该严密监测患者自身情况和血象情况，但到后期应该更加频繁，评估患者疾病严重程度，必需和产科及全科医生保持密切联系。由产科医生决定结束妊娠的方式。

第七章 中医治疗

一、治疗原则

在辨清阴虚、阳虚基础上，要注意脏腑症状，如脾虚有纳少便溏、四肢乏力；肾虚有腰酸腿软、夜尿频、性功能减退；心虚有心悸、心烦、失眠等，便于随证加药。

二、辨证分型

1. 肾阴虚型：

治法：滋阴补肾。

方药：滋阴补肾方（熟地、女贞子、枸杞子、首乌、山茱萸、旱莲草、菟丝子、补骨脂）合当归补血汤（黄芪、当归）加减。

方解：本方除菟丝子、补骨脂为补肾阳外，余者为滋阴补肾之品，加两味补肾阳药，意在阳生则阴长。旱莲草还有凉血止血作用。黄芪、当归，一气一血共奏补血。

2. 肾阳虚型：

治法：补肾助阳。

方药：首乌、枸杞子合当归补血汤加减。

方解：本方前七味均为补肾助阳药，加熟地、首乌、枸杞子三味补阴药于其中，既可壮水之主以制阳光，防阳热动血；且按孤阴不生，独阳不长之理，有利于肾阳滋生。

3. 肾阴阳两虚：

治法：滋阴助阳。

方药：阴阳双补方（熟地、女贞子、制首乌、枸杞子、山萸肉、菟丝子、补骨脂、仙茅、仙灵脾、巴戟天）合当归补血汤加减。

方解：上方补肾阴，补肾阳药味相等，药力均匀，共奏补肾之功。与当归补血汤合用，补肾治本，补血治标，标本合治。

各型随证加药：

贫血重：选加阿胶、鹿角胶、龟板胶、紫河车等。

出血重：选加紫草、卷柏、生地榆、茜草、白茅根、藕节、仙鹤草、水牛角等。

脾虚或便溏重：选加党参、白术、茯苓、淮山药、人参等。浮肿明显再加怀牛膝、车前子、泽泻。

白细胞数过低：选加鸡血藤、补骨脂、紫河车、人参、党参、虎杖等。

血小板数过低：选加人参、太子参、紫草、土大黄、卷柏、紫河车等。

容易感冒者：加炙黄芪、防风、白术、板蓝根。

除上述三型外，近年来有用活血化瘀治疗再障者。适应证：病人贫血重，用前述补肾法无效，病人有胁痛、肌肤甲错、面色晦暗，出血不明显，舌质紫暗，脉细或涩者，根据"瘀血不去，新血不生"的理论，可用活血化瘀合补血法治疗，方用桃红四物汤（桃红、红花、当归、白芍、熟地、川芎）合当归补血汤，加丹参、鸡血藤、三七等。也可在前述三型中加活血化瘀药，因为补肾药可促进造血干细胞增殖，活血药可改善造血微环境，有利于造血干细胞的生长。急性再障是阴虚中之重者。急性期在轻、中度发热或出血情况下，可在前述滋阴补肾方剂中加入凉血解毒方药。凉血止血用犀角地黄汤（犀角可用水牛角代、赤芍、生地、丹皮），再加白茅根、生地榆、仙鹤草；清热解毒，加银花、连翘、栀子等，并配合西药。急性期过后，再按上述三型治疗。若有高热及大出血，应作紧急处理，用西药抢救，中药配合。

三、名老中医治疗经验

1. 吴翰香治疗再生障碍性贫血经验

吴翰香教授是全国著名中医血液病专家，虽年已耄耋，但思维敏捷，精于医理，勤于临床。行医 60 余载，擅长治疗血液病及疑难杂病，造诣颇深，积累了丰富的临床经验，现将吴老治疗再生障碍性贫血（以下简称再障）经验简介如下。

（1）急则治标，缓则治本

再障在临床分为急性和慢性两型，分别属祖国医学的急劳和虚劳范畴。急性型发病急而凶险，贫血多呈进行性加重，伴有严重的内脏出血和难以控制的严重感染，病势较急，预后较差，喻嘉言概之为"不死何待耶！"慢性型虽发病缓但病程长，病情轻重悬殊很大，多为轻中度贫血，或伴有表浅部位出血及轻微感染，预后相对较好。治疗必须权衡轻重缓急，根据"急则治其标，缓则治其本"的原则进行治疗。"急则治其标"就是在感受时邪而表现出血、发热等凶险病情时，速投清热解毒、凉血止血之剂，如金银花、连翘、生地黄、水牛角粉、牡丹皮、板蓝根之类，并配合西医输血、抗感染、止血等治疗。待外邪祛除，发热控制，出血停止，再图后治。"缓则治其本"就是在无明显出血发热时，采取健脾、补肾类药以资助先天、后天。如党参、白术、熟地黄、肉桂、补骨脂、鹿角胶、阿胶、巴戟天等，另吞服人参粉 3g/d，鹿茸粉 0.3g/d，临床观察表明，确有较好的生血效果。

（2）调补气血，重在脾肾

再障病人多见头昏心悸面色萎黄神疲乏力唇甲无华、舌淡脉细无力，证属气血两虚，治宜气血双补。气血的生成主要与脾肾两脏的关系最为密切。肾为先天之本，主骨生髓，主藏精，而精血同源，故肾精足则气血旺，肾精亏则气血衰。脾为后天之本，"受气取汁变化而赤是谓血"，为气血生化之源，脾气亏虚则气血不足。因此，对于再障的治疗虽从调补气血入手，而治疗的根本在于培补脾肾。正如古人所谓：脾为百骸之母，肾为性命之根，而健脾补肾又重在培补脾肾之阳，促进气化功能，则自然生精化血，填补有形之精血。此乃损者补之、劳者温之、无形生有形之谓。温补脾肾，宜甘辛温润，切忌辛燥刚烈，助阳伤阴，当用健脾益气之人参、黄芪、白术与补肾助阳之补骨脂、鹿角胶、巴戟天等作为基本方药化裁治疗。现代实验研究表明，这些药物多有促进骨髓造血、调节免疫功能的作用。温补脾肾之阳，并不忽视滋补阴血，临床使用温补脾肾之药时，宜佐以滋阴补血、育阴潜阳之品，如生地黄、玄参、女贞子、龟板等，意在从阴补阳，阳得阴助则泉源不竭。

（3）扶正固本，不忘祛邪

再障的基本病变是脾肾亏损，气血生化无源，髓虚精血不复。健脾补肾、扶正固本为治疗再障的重要方法。但再障的发病由于正气亏虚，不能抵御外邪，邪毒乘虚入侵，进一步耗伤正气，影响气血的化生，或由于邪毒内陷，灼伤营血，阻塞髓道或下及肝肾，耗精伤髓，以致生血乏源；或再障气血亏损，血虚脉络不充，气虚血行不畅，或气虚统血无权，血溢脉外，日久髓海瘀阻，瘀血不祛，则新血不生。因此，再障多是正虚邪实证候，邪实多表现为热毒炽盛和瘀血内滞两种。吴老认为祛邪是再障治疗过程中不可缺少的治疗方法。在临证施治时强调扶正固本，不忘祛邪，祛邪当明其所因，审其标本缓急，常用祛邪方法为清热解毒、凉血止血和活血化瘀、祛瘀生新。急性再障或慢性再障复感外邪，以感染发热出血为主者，常用金银花、连翘、白花蛇舌草、蒲公英、水牛角粉、生地黄、牡丹皮、甘草等解毒凉血药；对久治不愈或面色灰暗有瘀血表现者，加用丹参、当归、川芎、赤芍、三七等活血化瘀之品。

（4）整体治疗，综合调理

再障的治疗时间一般较长，难以速效，但通过辨证施治，坚持服药，全面调理，大多数病人能取得满意的疗效。在治疗过程中，需要病人和医师的密切配合。吴老不仅善用药物治疗，而且擅长心理治疗，常常是一番深入浅出、恰到好处的疏导，使病人解除抑郁心情，树立病愈信心，坚持长期服药治疗。吴老还十分注重饮食疗法，强调药食同用，鼓励病人多食瘦肉、骨汤、鸡蛋、桂圆、动物肝脏、大枣、海参、水果、蔬菜等以补允气血生化之源。嘱咐患者养成合理的生活起居习惯，避寒热、节房劳、防外伤，创造洁净的养病环境，使之能适应四时变化，配合疾病的治疗。综合调理，有利于身体的康复，充分体现了整体治疗的中医特色。

（5）病案举例

女，24 岁，1987 年 4 月 16 日初诊。主诉：反复鼻衄、月经量多 2 年，伴发热、肌衄 2 周。西医诊为再障，因接受输血、雄性激素等治疗无效而求吴老诊治。证见面色苍白，鼻衄，齿衄，肌肤瘀点、瘀斑，咽痛发热，纳谷少，舌淡苔薄，脉细数而浮。血常规显示 Hb 56 g/L，WBC 2.4×10^9/L，PLT 16×10^9/L。中医诊断：虚劳。吴老辨证为正气亏虚，外邪乘虚入侵，邪热灼伤脉络，出血发热势急为标，急则治其标，治拟祛邪解毒，佐以扶正。药用金银花15g，连翘15g，板蓝根20g，炒牡丹皮10g，水牛角粉30g，赤芍12g，柴胡10g，生地黄20g，太子参20g，黄芩15g，炙甘草6g，炒枳壳6g，蒲公英20g。服药 1 周，发热已退，鼻衄好转，月经量少。此时邪热渐退，正虚未复，病势趋缓，当以固本调治为主：黄芪30g，当归10g，党参15g，白术10g，炒牡丹皮15g，熟地黄15g，生地黄15g，茯苓15g，蒲公英15g，枸杞子15g，菟丝子10g，阿胶（烊化）10g，茜草15g，侧柏叶15g，三七粉（分吞）3g，炙甘草15g，并嘱饮食宜清淡富含营养，忌食辛辣，注意寒暖，防止感染。药后出血又平，再拟原方加减治疗，病情稳定。半年后复查 Hb104g/L，WBC3.8 × 10^9/L，PLT54 × 10^9/L。1 年后复查 Hb110g/L，WBC4.4×10⁹/L，PLT78×10⁹/L。于 1991 年 9 月 2 日顺产一女，随访至今，血象正常。

2. 李翰卿诊治经验

李氏对贫血的治法主要是补，但因本病经常经常夹有气滞、血瘀、痰积、食积、火热等证，所以在某些阶段常常配以和法、消法、清法，或者暂时治以和法、清法、消法。

补法是治疗贫血的主要方法，但因本病治疗过程中容易出现峻补则实，温则生热，寒则生寒，散则动血，生则血逆，下则气陷的变证，所以补时必须温而不热，补而不滞，凉而不寒，下不伤正，生不逆血，散不动血，而生散之药尤应慎用为宜。

（1）补气：主要用于气虚、脾虚、肺虚之证。常用的药物有黄芪、人参、党参、太子参等。其中黄芪主要用于面色㿠白、脉虚大，尤其是右脉虚大及脉虚缓者，亦用于兼有脾虚、肺虚之证。人参补气兼能养阴，主要用于脉虚缓、虚数及证兼肺、心、脾虚者；党参功用与人参近似，但补气作用小于人参，且无明显的养阴作用；太子参的补气作用较以上诸药均小。补气常用的药物还有白术、山药、扁豆等，三药均以健脾见长，故兼脾虚者多用之。

（2）补阴：用于阴虚诸证。在用补阴药时应注意何脏何腑之阴虚为主，有否虚火等问题。常选用的补阴药有熟地、生地、阿胶、山萸肉、麦冬、沙参、天冬、黄精、玉竹、女贞子、龟甲、龟甲胶、鳖甲、鳖甲胶、猪骨髓、西洋参、石斛、五味子等。其中熟地、山萸肉、五味子虽性偏温，但近于中性，以补肝肾，凡阴阳俱虚者均可用。但熟地腻肠害胃，所以兼脾虚，食滞不化，即舌苔黄腻、白腻、舌淡白而润者均忌用；山萸肉、五味子有补有敛，尤适用于阴阳俱虚，脉虚大无根者；生地滋阴而甘凉，用于阴虚有热，阴虚液枯和血热妄行的吐衄、斑疹；麦冬、天门冬、沙参、石斛、玉竹、西洋参养胃且清虚热；石斛养阴利关节，消臃肿；麦冬、生地、五味子、石斛养心阴；若阴虚而舌尖红，心烦者，宜麦冬；汗出心悸者，宜五味子；龟甲、龟甲胶、鳖甲、鳖甲胶、甲鱼、猪骨髓补精血，潜浮阳，精血不足，虚阳浮动，脉细数或虚数，且面色胱白而多油光或透嫩红者用之更宜，其中猪骨髓、甲鱼、龟甲胶、鳖甲胶偏补，鳖甲、龟甲偏于潜阳清热；黄精、何首乌其性较平，补阴微有益气之功，若热象不明显者多用之。

（3）补阳：用于阳虚诸证。常用的药物有何首乌、菟丝子、鹿角胶、鹿茸、枸杞子、沙苑子、锁阳、仙茅、紫河车、附子、肉桂、杜仲等。其中附子、肉桂辛热，善动阴血，故一般不宜应用，但若兼胃脘冷痛，手足厥冷者非附子不能奏效，胃脘悸动，逆气上冲，脉沉涩者，非肉桂不能收卓功。何首乌、菟丝子、枸杞子、五味子、沙苑子、杜仲等性虽略温，但近于平，虽补阳而又益阴，对于肝肾俱虚，腰部酸痛，脉沉细无力或尺脉沉细弱者尤为适宜。鹿角胶、鹿茸补督脉，益精血，适用于阳虚而精血亏损。紫河车，大补精血阴阳，凡精血阴阳亏损者皆用之。锁阳、仙茅、沙苑子、虽均补阳，但沙苑子涩，仙茅散。

（4）补血：主要用于血虚诸证。常用的补血药有当归、熟地、阿胶、何首乌、白芍、鸡血藤、鸡血藤膏等。其中当归、鸡血藤补血活血，善用于血虚兼有瘀血之证，若脉细数者不宜多用，以防血动而出现吐、衄、斑疹、若脉虚大者宜配黄芪等补气药。阿胶养阴补血止血，尤以阴虚、血虚而兼崩漏、便血、衄血者用之为宜。鸡血藤膏补血而偏温，熟地补血而偏腻，白芍养肝阴，益阴血而偏敛。

（5）健脾：贫血而兼食欲不振者恢复较难，贫血而食欲正常者恢复较易，若食欲不振转为食欲旺盛者，虽贫血较甚而很快即可恢复，若食欲旺盛转为食欲不振者虽病情较轻，而病情很快即可恶化，所以脾胃的运化恢复与否常常是贫血改善的关键。健脾药常用的有人参、党参、白术、茯苓、炙甘草、扁豆、山药、薏苡仁、莲子等。若贫血而面色萎黄，食欲不振，胃脘不适，大便微溏，舌淡，舌苔白润，脉濡缓者，尤应以此类药物治疗，且宜配入砂仁、陈皮等。其中人参、党参补气作用较强；白术健脾燥湿化积之功，若兼湿郁者尤宜用之；茯苓健脾渗湿安神；扁豆、薏苡仁、莲子、山药补而不燥，且微有益阴之功，故脾之气阴虚尤宜采用；炙甘草、大枣非但补脾之气，且可补脾之血，故脾虚兼血虚者均可采用。此外，脾胃虚寒而血虚者，黄芪建中汤、十四位建中汤，以及人参养荣汤均可加减应用。

（6）和法：此种治法在本病治疗中虽然不甚重要，但在贫血久治不效且兼有肝脾、气血不和时，如不采用此种治法常常使疾病不能获得必要的转机，从而影响本病的进一步治疗。其中脾湿瘀滞和脾胃气滞者，宜在健脾药中适当配入陈皮、砂仁、豆蔻仁、枳壳、厚朴等；若兼肝脾不和，症见胸胁苦满窜痛，心烦心悸，五心烦热，食欲不振，脉沉弦者，治宜逍遥散加减；若兼痰气郁结者，可暂用理气化痰泻火之品，如柴胡枳桔汤，柴芩温胆汤等。

（7）消法：此法在再生障碍性贫血的治疗中是无足轻重的，但在临床上某些阶段常常是病情能不能获得转机的关键。因此贫血的治疗在一定情况下必须注意消法的运用。消法主要用于再障贫血兼有气滞、血瘀、痰积、食积的证候。由于本病是一个虚中夹实的证候，所以兼有气滞者用理气而不用破气，兼有瘀血者用活血而不用破血，兼有痰积者，用化痰而不用劫痰，兼有食积者用消食而不用破积。

（8）清法：本病高热时用之。本病之高热大致有三种情况：其一为营血热炽证，证见发热，出血，斑疹，舌质红绛，脉数，治宜清热凉血，其常用方剂是犀角地黄汤，常用的药物有犀角、生地、白芍、丹皮、丹参、茜草、白茅根、大小蓟、墨旱莲、藕节、玄参等。其二为阴虚热盛证，症见骨蒸劳热或潮热盗汗，脉数，或发热盗汗，脉虚大，治宜养阴清热，常用方剂有秦艽扶羸汤、秦艽鳖甲汤，常用的药物有龟甲、鳖甲、生地、旱莲草、地骨皮、丹皮、知母、黄柏等。此外，脉虚大数者，还应注意气虚之证，治疗之时可适当配用黄芪、人参等药。

3. 杨进飞诊治经验

杨氏认为再障在临床变化中，症候病重，错综复杂。治疗时必须抓住发热、出血、贫血三大关键，分阴虚、阳虚、阴阳两虚、湿热内扰四型。在辨病的基础上进行辨证施治，必要时配合雄性激素、糖皮质激素及止血、抗炎、输血等。

（1）发热：再障的发热多为阴虚或夹感外邪，导致再障恶化。治法：在表者宜疏解，在气者宜清气，在营者宜清营，在血者宜凉血，而邪甚正气已耗，故每需扶以祛邪。阴虚发热者，选用加减银翘解毒汤，必要时配用西药，如青霉素、丁卡霉素、先锋霉素、氢化可的松等。

（2）出血：再障的凝血功能差，常伴有出血症候，因此治疗不宜单纯止血，须循病因，标本兼顾，辩证施治。若气虚不能摄血，则长期反复出血，气随血耗，宜补气摄血法，选用补气摄血汤；若阴虚内热，迫血妄行，多见鼻衄、齿衄，以及皮下出血等证，宜用养阴清热、凉血止血法，选用养血宁荣汤；血热妄行出血者选用加减犀角地黄汤；出血量大，则多次少量输新鲜全血或成分输血等。

（3）贫血：再障系由脾肾先虚，复感毒邪，致血液生化不足，治宜补益脾肾，助气血生化之源。

临证实践中，凡确诊为再障者均服造血王糖浆：首乌、丹参、黄精、阿胶、鱼漂胶、血见愁、熟地、大云、杜仲、枸杞子、续断、地榆、商陆、仙鹤草、大枣、鹿胶、冬虫夏草。再按"急则治标""缓则治本"的原则施治。凡阴虚火旺，出血较多者，病情急重，当以滋阴降火、凉血止血之重剂以治标；阳虚出血较少者，病情较缓，则宜滋补脾肾，促进生血以治其本。

分型如下：

（1）阴虚型：出血倾向严重，眩晕心悸，烦躁不寐或有盗汗，遗精，口苦咽干，午后身热，皮肤瘀斑，女性月经不调，经血过多，舌红少苔，脉细弦或细数。治宜滋阴降火，凉血止血。选用生血散1号：丹参、生地、山萸肉、白芍、玄参、血见愁、首乌、枸杞子、地榆、白及、商陆、黄芪、续断、甘草。

（2）阳虚型：出血较少，心悸懒言，形寒肢冷，腰酸自汗，食少便溏，舌苔白薄，脉沉细弱。治宜补益脾肾。选用生血散2号：黄芪、党参、首乌、当归、商陆、血见愁、破故子、大云、杜仲、地榆、菟丝子、鹿角霜、鸡血藤、甘草。

（3）阴阳两虚型：潮热盗汗，虚烦不寐，齿龈出血，食入不化，腹胀便溏，神疲少气，腰膝酸软，遗精滑浊，舌淡苔白，脉细数无力或迟，治宜补脾益肾，助阳化阴、选用生血散3号：党参、白术、茯苓、熟地、山萸肉、血见愁、山药、枸杞子、破故子、丹参、商陆、菟丝子。

（4）湿热型：面色不华，胸脘痞闷，食欲不振，表情呆滞，体倦肢软，甚则发热自汗，大便不爽或溏泻，舌苔黄厚而腻，脉濡缓而滑。治宜清热化湿。选用湿热合剂：黄柏、苍术、黄芩、薏苡仁、厚朴、瓜蒌、藿香、商陆、茯苓、法夏、甘草。

杨氏长期从事血液病的临床实践，对再障的治疗提出如下几点体会。

（1）再障的发病机制，系脾肾先虚，复感毒邪。脾主运化、统血，为后天之本；肾藏精主髓、主脑，为先天之根。在治疗过程中，应采取先标后本的法则，多用重用补益脾肾之品，促进血液再生。后期以补肾为主，补肾寓补髓，从而调节免疫功能，改善骨髓象。

（2）女性再障病人，正气虚弱，每逢月经来潮，经血过多，造成全血减少的恶性循环，以致病程延长，危及生命。需用大剂量补气摄血、升血止血之剂，配以丙酸睾丸素等，造成人工闭经，可收到较好效果。

（3）慢性再障病人，长期处于极度贫血状态，正气虚弱，易感外邪。故应内服大量健脾益肾之品，配合支持疗法或输血等，可增加机体抵抗力，提高疗效。

（4）根据再障症候的各种矛盾变化，把握三关，突出重点，解决疑难，发热、出血并重时，切忌乱投补气之重剂，而应区别不同病症，分型治疗，还要认识四型是整个病程的某一阶段变化，不应拘泥于一型一方，而应根据阴阳转化，证候互变，准确辨证，用药得当，方能获效。

（5）在立法遣方、配伍剂量方面，应灵活变通，不可拘执。

诸方所用药物中，均有商陆一味，《本草纲目》谓商陆"有小毒，慎用"，用量较小。而作者常用量为 30～60g，剂量大，服时长，未见特殊不良反应，仅个别患者有轻度胃肠道不适感，若加用甘草、山楂等药后，即可消失，一般患者用药达 10～30 千克。据现代药理研究证实，商陆有增加血小板，改善骨髓造血功能的作用。

4. 梁冰诊治经验

梁氏认为急性再障发病急，进展快，乃造血之源肾经枯竭，短期内血虚之象进行性加剧，因其发病急且以血虚为主，故为"急痨髓枯"。髓枯精竭血少加之外感温热，内陷营血，概括为"急痨髓枯温热"。在治疗上，施以传统的补益脾肾方法，发现补阳热更炽，滋阴血不生，病人多半在短期内死于大出血或感染败血症。针对急痨髓枯的病本选用《卫生宝鉴》补肾泻火的三才封髓丹，针对标证的上焦外感温热投《济生方》的苍耳子散，温热之邪内陷营血，取《千金方》的犀角地黄汤，组成了滋阴补肾、凉血止血、散风清热的凉血解毒汤（由羚羊角粉、丹皮、赤芍、生熟地、天门冬、茜草、黄芩、贯众、苍耳子、辛夷、生龙牡、三七粉、黄柏、甘草等组成）。这种扶正祛邪，标本兼治的新补肾途径，显然不同于普通的补肾治法，即一味的温补肾阳与滋补肾阴的传统观念。

急性再障病人并非千篇一律皆是"急痨髓枯温热"型，有些急性再障用凉血解毒汤治疗后，证由"急痨髓枯温热"型转化为病情稳定、脉证相符的"急痨髓枯虚寒"型，治疗上亦可施以温补肾阳、填精益髓之法，也有部分急性再障病人发病之后，就诊较早，病变程度尚轻浅，开始就呈现一派"急痨髓枯虚寒"之象，亦可施以温肾益髓治疗。

在急性再障的治疗过程中，尤须注意外感温热和各脏器的严重出血倾向，也是危及病人生命的两大并发症，还必须和近代医学的抗感染、控制出血和相应的输血、输液等支持疗法密切结合起来。一般外感温热、热入营血给予紫雪散、安宫牛黄丸；皮肤黏膜出血用犀角地黄汤加减；实热出血可选用大黄止血方（大黄、代赭石、甘草等）；上消化道出血所致呕血、黑便者，予以口服四味止血散（蒲黄炭、白及粉、阿胶珠、汉三七各等份以藕粉调服，10g/次，日3次），并应及时输注血小板悬液和/或新鲜全血，静脉点滴止血合剂（止血定、止血芳酸、安络血、维生素 C、维生素 K1 或维生素 K3、地塞米松等）。此乃急则治标，缓则治本，或标本兼治之法。

慢性再障病程漫长，以虚劳血虚为主，且贯穿在疾病的始终，病久必虚，虚久及肾，因"肾藏精，生髓""精血同源"，故肾虚是该病之本。在临床上辨之于肾阴虚型、肾阳虚型、肾阴阳俱虚型施治。慢性再障之初，伴随造血功能的减退和全血细胞减少而出现代偿性机能亢进的不同程度的阴虚表现，肾不藏精，精不化血，阴虚血少而呈现五心烦热、夜出盗汗、虚烦不眠、口干舌燥、齿龈渗血、舌质淡干少津、脉弦细数。治疗上应该是滋阴补肾、填精益髓为主，佐以凉血止血。这一阶段证候不稳定，虚不受补，肾阴亏损，虚热内生，肾阴亏于下，心火亢于上，经滋补肾阴施治后，阴虚火旺证候渐除，病人病情相对稳定，阴虚证已不明显，或不典型的阴虚症状与阳虚症状交替出现或同时存在，治疗上就应该把滋补肾阴与温补肾阳方药交替服用。梁氏体会这一阶段为时不长，病人较快就会转入病情稳定，脉证相符的肾阳虚证型。或有的素以阳虚为主，病变之初就属肾阳虚者，治疗上就应予以温补肾阳，填精益髓，因"深渊之水不生鱼龙，寒冰之地难生之物"。故以上法为主施治，促进阳生阴长，化生精血。治疗见效表现为以贫血为主的临床症状先有改善，出血及内热消失，输血间隔时间明显延长，血象恢复程度是先有网织红细胞上升，血红蛋白、白细胞逐渐上升，最后血小板上升。

梁氏把慢性再障分为初期、中期、后期、末期四个阶段的不同时期，分别施以滋阴补肾、滋阴济阳、温补肾阳、填精益髓治疗。用药规律要掌握好凉、平、温、热的程序，此外还要注意及时治疗感染、发热和消化功能减退的一切标证，标证不除，本也难固，要给病人创造良好的养病环境，合理的饮食调养，也就是中医学天人合一的整体治疗观念。

5. 乔仰先诊治经验

乔氏强调对再障的施治应先辨明标本虚实，审因论治。再障的治疗，应以辨证为先导，结合本病特有的病因病机和各种检查化验以综合考虑，才能提高疗效。再障治疗一般以温补脾肾，调益气血为主要治法。但临床上常有急性期和慢性期之分，有贫血、出血、发热三方面主要症状表现之各异。如不明辨主次，分清缓急，就不能达到预期的疗效。乔氏在临诊时一般认为发热、出血为标证，贫血为病本。急则治其标，缓则治其本。

乔氏治标之法：其一乃治其发热。乔氏认为发热有内外因之分，内因发热一般以低热为主，并随本病治疗的好转而缓解；外因发热以高热多见，并常影响疾病的转归，应及时治疗。其强调贫血越是严重，高热病人越易引起出血，故治疗高热刻不容缓，即所谓"无粮之师，贵在速战"，常以瘟病论治。如邪热入营，则以犀角地黄汤或清营汤加味施治，加羚羊角粉、紫雪散等以清热解毒、清心凉营。其二乃治其出血。乔氏认为出血危害最大，尤其是大出血，随时能引起病情加重，甚则恶化而危及生命。出血的原因是多方面的，其认为主要表现为热与虚者多见。在治疗方面，热者清之，一般按上述发热治法重在凉血止血，如辨证为肝旺者则合丹栀逍遥散或龙胆泻肝丸；虚者补之，气虚者用生晒参、西洋参、黄芪、党参、白术、怀山药等补气健脾摄血；阴虚者用龟甲、鳖甲、生地、麦冬、玉竹、知母、玄参等滋阴潜阳药。常用止血药有：阿胶、地榆、仙鹤草、墨旱莲、藕节、牛角腮、参三七、茜草等。

乔氏治本之法：即对贫血症状的治疗。患者常表现为眩晕，面色苍白，气短乏力，腰酸耳鸣，舌淡脉濡等气血两虚，脾肾双亏。常选用方剂如补气血之归脾汤、人参养荣汤加味施治；调脾肾之右归丸、还少丹、理中汤、香砂六君丸等加味施治。常选用药物有补气的人参（红参、生晒参）、党参、黄芪等；养血的当归、白芍、熟地等；温脾助运的白术、干姜、淮山药、黄精等；温肾壮阳的肉桂、附子、鹿角、巴戟天、补骨脂、肉苁蓉等。

乔氏认为治疗再障应辨明阴阳气血，且以阳气为要。认为本病为明阳偏衰，气血虚亏之证。在阳气与阴血关系上，孰主孰辅，这对治疗具有重要影响。本病产生阴血亏损是由阳气虚衰所致。其在治疗上推崇"气血俱要，而补气在补血之先；阴阳并需，而养阳在滋阴之上"的理论，以温阳补气为要。此外，临证时即使见阴虚火旺，亦主张要细辨其阴阳的虚前与虚后。认为再障病人在治疗时出现阴虚火旺明显，其大多数为阳虚于前，阴虚于后，其阳虚为其本质，而阴虚乃由阳虚转化而成，即所谓阳损及阴。治疗上宜阴阳平补，两者兼顾。否则仅重视养阴清热，不顾本质，每致阴阳两伤。

乔氏认为施治当辨明脏腑虚损，以补益脾肾为主。认为再障常累及五脏，且主要为脾肾两虚。因肾为先天之本，内寓真阴真阳，肾虚则五脏俱虚，因"肾主骨，生髓，藏精"，故肾虚则精髓空虚，造成血液生化之源匮乏。脾为后天之本，与胃相表里，为水谷之海，生精化血之所，脾虚则生精化血衰退，且脾气虚不能统血。故病人常出现气血两虚，血行逆乱等，治疗上当重在健脾益肾。

第八章　预后及康复

一、西医预防

1. 对造血系统有损害的药物应严格掌握指征，防止滥用，在使用过程要定期观察血象。

2. 对接触损害造血系统毒物或放射性物质的工作者，应加强各种防护措施，定期进行血象检查。

3. 大力开展防治病毒性肝炎及其他病毒感染。

再障虽然有些病例发病原因不明，但很多病例是由于化学物质，服药或接触放射性物质所致，因此应采取预防措施，尤应提出的是氯（合）霉素，其滥用的情况相当严重，在我国经过调查的一些地区氯（合）霉素是引起再障的主要原因，医务人员及患者都应认识其严重性，慎用或不用氯（合）霉素，可能时以其他抗生素代替，其次是苯，乡镇企业中制皮鞋业较多，苯在空气的浓度有的超过国家规定的量，农民喷洒农药时，都须作好劳动保护，防止有害物质污染周围环境，以减少再障的发病。

二、中医调护

中医根据再生障碍性贫血的临床表现，可与"虚劳""虚损""急劳""热劳""血证"及"温病"等相互参照。依据《金隆要田沙》《医门法律》等古典医籍描述"劳"具有发热、出血及面色苍白三个症状。再生障碍性贫血的病因有先天因素，体质因素和它病引发。临床根据发病原因、临床表现分为五种类型：热毒壅盛证，心脾两虚证，肾阴虚证，脾肾两虚证，肾阴阳两虚证。我们在临床中结合患者的不同证型采取了不同的辨证施护，现总结如下。

1. 一般护理

心理护理；再障是一种慢性疾病，病程较长，病情凶险，病势缠绵难愈，患者容易失去信心而产生悲观情绪。中医认为："忧思伤脾，陈恐伤肾"，这种情绪可使病情加重，所以要安慰患者。缓解患者的紧张情绪以便于配合医生治疗。

饮食护理：再障患者多数都气血亏虚，善于进补也是非常重要的。中医认为；五谷为养，五果为助，五畜为宜，五菜为充。可根据每个人体质和口味自制家庭药膳。

病室环境：保持病室内温湿度适宜，室内清洁，定时通风换气，1 次/天紫外线消毒。尽量减少探视次数，尤其是感冒等高危人群，以免引起感染。

行为护理：因患者全血象较低，尤其是血小板的下降容易引起出血，病室内应摆放木制家具，活动地方应宽敞，以便利于患者行走。尽量减少不必要的搬动患者，防止摔伤，跌伤等。

2. 辨证施护

（1）热毒壅盛证：症见：急性发病，高热，面色无华或面色赤，烦渴引饮，精神萎靡，甚则神昏吐血、衄血、便血、小便黄赤、舌苔黄燥、脉洪数。热毒是慢性再障的一个常见类型。施护：①应严密观察病情变化，加强咳血、呕血、肌衄、鼻衄等的护理，做好口腔皮肤护理。鼻衄时可取坐位，头部仰起，用冷毛巾敷前额或用三七粉棉球塞鼻腔。②饮食宜清淡，勿食辛辣刺激之品，应进高蛋自，高维生素，易消化的食物。有出血倾向者，进食无渣半流质饮食。③内服中药，一般要温服，避免药物太凉对胃肠道有刺激。出血期间口服中药应偏凉，不可过于加热，以防血热妄行，使出血加重。

（2）心脾血虚证：症见：心悸怔忡，食欲不振，神疲乏力，夜寐欠安，而色苍自，唇甲色淡，女子月经过多，淋漓不断等出血症状，舌淡苔白，脉细弱。施护：①心脾血虚患者一般要长期服药，护士向患者讲解药物的作用及副作用。如长期服用激素，会导致自我形象受损，康力隆，达那哩，对肝脏有一定的损害，在治疗期间定期检查肝功能。②血虚的患者，时常失眠健忘，精神不振，注意力不集中，故应振奋精神。当情绪不佳，烦闷不安时，可以欣赏一场幽默的相声或哑剧，或者听听音乐，这样可使精神振奋。

（3）肾阴虚证：症见：发病缓慢，头晕目眩，而色苍白无华，五心烦热或午后低热，盗汗耳鸣，舌质淡红，舌少苔或无苔，脉细数。黄帝内经曰："形不足者，补之以味"，可以选用动物有形之品。如动物骨髓，鹿角胶、龟板胶等。施护：①以清淡优质蛋白饮食为主，饮食不可过热过多，禁食辛辣之品，戒烟限酒，因酒能助湿生热，更能加重病情。同时应少吃油炸食品，油炸食品能伤阴使阴虚加重。②适当休息，劳逸结合，进行体育锻炼，如练气功、打太极拳等。

（4）脾肾阳虚证：症见：腰背酸痛，神疲乏力，而色苍白无华，形寒肢冷，心悸气短，食少纳呆，或有便，面浮肢肿，夜尿频多，一般轻度出血或无出血，舌淡胖，边有齿痕，苔白，脉沉细无力。施护：①此类阳虚患者容易怕冷，正所谓"阳虚生外寒，阴虚生内热。"应注意手足腰部的保暖，适时添加衣物。②此类患者倦怠乏力，少气懒言，但应适当运动。如散步可使体内的阳气得以升发，气血运动得以增强；

（5）肾阴阳两虚证：症见：腰腿酸软，头晕目眩，神疲乏力，五心烦热，咽干口燥，而色苍白，唇甲色淡，舌质淡红或白，脉细数或细弱。施护：①《黄帝内经》说："法于阴阳，和于术数，食饮有节，起居有常，不妄作劳，故能形与神俱，而尽终其天年，度百岁乃去。"应养成良好的睡眠习惯，起居有常，生活规律。尤其在冬季，冬季养肾，保养肾精至关重要，应"早卧晚起，以待阳光。"宜早睡晚起，以达到潜藏阳气、养阴保精的目的。②阴阳两虚患者还要禁欲，因为脑髓产生于肾，'肾精亏耗，使人脑虚空，精力更加不足。如果纵欲过度，耗伤肾精，使肾虚患者加重。③患者应合理饮食，因先天之精更需靠后天水谷化生补充，重视饮食调养也非常重要，如肾阳虚患者可多吃核桃、山药、熟地等。'肾阴虚患者可吃枸杞、熟地、桑甚、动物骨髓，脊髓等。

三、食疗方法

注意在饮食方面，要多吃丰富的蛋白质的食物。注意劳逸结合，情绪要保持愉快不可以脾气暴躁。注意饮食的规律，丰富的蛋白质可以帮助患者身体恢复的加速。注意饮食的卫生。

1. 仙鹤红枣粥　准备仙鹤草 100 克左右，红枣准备 10 枚。将仙鹤草和红枣一起放进铁锅中，加水 600 毫升，浸透进行煎制，一直到水剩下 3000 毫升的时候，关火去除渣滓，温热服用。

2. 参枣汤　准备人参 9 克，大枣需要 20 枚。将它们洗干净之后一同放进锅中，加水 800 毫升，进行浸泡 2 小时之后再进行煎制，文火煎制半小时，吃桂圆、大枣喝汤。

3. 双补汤　选择党参、山药、桂圆肉、黄芪、茯苓各 30 克，甘草 10 克，白术，杞子各 20 克大枣 10 枚，当归 15 克。将它们全部放进锅里，加水 1000 毫升，煮到只剩下 500 毫升；再加 500 毫升水煎制成 300 毫升之后。加蜂蜜 100 毫升熬浓稠。每次服用 20 毫升，每天 3 次。

4. 木耳红枣汤　准备黑木耳 15 克左右，红枣 15 枚。将它们洗干净之后用温水泡发，放在一个小碗中加入水和适量的冰糖蒸制一个小时之后，即可服用。

5. 参鹿粥　人参 3～5g（或党参 15～20g），红枣 5 枚，鹿角霜 10g，粳米 100g，红糖适量。制法：先煮参、枣、鹿角霜 2 次，合并药液，入粳米煮粥，调入适量红糖。可做早晚餐或点心。有补益阳气，温经止血之功。适用于脾胃虚寒，阳气不足，神倦懒言，形寒肢冷，倦怠无力，腹冷隐痛，便溏，便血，崩漏等。

6. 胶米粥　阿胶 10g，黄酒 1 汤匙，白糯米 50g。制法：白糯米洗净，加水 500ml，煮至水开粥将稠，加已烊化的阿胶（阿胶 10g。加黄酒 1 汤匙，隔水炖至烊化），边煮边搅，至粥熟。每日 2 次，早晚食用。有滋阴补血之功。适用于再生障碍性贫血之阴血不足者。

7. 首乌粥　制何首乌 30g，粳米 100g，大枣 100g，冰糖适量。制法：将粳米淘净；制何首乌放入砂锅内，加水适量，用中火煎煮，然后去渣，取浓汁；将粳米、大枣、冰糖放入锅内，加清水适量，用武火烧沸后，转用文火煮至米烂成粥。为 2 日量，每日早晚食用。有益肾抗老，养血补血之功。适用于肝肾不足，头晕耳鸣，贫血，神经衰弱等。

8. 复元汤　淮山药 50g，肉苁蓉 20g，菟丝子 10g，葱白 3 根，胡桃肉 2 个，羊脊骨 1 具，生姜 20g，料酒 20g，八角、花椒、胡椒粉、盐适量。制法：将羊脊骨剁成数节，洗净，与羊肉一起入沸水锅内氽去血水，再洗净；将山药、肉苁蓉、菟丝子三味用纱布袋装好，扎紧口；姜葱拍破，羊肉切长条块。将以上食物和药袋同时下入锅内，加水适量，置武火上烧沸后，打去浮沫，再放入花椒、八角、料酒，用文火炖至肉烂，加入胡椒、盐调味即成。每次 1 碗，每日 1 次，宜常吃。有补脾，温肾，益精之功。适用于脾肾亏虚型贫血。

9. 参茸熊掌　净熊掌 1000g，人参 15g，鹿茸片 1g，猪肉 250g，鸡肉 500g，鸡汤 1000g，猪油 50g，调料适量。制法：熊掌放入盆中，加鸡汤淹没之，放葱姜，上屉蒸 30 分钟取出。将蜂蜜抹在熊掌上，再放入八成熟的油锅内炸至皮呈金黄色捞出，掌面朝上，顶刀切成0.7cm厚的片。然后，将掌面朝下整齐的码在碗内。烧热锅，放猪油，武火烧至油八成热时，放葱、姜，炒成金黄色再放入鸡块、猪肉块，煸炒2分钟后，加酱油、鸡汤、黄酒、盐、味精、花椒水，烧沸后倒入盛熊掌的碗内。将碗放屉上，武火蒸至熊掌熟烂取出，捡去鸡块、猪肉块、葱、姜。将熊掌面朝下和原汁一起倒入锅中，用文火煨5分钟，转用中火煮。然后，下水生粉勾芡。淋上猪油，翻个覆倒在盘中，撒上香菜。分餐佐食。有补气血，健脾胃，壮元阳，益精髓，强筋骨之功。适用于气血不足，肾精亏损，元阳不充，筋骨软弱等虚损症。

10. 牛骨髓药汤　牛骨髓、生山药各250g，冬虫夏草、胎盘粉各30g，蜂蜜250g。制法：上方药共捣匀（也可先将生山药与冬虫夏草粉碎），入瓷罐内，隔水炖30分钟至1小时。开水冲服，日2次，每次2汤匙，连用数剂。有补肝肾，益精髓，生血液之功。适用于再生障碍性贫血。

自身免疫性溶血性贫血

第一章 概 述

一、概念

自身免疫性溶血性贫血（Autoimmune hemolytic anemia, AIHA）是由于免疫功能紊乱产生自身红细胞抗体，与红细胞表面抗原结合，或激活补体使红细胞加速破坏而致溶血性贫血。自身免疫性溶血性贫血可根据抗体作用于红细胞膜所需的最适温度，可分为温抗体型和冷抗体型。

二、发病情况

本病临床上分遗传性和后天获得性两类。遗传性包括遗传性球形红细胞增多症、遗传性口形红细胞增多症、蚕豆病等。后天获得性溶血性贫血包括阵发性睡眠性血红蛋白尿（PNH）、PNH – 再障综合征、自身免疫性溶血性贫血及药物性溶血性贫血等。

国外报道本病约占溶血性贫血疾病患者总数的1/3。国内自身免疫性溶血性贫血的发病率仅次于阵发性睡眠性血红蛋白尿，占获得性溶血性贫血疾患的第二位，女性患者多于男性，以青壮年为多，其中温反应性抗体型约占80%。

三、中医认识

中医按"黄疸""积聚""虚荣"辨证。中医认为溶血性贫血属"虚劳""黄疸"范畴。一般无黄疸者按虚劳辨证，有黄疸者按黄疸辨证。

《灵枢·经脉篇》中说："脾足太阴之脉，……是主脾所生病者，溏瘕泄，水闭，黄疸。"认为黄疸为脾病。《千金要方·病源·胎胆候》对新生儿溶血性贫血的病因及症状描述比较详细："小儿在胎，其母脏气有热，熏热于胎，至生下小儿，体皆黄，谓之胎胆也。"其"又有百日、半岁小儿，非关伤寒瘟病，而身微黄者，亦是胃热，慎不可灸也"的描述也和家族性溶血性贫血相似。而《千金要方》之"身目俱黄，发热恶寒、少腹满急、小便难"记载与急性溶血表现相似。《金匮要略》中说："病黄疸，……从湿得之。诸病黄家，但利其小便……"认为黄疸的治疗应以祛湿利小便为主。

第二章 病因及发病机制

一、现代医学的认识

(一) 病因

原发性温、冷抗体型自身免疫性溶血性贫血不存在基础疾病。

继发性温抗体型自身免疫性溶血性贫血常见的病因有：①系统性红斑狼疮（SLE），类风湿性关节炎；②淋巴增殖病：淋巴瘤、慢性淋巴细胞白血病（CLL）等；③感染：麻疹病毒、EB 病毒、巨细胞病毒等；④肿瘤：白血病、胸腺瘤、结肠癌等；⑤其他：MDS、炎症性肠病、甲状腺疾病等。

继发性冷抗体型自身免疫性溶血性贫血常见的病因有：B 细胞淋巴瘤、华氏巨球蛋白血症、慢性淋巴细胞白血病（CLL）、感染（如支原体肺炎、传染性单核细胞增多症）。

继发性阵发性寒冷性血红蛋白尿常见的病因有：梅毒、病毒感染等。

(二) 发病机制及病理

自身免疫性溶血性贫血的发病机制目前尚未完全阐明，病毒、恶性血液病、自身免疫病等并发 AIHA 或原发性 AIHA 可能通过遗传基因突变和（或）免疫功能紊乱、红细胞膜抗原改变，刺激机体产生相应抗红细胞自身抗体，导致红细胞寿命缩短，发生溶血。

1. 遗传因素　新西兰黑鼠是 AIHA 的动物模型，较易产生抗红细胞抗体，出现溶血性贫血的表现，酷似人类的 AIHA，抗体产生与体内 CD5 + B 细胞增多有关。其他小鼠较少出现类似表现，提示本病的发生可能与遗传因素有关。

2. 免疫功能紊乱　患者有抑制性 T 细胞减少和（或）功能障碍，辅助性 T 细胞功能正常或亢进，相应 B 细胞产生自身抗体增多。

3. 红细胞膜蛋白成分异常　电泳发现 AIHA 患者红细胞膜带 – 3 – 蛋白（band – 3 – protein）减少，提示红细胞蛋白修饰导致膜成分丢失。

4. 溶血的机制　温抗体 IgG 致敏的红细胞主要由巨噬细胞上的 Fc 受体（FcR）识别、结合，进一步被吞噬；一部分致敏红细胞被吞噬时发生膜损伤，部分细胞膜丢失，红细胞变为球形，变形能力降低，渗透性增加，最终在脾或肝中被破坏；此外，抗体依赖的细胞毒作用（ADCC）也可引起红细胞破坏；红细胞上还吸附有补体 C3，而肝脏 Kupffer 细胞上有 C3b 的受体，因此当红细胞上存在 IgG 和（或）C3 时，脾将摄取吸附有 IgG 的红细胞，肝将扣押带有 C3 的红细胞，故此型溶血最重，单纯吸附 IgG 者次之，单纯 C3 型溶血最轻。若包被有 C3b 的红细胞在肝内未被吞噬，C3b 可逐渐降解为 C3d，吸附有 C3d 的红细胞寿命正常。

AIHA 患者体内 IgG 型红细胞抗体分为四个亚型：IgG1、IgG2、IgG3、IgG4。

脾单核巨噬细胞上的 FcR 也可分为 FcRI、FcRII、FcRIII，这些受体可与 IgG1 和 IgG3 结合而对其余两种亚型的 IgG 无反应。此外还有少量的 IgM 和 IgA 型抗体，脾脏巨噬细胞无 IgM 型而有 IgA 型 FcR，故吸附有 IgA 型抗体的红细胞可在脾脏破坏，而吸附有 IgM 型抗体的红细胞均在肝脏破坏。

冷抗体所致溶血中的所有冷凝集素都是 IgM，多数情况下 IgM活化补体停留在 C3b 阶段，通过肝脏时被其中 Kupffer 细胞上的 C3b 受体识别并清除，发生的溶血仍属于血管外溶血；通常红细胞上有高浓度的 C3b 时才能使红细胞被破坏，而许多 C3b 被降解为 C3d 而失活，因此冷凝集素综合征患者的溶血通常不严重，只有 IgM 抗体滴度很高时才可能出现严重的溶血，但这种情况较罕见。

（三）实验室检查

1. 血象　血红蛋白和红细胞计数与溶血程度相关，周围血片可见球形红细胞、幼红细胞，偶见红细胞被吞噬现象，网织红细胞增多。

2. 骨髓象　呈幼红细胞增生，偶见红细胞系统轻度巨幼样变，这与溶血时维生素 B_{12} 和叶酸相对缺乏有关。

3. 有关溶血的检查　血清胆红素升高，以间接胆红素为主；新鲜尿检查可见尿胆原增高；血清结合珠蛋白减少或消失；可有血红蛋白尿和 Rous 试验阳性。

4. 抗人球蛋白（Coombs）试验　分为直接抗人球蛋白试验（DAT，检测红细胞上的不完全抗体）和间接抗人球蛋白试验（IAT，检测血清中的游离抗体），温抗体型 DAT 阳性，部分患者 IAT 也阳性。当抗体数低于试验阈值时，DAT 可呈阴性。DAT 的强度与溶血的严重程度无关，有时本试验虽呈弱阳性，但发生了严重溶血；反之，有时本试验呈强阳性，而无明显溶血的表现。

5. 冷凝集素试验　冷凝集素综合征时效价增高。

6. 冷溶血试验　又称 Donath-Landsteiner（D-L）试验。D-L 型自身抗体属于 IgG 型免疫球蛋白，在补体的参与下，可通过 4℃ 与 37℃ 两期溶血试验加以检测。阵发性寒冷性血红蛋白尿患者该试验阳性。

二、中医病因病机

本病起病缓慢，常反复发作，证见乏力、黄疸、小便色深等，部分患者有急性发作史，证见畏寒发热、黄疸、腰背酸痛、小便色深等。本病以本虚标实为特征，正虚贯穿整个疾病的始终。

1. 湿热内蕴

由于感受湿热之邪或脾胃虚弱，失于运化，气血化源不足的同时导致湿浊内生，郁久化热，湿热内蕴，熏蒸肝胆，胆汁不循常道而外溢，出现正虚邪实之证。湿热毒邪甚者，其发病迅速，病情急重而见畏寒、发热、黄疸、腰背酸痛等症。

2. 气血两虚

饮食所伤，劳倦过度损伤脾胃，气血化源不足或久病经治疗后，邪去正虚，而见气血两虚证。气血不足，五脏六腑四肢百骸失养则见乏力、心悸气短、面色唇甲舌淡等症。

3. 正虚瘀阻

病程日久，湿热瘀阻，阻碍气机。气为血之帅，气机不畅则血行不畅，而见瘀血内停；或气血虚弱，气不运血，血行迟滞导致瘀血内停，湿热之邪留滞不去，瘀血内停之证。气血虚弱失于荣养则见乏力、面色苍白、心悸等症；瘀血内阻则见胁下积块、肌肤甲错、舌质暗或有瘀点、瘀斑等症；湿热之邪留滞熏蒸肝胆则见身目发黄、小便色深等症。

4. 肾虚寒凝

肾为先天之本，主一身之阳气，若先天禀赋不足，命门火衰，或久病伤肾致肾阳亏虚，失于温煦，则见形寒肢冷，夜尿频多，腰背酸痛；阳虚生内寒，且易为寒邪所伤，故阳气虚弱之人复感寒温之邪，内外皆寒，寒湿阻滞，胆汁不循常道而见身目俱黄、小便色深；中阳不达于四末，寒凝血瘀而见四肢寒冷，口唇爪甲青紫、麻木甚至刺痛，遇寒则重。

第三章 临床表现

一、临床表现

1. 贫血证候 头晕、乏力、心悸、气短、耳鸣、眼花等。

2. 血红蛋白尿 表现多不同，尿色呈酱油或葡萄酒色，一天中可仅 1～2 次尿色加重；有的仅晨起尿呈茶红或茶黄色；有的尿始终呈淡黄色，但尿潜血阳性。由于尿中含有大量的血红蛋白尿，可有排尿不适感，如尿道刺痛、尿不净感、膀胱区刺痛等。

3. 溶血阵发性加重时，可伴有腰背和四肢关节酸痛、恶心呕吐等。

4. 有血栓形成或栓塞者局部可有疼痛。

5. 贫血体征 皮肤苍白或苍黄，贫血久者可有心界扩大、心前区收缩期杂音。

6. 巩膜和皮肤黄染，病程长者可有皮肤色素沉着。

7. 半数患者有肝大，1/4 患者有脾大。

二、分型

1. 温抗体型自身免疫性溶血性贫血 一般起病缓慢，表现为乏力、头晕、黄疸等症。病情严重者，贫血发展快，面色苍白，伴有气急、晕倒、全身衰竭或循环衰竭症状，甚至神志异常同时尿色加深及皮肤巩膜黄染较重。在病毒或细菌感染后病情可突然加重，黄疸、贫血严重，并见发热、头晕、腹痛、腰背酸痛、食欲不振、呕吐甚至衰竭状态。半数以上脾大，1/3 肝大。继发性者伴有淋巴瘤、系统性红斑狼疮、类风湿性关节炎等原发病的表现。

2. 寒冷性免疫性溶血性贫血 包括冷凝集病与阵发性冷性血红蛋白尿两类。冷凝集病表现为在很冷的环境中指端、足尖、鼻尖、耳廓等皮肤暴露处紫绀、冰冷，自觉局部麻木、微痛，加温后症状消失。阵发性冷性血红蛋白尿（PCH）表现为遇冷后再回到温暖的环境中几分钟至几小时内突然出现腰腿酸痛，腹痛，寒战高热，头痛，恶心呕吐，随后排出酱油色尿，但多持续时间短，偶有几天者。可伴有黄疸和脾大。

第四章　西医诊断和中医辩证

一、西医诊断

根据临床表现，实验室检查中酸溶血、蔗糖溶血和尿含铁血黄素实验有两项阳性；或只有一项阳性，但两次以上复查阳性或有确切的溶血依据，可确立诊断。以往强调阳性酸溶血实验在本病诊断中的重要性，但新技术尤其是血细胞 CD55 和 CD59 表型分析具有更高的诊断敏感性和特异性，且已有普及之势，故其在诊断 PNH 上的意义已经超过传统实验。

对以下患者进行 PNH 的筛查：阳性血红蛋白尿、腹部和（或）脑静脉血栓形成、不明原因的溶血（乳酸脱氢酶升高，结合珠蛋白下降等）以及血细胞减少伴大红细胞增多或溶血征象的患者。对下列患者应反复检查 PNH 试验：PNH、再生障碍性贫血以及骨髓增生异常综合征的患者。

本病与再生障碍性贫血关系密切，可相互转化，称为再障 - PNH 综合征或 PNH - 再障综合征。由再生障碍性贫血转化为 PNH 者多见，其后再生障碍的表现可以减轻。约半数的再生障碍性贫血患者存在小的 PNH 克隆，通过检测 GPI - AP 的方法可以发现，但始终不进展为显性的 PNH。

PNH 目前尚无统一的分类方法，曾提出多种方案。最近提出的工作分型，包括出现 PNH 克隆的各种情况：经典型 PNH：有典型的显性血管内溶血发作，不伴有其他骨髓疾病；低增生型 PNH：PNH 出现于另一种骨髓疾病中，但无显性溶血，包括 PNH/再障和

PNH. 骨髓异常增生综合征；亚临床 PNH：在另一种骨髓疾病中存在 PNH 细胞，无 PNH 表现，如亚临床 PNH/再生障碍性贫血。

二、中医辨证

本病起病缓慢，常反复发作，症见乏力、黄疸、小便色深等，部分患者有急性发作史，证见畏寒发热、黄疸、腰背酸痛、小便色深等。本病以本虚标实为特征，正虚贯穿整个疾病的始终。症见身目俱黄，小便色深，甚如酱油色，乏力气短，头晕心悸，唇甲舌淡甚见恶寒发热，腰背酸痛，舌淡苔黄或黄燥，脉滑数者为湿热内蕴型；症见面色苍白或萎黄，乏力，气短，心悸，头晕，唇甲色淡，神疲懒言，舌质淡，苔白，脉细弱者为气血两虚；湿热之邪未清者可见白睛轻度发黄，小便色深；以乏力，心悸气短，面色黧黑或萎黄，唇甲色淡，胁下积块，肢体疼痛或腹痛，固定不依，白睛色黄，舌质暗或瘀点瘀斑，脉细涩为主症者为正虚瘀阻型；以面色苍白，头晕乏力，食少便溏，夜尿频多，形寒肢冷，腰背酸痛，甚则口唇爪甲青紫，麻木甚至刺痛，身目俱黄，小便色深，遇寒加重，舌淡胖，有齿痕，脉沉细为主症者为肾虚寒凝型。

第五章　鉴别诊断

1. 温抗体型自身免疫性溶血性贫血与球形红细胞增多症的鉴别

温抗体自身免疫性溶血性贫血部分病例外周血球形红细胞增多，但球形红细胞增多症除球形红细胞增多外，还有家族遗传倾向，抗人球蛋白实验阴性等特征。

2. 冷凝集素病与雷诺病的鉴别

两者均有手足紫绀，但雷诺病的紫绀的出现不一定在寒冷的季节，且多为对称性，鼻尖和耳轮并不发生紫绀，冷凝集素实验和抗人球蛋白实验均为阴性。

3. 与阵发性睡眠性血红蛋白尿（PNH）的鉴别

阵发性冷性血红蛋白尿是在遇冷后急性发作的溶血性疾病，血红蛋白尿一般持续几小时，Hams 实验、糖水实验、蛇毒因子、Rous 实验均阴性。

4. 阵发性冷性血红蛋白尿与冷凝集素病的鉴别

两者发作均与寒冷有关，同属寒冷性免疫性溶血性贫血。但冷凝集素病的症状以耳廓、鼻尖、手指发绀为主，可有贫血和黄疸。冷凝集素实验阳性；阵发性冷性血红蛋白尿则表现为寒战高热，乏力，腰背痛，随后出现血红蛋白尿，冷热溶血试验阳性。

5. 与行军性血红蛋白尿的鉴别

两者均有血红蛋白尿，但阵发性血红蛋白尿是在寒冷的情况下发生，行军性血红蛋白尿是发生前常有长途行车或跑步史，突然排出红褐色尿，6～12 小时后，尿色基本正常。

第六章　西医治疗

一、病因治疗

有病因可寻的继发性患者应治疗原发病。感染所致者常表现为病情危急但呈自限性的特点，有效控制感染后溶血即可缓解甚至治愈。继发于恶性肿瘤患者应采取有效的治疗措施，如实体瘤的手术切除和恶性 B 细胞增殖性疾病的化学治疗。疑药物诱发者应停用可疑药物。

二、糖皮质激素

糖皮质激素是治疗本病的首选和主要药物。常选用泼尼松，开始剂量 1～1.5mg/（kg·d）。治疗有效的患者一周左右血红蛋白上升，每周可升高 20～30g/l。血红蛋白恢复正常后维持原剂量 1 个月，然后逐渐减量。减量速度酌情而定，一般每周 5～10mg，待减至每日 15mg 以下时，需低剂量维持至少 3～6 个月。约 80％以上的患者糖皮质激素治疗有效。激素抵抗见于约 10％的患者。糖皮质激素足量剂量治疗 3 周病情无改善者应考虑诊断是否有误或激素抵抗。激素治疗无效或维持量每日 >15mg 者应考虑更换其他疗法。停药后复发者并非少见。

长期应用糖皮质激素副作用包括激素面容、感染倾向、高血压、溃疡病、糖尿病、体液潴留和骨质疏松等。糖皮质激素作用机制可能为：①减少抗体产生②降低抗体和红细胞膜上抗原之间的亲和力③减少巨噬细胞膜的 Fc 和 C3 受体的数量。

三、脾切除

脾切除作为二线治疗，其适应症是：①糖皮质激素治疗无效②激素维持量每日 >10mg③不能耐受激素治疗或有激素应用禁忌症。目前尚无术前预测手术效果的可靠办法。脾切除的总有效率为 60％～75％。切脾禁忌者可行脾区放射治疗

脾切除治疗本病的机制包括：①去除破坏致敏红细胞的主要器官②脾脏是产生抗体的主要器官，切除后可减少抗体的产生。

四、免疫抑制剂

免疫抑制剂主要用于糖皮质激素和脾切除无效的难治性患者。细胞毒类药物中以环磷酰胺和硫唑嘌呤最为常用。环磷酰胺 50～150mg/d，硫唑嘌呤 50～200mg/d，开始三个月与糖皮质激素合用，然后停用激素，单纯用免疫抑制剂 6 个月，再逐渐减量停药，有效率报道不一。治疗期间需密切观察其副作用，尤其是骨髓抑制。亦可试用其他非细胞毒免疫抑制剂如环孢素、利妥昔单抗和阿仑单抗等。

五、输血

本病输血应严格掌握输血适应症。因多数患者治疗收效较快，故输血仅限于再障危象或极度贫血危及生命者。输血速度应缓慢，

并对全过程密切监视，以避免输血反应。少数患者因自身抗体所致的自发性红细胞凝集可能造成血型鉴定及交叉配血试验结果判读困难甚至误判，应予以注意。

六、难治性患者的治疗

近年来对激素、脾切除和免疫抑制剂无效的难治性 WA - AIHA 治疗又积累了一些新的经验。大剂量的丙种球蛋白静脉注射对约40%的患者有效，儿童患者反应尤佳。达那唑联用泼尼松对部分患者有效。

采用利妥昔单抗治疗难治患者的报告日渐增多，综合认为该药是难治性患者有效而安全的治疗选择。麦考酚酸酯对继发于自身免疫性疾病和淋巴增殖性疾病的患者显示出不错的疗效。

第七章　中医治疗

一、治疗原则

本病起病缓慢，常反复发作，症见乏力、黄疸、小便色深等，部分患者有急性发作史，证见畏寒发热、黄疸、腰背酸痛、小便色深等。本病以本虚标实为特征，正虚贯穿整个疾病的始终。

二、辩证治疗

本病起病缓慢，常反复发作，证见乏力、黄疸、小便色深等，部分患者有急性发作史，证见畏寒发热、黄疸、腰背酸痛、小便色深等。本病以本虚标实为特征，正虚贯穿整个疾病的始终。属于中医学"虚劳""血虚""黄疸"等范畴，病因多由先天禀赋不足，后天失于调养，而致脾肾两亏，精血化生乏源，水湿运化不利，或兼外感时邪入里化热，或劳倦过度更伤脾气，或七情过激气机逆乱，或用药不当伤正助邪等，导致湿热相搏，伤及气血，熏蒸发黄，脉络受损而兼瘀血的正虚邪实之候。脏腑辨证主要涉及脾、肾、肝、胆。病机特点是脾肾亏虚，精血不足，肝木失调，湿热郁于中焦，熏蒸肝胆，瘀血阻络，甚或积聚胁下。本病以脾肾两亏、正气不足为本虚，内伏之湿、热、瘀、毒为标实，虚实夹杂贯穿整个病程，根据疾病的不同阶段及个体差异，或以本虚为主，或以邪实为重，故扶正固本兼祛邪实为其治疗大法。在遣方用药时宜灵活变通，以达扶正不恋邪、祛邪不伤正之目的。

1. 湿热内蕴型

证候　白睛、皮肤发黄、尿色如茶或深如酱油，或有发热、口渴不思饮，腰背酸痛，便干；兼有气血虚者有气短、乏力、头晕、心悸、唇白，舌质淡，苔黄腻，脉濡数。

治法　清利湿热

方药　茵陈五苓散加味：茵陈、茯苓、丹参、泽泻、猪苓、白术、栀子、大黄。

加减　气血两虚者加党参、黄芪、当归、白芍。

2. 气血两虚型

证候　面色黄白或萎黄，气短乏力，心悸头晕，自汗，神疲懒言，尿色多清，兼有湿热者，白睛可有轻度发黄，唇淡舌体胖，舌质淡，苔薄白或微黄腻，脉细。

治法　益气养血

方药　八味汤加味：当归、川芎、白芍药、熟地黄、人参、白术、茯苓、炙甘草。

加减　症见白睛轻度发黄，小便色深者，加茵陈、车前子、泽泻；脾虚不运、纳呆者加陈皮、党参、焦三仙；气血虚弱甚者，加黄芪、阿胶。

3. 脾肾两虚型

证候　头晕耳鸣，纳少便溏，腰酸腿软，其阴虚者有五心烦热，舌红少苔，脉细数；其阳虚者怯寒肢凉，舌体胖，边有齿痕，苔白，脉细弱。

治法　补益脾肾

方药　四君子汤合六味地黄汤：党参、白术、茯苓、熟地黄、山茱萸、山药、泽泻、丹皮、甘草、何首乌、女贞子、玄参。

加减　偏阳虚者，加附子、仙灵脾；有气血虚者，加黄芪、当归；有黄疸未净者，加茵陈、泽泻。

4. 气滞血瘀型

证候　腹有瘀积，推之不移，胁肋作胀，舌质暗，或有瘀斑，脉细。

治法　理气化瘀

方药　血府逐瘀汤加味：柴胡、枳壳、当归、赤芍、川芎、桃仁、红花、香附、莪术、鳖甲。

加减　气血两虚者，加黄芪、党参；湿热发黄者，加茵陈、泽泻、茯苓。

三、名医的中医辨证论治思路

1. 上海中医学院附属曙光医院专家提出治自身免疫性溶贫分3型：①阳黄（邪正交争，血败发黄），治以清热化湿，解毒退黄，方用茵陈蒿汤合胃苓汤合黄连解毒汤加减；②虚黄（气血破坏，因虚发黄），治以健脾温中，补益退黄，方用归芪建中汤合真武汤加减；③瘀黄（气虚血亏，发斑发黄），治以先调肝脾，消痹退黄；随之滋肾养血，后补肾阳收功，方用茵陈蒿场、逍遥散调和肝脾，消瘀退黄；归脾汤、二至丸滋肾养血；二仙汤、右归丸温煦肾阳。

2. 邓棘清认为本病属湿热郁蒸，损伤肾气者，用黄柏、白茅根、墨旱莲、茜草、杜仲、车前草、茵陈、薏苡仁、白扁豆、桑寄生、熟地黄；属虚黄者用归脾汤加仙茅、枸杞子、杜仲、淫羊藿等益脾肾、补气血。

3. 周霭祥报道认为治疗应从除湿热，益气血，补脾肾3方面着手。虚实兼顾发作期以清热利湿为主，选用茵陈蒿汤、茵陈五苓散、当归补血汤。脾虚者加四君子汤．肾虚者加六味地黄汤或金匮肾气丸、大菟丝子饮；脾脏肾阳虚者合十四味建中汤；瘀血者加用桃红四物汤之类。

4. 扈晓宇认为　①初期指溶血发作期或溶血未完全控制阶段。此期邪气亢盛，而正气未衰，正邪剧争。临床表现以尿色发黄，目黄，身黄，发热，口渴而不思饮，腰背酸痛，便干，舌质红、苔黄等实证为主。多属于湿热内蕴型。中医治以清热除湿，解毒化瘀。常用药为：金银花、土茯苓、蒲公英、栀子、夏枯草、板蓝根、连翘、紫花地丁等。②中期指溶血不发作状态。此阶段正邪力量相持，正气不能驱邪外出，邪气也无法入里传变，久病则耗气伤血。临床表现为面色黄白或萎黄，气短乏力，心悸头晕，自汗，神疲懒言，尿色多清，唇淡，舌体胖、舌质淡、苔薄白或微黄腻，脉细；兼有湿热者，白睛可有轻度发黄。临床多为气血两虚或湿热内蕴兼气血两虚型。治疗应益气养血，或清热解毒、益气养血并用。基本用药：黄芪补气升阳，配合党参、白术、茯苓、甘草、熟地黄、阿胶等。气为血帅，血为气母，气虚则运血无力，血虚则气化无源。故本阶段的治疗以补养气血为主。③后期此阶段特点为邪气未除，正气已衰。多因邪气强盛直接入里伤正或久病正气虚弱无法托邪外出。多见于患者早期使用激素、免疫抑制剂控制溶血，导致免疫过度抑制。临床表现为怯寒肢凉、腰酸、乏力、畏寒，舌体胖、边有齿痕等阳虚症状突出或腹有癥积，推之不移，胁肋作胀，舌质暗，或有瘀斑，脉细等气滞血瘀症状突出。临床多见脾肾阳虚、气滞血瘀两型。本阶段应以扶正益气、温阳补肾、活血化瘀为主。基本用药：附子、肉桂、仙茅、淫羊藿等温阳补肾，配合丹参、鸡血藤等既可补血又不加重出血的风险。

四、专方专药治疗

（一）常用中药制剂

1. 河车大造丸：

功效　养精生髓。适用于精血不足兼脾虚明显者。

用法　每次 1 丸，每日 2~3 次，口服。

2. 五子衍宗丸：

功效　补肾填精。适用于精血不足、气血亏虚者。

用法　每次 1 丸，每日 2～3 次，口服。

3. 复方三黄汤合剂注射液：

功效　清热利湿退黄。适用于肝胆湿热明显者。

用法　每次 10～20ml，每日 2 次，静脉给药或口服。

（二）针灸治疗

1. 蚕豆病　可取肝腧、膈腧、胆腧、上脘、中脘、下脘、上星，用泻法。

2. 红细胞缺陷性溶血　阳黄者可取肝腧、胆腧、内庭、太冲、阴陵泉，用泻法；阴黄者可取脾腧、胃腧、足三里、三阴交、至阳，用平补平泻法。

3. 海洋性贫血　湿热瘀结可取大椎、胆腧、后溪、劳宫、至阳、合股、内关、三阴交、足三里等，用泻法；脾胃虚弱者可取脾腧、中脘、百会、足三里、关元，用补法。

第八章　预后及康复

一、预后

由于引起溶血性贫血的的疾病种类不同，预后有所差异。红细胞膜缺陷性溶血性贫血多数患者脾切除后，病情迅速好转，少数因并发肾功能衰竭、颅内出血、心力衰竭而死亡；自身免疫性溶血性贫血多数病例病程较长，溶血反复发作，应用肾上腺皮质激素、免疫抑制剂、脾切除后，死亡率明显下降，常见死亡原因为心力衰竭、急性肾功能衰竭、严重感染等。继发性病例如继发于各类感染者预后良好，继发于各类恶性疾病，如淋巴瘤等，大部分死于原发病。

二、调护

1. 注意避风寒，适寒温，尽量减少伤风感冒。

2. 生活有规律，积极锻炼身体，保持心情舒畅，避免精神刺激。

三、护理

1. 应尽量避免上呼吸道感染和各种不明原因的发热、劳累，避免各种药物（如铁剂、去痛片、磺胺药等）等因素。慎用酸性过高的食物和药物。常服小苏打 1g，每日 3 次，可减轻发作。

2. 注意保持室内卫生，定期消毒以避免感染。急性溶血期应适当活动肢体以避免血栓和栓塞。

3. 本病是一种慢性疾病，约 10% 左右患者可获得痊愈。死亡的主要原因是感染、贫血性心脏病、颅内出血。因此，应加强对症和支持治疗，减少并发症死亡率，以达到长期存活。

白细胞减少症和粒细胞缺乏症

第一章　概　　述

一、概念

凡外周血液中白细胞数持续低于 $4 \times 10^9/L$ 时，统称白细胞减少症，若白细胞总数明显减少，低于 $2 \times 10^9/L$，中性粒细胞绝对值低于 $0.5 \times 10^9/L$，甚至消失者，称为粒细胞缺乏症。本病可发于任何年龄。粒细胞缺乏症为白细胞减少症发展至严重阶段的表现，两者病因和发病机理基本相同，故一并论述。引起粒细胞减少或粒细胞缺乏的病因：主要是由于化学物质、放射线、严重感染等抑制粒细胞的再生和成熟，以及与粒细胞的破坏和消耗过多，粒细胞分布异常有关。本病的临床特征：发病急骤，常有畏寒、发热，感染症状，甚至脓毒血症或败血症。过去死亡率很高，达60% ～ 80%，自从应用抗生素治疗以来，死亡率降低至25%以下。

二、发病情况

急性粒细胞缺乏症病死率高达75% ～90%，采用无菌隔离措施、抗生素以及造血生长因子广泛应用以后，病死率已降至25%以下。年老、全身衰竭、黄疸合并严重感染者、骨髓中性粒细胞增生重度低下及经积极治疗10天仍无明显好转者预后较差。

三、中医认识

中医一般把本症归入"虚劳（血虚）"或"眩晕"等范畴，古代无相似的病名，也无专门论述，但有些症状记载与本症相似。如《灵枢·海论》所述："髓海不足，则脑转耳鸣，胫酸，眩，目无所见，懈怠安卧。"《理虚元鉴》提到："腿酸脚软，蒸蒸内热，胸中邪气隔紧，食不易饥。"中医治疗本症可从中得到启发和借鉴。

现代中医对本症临床研究的报道始见于 60 年代。1965 年有人用鸡血藤制剂治疗因放射线引起的白细胞减少。之后，70~80 年代大致从脾肾两虚的角度进行论治，各家则根据各自的临床经验，侧重又有所不同。特别是 80 年代初期，根据叶天士"初病在气，久病入血"，"瘀血不去，新血不生"等理论，在补益脾肾或补益气血的基础上，选用少量的活血药物，从而提高了疗效。目前，中医治疗本病已积累了一定的经验，总病例数已达 4000 例之多，其中以专方治疗的病例占一半以上，有些病例即使是分型治疗，也是在一个专方的基础上随证加减，这反映了目前中医治疗本病的一种趋向。近年的报道强调，在辨证治疗的同时，最好配合具有升高白细胞作用的药物。并认为，选用这些药物一定要在辨证施治的原则指导下进行，才能提高疗效。辨病与辨证相结合，既不失传统中医特色，又吸收了现代医学的研究成果，这是中医治疗本病能不断提高疗效的重要原因。与西医相比，中医药治疗本病，不仅近期疗效满意，而且远期疗效也较巩固，因而具有一定的优势。

第二章　病因及发病机制

一、病因

1. 化学毒物及放射线　发生白细胞减少症的病因来自很多方面，其中最常见的化学物苯及其衍生物、二硝基酚、砷等对造血干细胞有毒性作用，而 X 线和中子还能直接损伤造血干细胞和骨髓微环境，从而就造成急性或慢性放射损害，人们就出现粒细胞减少情况。

2. 药物使用不当　生活中很多人患上白细胞减少症都是饮食

药物使用不当导致的，其中最常见的就是抗肿瘤药物和免疫抑制剂都会直接杀伤增殖细胞群，而药物抑制或干扰粒细胞核酸合成更会影响细胞代谢而阻碍细胞分裂，从而就对人们的健康造成了严重的伤害和威胁。

3. 免疫因素　自身免疫性粒细胞减少是自身抗体、T 淋巴细胞或自然杀伤细胞作用于粒系分化的不同阶段，从而导致骨髓损伤，粒细胞生成障碍；白细胞减少症的出现也与自身有风湿病和自身免疫性疾病有关系，人们应该做好防范措施以避免自身健康受到伤害。

4. 细胞成熟障碍 – 无效造血　若是人们体内的叶酸和维生素 B_{12} 缺乏就会影响 DNA 合成而导致骨髓造血活跃，但细胞成熟停滞而破坏于骨髓内；某些先天性粒细胞缺乏症和急性非淋巴细胞白血病、骨髓异常增生综合征、阵发性睡眠性血红蛋白尿也存在着成熟障碍，这些因素都可能会导致粒细胞减少而损害人们的身心健康。

二、发病机制和机理

（一）骨髓损伤

1. 药物引起的损伤　抗肿瘤药物和免疫抑制剂都可直接杀伤增殖细胞群，药物抑制或干扰粒细胞核酸合成，影响细胞代谢，阻碍细胞分裂。药物直接的毒性作用造成粒细胞减少与药物剂量相关。其它多类药物亦可有直接的细胞毒性或通过免疫机制使粒细胞生成减少。

2. 化学毒物及放射线　化学物苯及其衍生物、二硝基酚、砷等对造血干细胞有毒性作用，X 线和中子能直接损伤造血干细胞和骨髓微环境，造成急性或慢性放射损害，出现粒细胞减少。

3. 免疫因素　自身免疫性粒细胞减少是自身抗体、T 淋巴细胞或自然杀伤细胞作用于粒系分化的不同阶段，致骨髓损伤，粒细胞生成障碍。常见于风湿病和自身免疫性疾病时。

4. 全身感染　细菌感染如分支杆菌（特别是结核杆菌）及病毒感染如肝炎病毒等。

5. 异常细胞浸润骨髓 癌肿骨髓转移、造血系统恶性病及骨髓纤维化等造成骨髓造血功能的衰竭。

6. 细胞成熟障碍 – 无效造血 如叶酸和维生素 B_{12} 缺乏，影响 DNA 合成，骨髓造血活跃，但细胞成熟停滞而破坏于骨髓内。某些先天性粒细胞缺乏症和急性非淋巴细胞白血病、骨髓异常增生综合征、阵发性睡眠性血红蛋白尿也存在着成熟障碍，而致粒细胞减少。

（二）周围循环粒细胞分布异常

释放入外周血的粒细胞部分进入血液循环中，称为循环池。另一部分附着于血管内皮细胞表面及血管外的组织中，称为边缘池，约一半进入边缘池。在疟疾、病毒血症、全身感染、溶血等情况下，粒细胞过多附着于毛细血管壁，致循环池中中性粒细胞数量减少，称为"假性粒细胞减少"。血液透析时，中性粒细胞滞留于肺血管内，也造成粒细胞减少。注射肾上腺素或应激状态下，粒细胞可由边缘池迅速转入循环池，使粒细胞计数明显增高。全身感染下可引起急性或亚急性的获得性假性粒细胞减少反应，随着治疗和感染的控制粒细胞计数可恢复正常。

（三）血管外组织内的粒细胞需求增加，消耗加速

粒细胞在血管内一般仅逗留数小时，即移游至血管外进入组织，执行其防御病原体及清除废物的功能，约 $1 \sim 2$ 天内死亡。在细菌、病毒、真菌或立克次体感染、过敏反应等情况下，受粒细胞集落刺激因子（GM – CSF、G – CSF）、黏附分子、趋化因子 IL – 8 和 IL – 1 的调节，粒细胞的生成增加，从骨髓释放的和进入组织的粒细胞增多，且吞噬作用和杀菌活性增加。然而在严重感染时，机体对上述体液因子缺乏足够的反应，同时中性粒细胞上的黏附分子（CD11/CD18 等）和血管内皮细胞上的黏附分子（ICAM – 1）被炎症介质所激活，使粒细胞易于黏附于血管壁并迁移至组织，最终仍可使血液中粒细胞短暂地减少。自身免疫性粒细胞减少和脾功亢进患者粒细胞减少的主要原因是粒细胞的破坏和消耗增加，超过了骨

髓生成粒细胞的能力。

三、病理类型

中性粒细胞系由骨髓中多能造血干细胞 - 髓系造血干细胞 - 粒单系祖细胞分化成熟所产生。其细胞动力学大致可分骨髓期、血液期及组织期 3 个阶段。在骨髓中干祖细胞增殖时称干细胞期，以后是原始粒细胞至中幼粒细胞，这一时期细胞能进行分裂称分裂增殖池；从晚幼粒细胞至中性分叶核释放之前已不再分裂，仍存留于骨髓中称成熟储备池。在该期的中性粒细胞数为 $5.59 \times 10^9/L$，约为血液中的 8 倍。为补充血液中的需要，随时释放至血液，其中约一半附着于微血管壁称边缘池；另一半随着血液循环流至周身称循环池。二者的中性粒细胞数共为 $0.7 \times 10^9/L$。中性粒细胞在血液中停留时间很短，6 ~ 12h 后就转移至血管外组织（肺、口腔、胃肠道、肝、脾及炎症区）不再返回，1 ~ 2 天死亡。

四、中医病因病机

白细胞减少症在中医学无此病名，据其主症主要有乏力，头晕，心悸，易外感发热等临床症状归属于中医学"气血虚""虚劳""温病""诸虚不足"等范畴。

中医学认为本病致病因素诸如禀赋不足，后天失于调养，劳伤过度，饮食不节，失治误治，病后失于调理或某些化学药物中毒，导致脾肾亏损而气血不足，正虚于内卫外不顾而受邪，久不复则为虚劳。本病虽病机变化多端，但不外气血亏损、阴阳失调，心、肝、肾、脾机能受损，其中起主要作用的是肾精亏损和气血不足。

中医学认为本病致病因素诸如禀赋不足，后天失于调养，劳伤过度，饮食不节，失治误治，病后失于调理或某些化学药物中毒，导致脾肾亏损而气血不足，正虚于内卫外不顾而受邪，久不复则为虚劳。本病虽病机变化多端，但不外气血亏损、阴阳失调，心、肝、肾、脾机能受损，其中起主要作用的是肾精亏损和气血不足。

1. 先天不足　父母体虚，胎气不足，或胎中失养，临产受损等，致使婴儿脏腑不健，生机不旺。常见于新生儿中性粒细胞减少症，慢性家族性粒细胞减少症，均皆因父母患此症而累及子女。

2. 饮食不节　饮食不节，损伤脾胃，脾胃功能失调，不能化生精微，气血不足，不能濡养脏腑四肢，出现虚劳的一系列表现。

3. 劳欲过度　劳欲过度，脾肾受损，功能失调，气血化生乏源，精血亏虚则出现虚劳表现。

4. 正虚邪犯　六淫之邪侵袭，迁延日久，邪气久踞，耗伤正气；或邪毒入里，伤血及髓，气血化生不利；或误治、失治，伤及脏腑，损及脾肾，致气血化生无源，或本虚之体感受邪气，邪从热化，可见发热与本虚之证并见。

第三章　临床表现

白细胞减少症病因虽不同，但其临床症状相似。单纯粒细胞减少者，起病多缓慢，症状较轻，常见乏力、心悸、头晕、低热、咽炎或黏膜溃疡等；若白细胞减少症由感染所致者，则见高热，恶寒，周身酸痛；若为粒细胞缺乏症，则起病急，可突然畏寒或寒战，高热，头痛，关节痛，极度乏力，严重者有吞咽困难，谵语或昏迷，可在数日内死亡。体检早期示扁桃体红肿，咽部黏膜溃疡，稍后可见坏死、水肿，黏膜潮红充血以及颈部淋巴结肿大等体症。因其病因不同，临床表现亦不同。

1. 感染性粒细胞减少症　常见于病毒性感染性疾病，如病毒性肝炎、麻疹、流感、传染性单核细胞增多症等；细菌感染性疾病，如伤寒、副伤寒、布氏杆菌、粟粒型肺结核、重症金黄色葡萄球菌败血症；原虫以疟疾合并脾肿大者为多见。

2. 药物性粒细胞减少症　氯霉素、合霉素、磺胺、复方阿司匹林引起粒细胞减少的报道时常见到。

3. 放射线性粒细胞减少症　从事放射线工作或者接触放射物质，可导致白细胞减少。

4. 获得性免疫性粒细胞减少症　结缔组织病及慢性活动性肝炎等可于血清中查到抗白细胞抗体。

5. 骨髓病性粒细胞减少症　淋巴瘤、多发性骨髓瘤、骨髓转移癌等部分患者可出现粒细胞减少。

6. 婴幼儿可见遗传性中性粒细胞减少症，新生儿同种免疫性粒细胞减少症，周期性中性粒细胞减少症。

7. 并发症口腔感染　这是白细胞减少症最常见的并发症，早期可见扁桃体红肿，咽部黏膜溃疡，继而可有坏死水肿，黏膜潮红及颈淋巴结肿大等；急性肛周脓肿：可迅速形成溃疡、坏死及假膜；全身各系统感染；败血症是本病的主要威胁，致死率高达30% ~40%。

第四章　西医诊断及中医辩证

一、西医诊断

1. 应注意有无感染史，物理、化学因素触及，有无血液病、结缔组织病、过敏性疾病病史，有无伴脾肿大的疾病，有无遗传因素等病史。白细胞减少症病因虽不同，但其临床症状相似。单纯粒细胞减少者，起病缓慢，症状较轻，常见乏力，心悸，头晕，低热，咽炎或黏膜溃疡等；若白细胞减少症由感染所致者，则见高热，恶寒，周身酸痛；若为粒细胞缺乏症，则起病急，可突然畏寒或寒战，高热，头痛，关节痛，极度乏力，严重者有吞咽困难，谵语或昏迷，可在数日内死亡。体检早期示扁桃体红肿，咽部黏膜溃疡，稍后可见坏死、水肿，黏膜潮红充血以及颈部淋巴结肿大等体症。因其病因不同，临床表现亦不同。

（1）白细胞减少症：由各种原因导致外周血白细胞数（成人）低于 $4.0 \times 10^9/L$ 时，称白细胞减少症。儿童则参考不同年龄正常值定为：>10 岁低于 $4.5 \times 10^9/L$；<10 岁低于 $5.0 \times 10^9/L$。且无

出血时，称白细胞减少症。

（2）中性粒细胞减少症：当外用血中性粒细胞绝对值，在成人低于 $2.0 \times 10^9/L$ 时，称中性粒细胞减少症。在儿童≥10 岁低于 $1.5 \times 10^9/L$，＜10 岁低于 $1.5 \times 10^9/L$，称中性粒细胞减少症。

（3）粒细胞缺乏症：当粒细胞严重减少，低于 $0.5 \times 10^9/L$ 时，称粒细胞缺乏症。

2. 实验室检查

（1）血常规：白细胞减少症时白细胞总数常在（2.0～4.0） $\times 10^9/L$ 之间，伴不同程度的中性粒细胞减少；而粒细胞缺乏时白细胞多在 $2.0 \times 10^9/L$ 以下，粒细胞明显减少，甚至1%～2%或完全消失。粒细胞浆内可出现中毒颗粒、空泡、核染色不佳等中毒表现。淋巴细胞、单核细胞、浆细胞和嗜酸粒细胞可轻度增加。在恢复期，外周血中可出现幼稚粒细胞，呈类白血病反应。血小板及红细胞无明显改变。

（2）骨髓象：属白细胞减少症者，骨髓多无明显改变。粒细胞缺乏者，红细胞及血小板多无明显变化，粒细胞系可呈：成熟受阻，原粒及早幼粒明显增多，其余各阶段均减少；粒细胞系明显减少，甚至见不到。粒细胞可有中毒现象。淋巴细胞、浆细胞、网状细胞可增多，恢复期原始及早幼粒细胞可增多，类似白血病的骨髓象，应注意鉴别。

二、中医辨证

白细胞减少症一般以头昏眩晕，倦怠乏力等为主要临床表现，参之以其他见症，可分为脾肾阳虚、肝肾阴虚和气血两虚三型。此外，临床上还可见到部分病人兼有瘀血征，活血法常用作辅助治疗，甚至有人专以活血化瘀法治疗本病，也取得了良好的疗效。因此，辨证分型大致有如下四型：

1. 脾肾阳虚　面色㿠白，精神不振，失眠，头昏，倦怠气短，不思饮食，大便稀溏，或黎明即泻，小便清长，畏寒肢冷，腰际酸楚，阳事不举，精冷，带下。舌质淡，苔薄，脉沉细。

2. 肝肾阴虚　眩晕、倦怠，耳鸣，面色少华，心烦失眠，消瘦，腰膝酸软，遗精盗汗，月经不调。舌红或淡红，苔少，脉细数或细弱。

3. 气血两虚　头晕，少气懒言，倦怠疲乏，面色滞暗或㿠白。舌胖色淡，脉细或虚大无力。

4. 气虚血瘀　神疲懒言，腹满纳差，面色晦暗，或㿠白无华，头发枯槁稀疏，肢体麻木，肌肤甲错。舌有瘀点或瘀斑，脉沉涩无力。

尚有一些其他分型，如湿温型，但为数不多，心脾两虚、气阴两虚、中气不足等，则由于气血、阴阳的偏衰而有所侧重，上述分型基本可概括之。

第五章　鉴别诊断

1. 低增生性白血病　临床可见贫血，发热或出血，外周血常呈全血细胞减少，可以见到或不能见到原始细胞。骨髓增生减低，但原始粒细胞 > 30%。而白细胞减少则幼稚细胞数少见，且无出血，无明显贫血现象。

2. 再生障碍性贫血　起病或急或慢，多有出血、贫血表现，白细胞减少，尤以中性粒细胞明显，血小板及网织红细胞均明显减少，骨髓呈三系细胞减少。而粒细胞缺乏症则发病急，无出血，贫血不显，白细胞分类以粒细胞极度减少，甚至完全消失，血小板及网织红细胞均正常，骨髓象呈粒系受抑，成熟障碍。

3. 传染性单核细胞增多症　传染性单核细胞增多症可见溃疡性咽峡炎、粒细胞减少，易与粒细胞减少症混淆，但传染性单核细胞增多症血片中间发现较多的异型淋巴细胞，且血清嗜异凝集试验阳性，不难与粒细胞缺乏症鉴别。

第六章 西医治疗

一、常见治疗方案

1. 去除病因 尽可能找出病因，对可疑的药物或其他致病因素，应立即停止接触；对引起粒细胞减少的原发病进行治疗。

2. 感染的防治 轻度粒细胞减少者不需特别预防措施；如粒细胞 $<0.5 \times 10^9/L$，即粒细胞缺乏症者应采取无菌隔离措施。如患者已发热，须作血、尿、痰或感染病灶分泌物的需氧及厌氧细菌培养和药敏试验。在找到病原菌前应选用抗菌谱广能覆盖革兰阳性和阴性菌包括铜绿假单胞菌的抗生素二联以上治疗。如经过多种抗生素治疗仍无效，应考虑伴有真菌感染可能，采用两性霉素 B 或与氟康唑等。

3. 提升粒细胞的药物 碳酸锂的体外实验，显示对 CFU – GM 有增强粒细胞集落刺激活性的作用；精神病患者服用后有白细胞增多现象。但经临床应用，尚未证实此药能减轻化疗后粒细胞减少的疗效。其他口服药物的疗效均不明显。莫拉司亭（rhGM – CSF）和非格司亭（rhG – CSF）是目前应用广泛，提升粒细胞作用显著的造血生长因子。此二者的作用略有不同：前者除促进粒单系祖细胞的增殖和分化外，并对嗜酸系祖细胞以及巨核系和红系祖细胞的生长也有刺激作用。因此用药后除中性粒细胞升高外，还可使单核及嗜酸粒细胞增多；后者则是促进粒系祖细胞增殖，缩短分化成熟时间，促进释放使中性粒细胞迅速增多。但如干/祖细胞已损伤，而正常干细胞尚未恢复增殖时，则此二药的作用均不明显。剂量：$2 \sim 5\mu g/$（kg/d），皮下注射。莫拉司亭（rhGM – CSF）大剂量时，其毒副反应较非格司亭（rhG – CSF）多见。此二药疗效短暂，只适用于粒细胞缺乏症的治疗及预防（如化疗或骨髓移植时）。

4. 输入粒细胞 输粒细胞易引起严重反应，且供体白细胞可能携带巨细胞病毒，因此主张只用于粒细胞缺乏症合并严重感染用抗生素不能控制者，或用非格司亭亦未能提升粒细胞至 $0.5 \times 10^9/$ L 时。根据正常人从骨髓释放至外周血的粒细胞约为 10^{11} 个粒细胞，应连输 3～4 天。

5. 免疫抑制剂　自身免疫病、自身免疫性粒细胞减少症及由免疫介导的其他粒细胞减少或缺乏症可试用糖类皮质激素治疗。

6. 异基因骨髓移植　只适用于重型再生障碍性贫血、先天性粒细胞缺乏合并严重免疫缺损者。对单纯粒细胞缺乏者不宜采用。

7. 脾切除　对脾功能亢进和 Felty 综合征者可考虑。

二、择优方案

1. 去除病因，治疗原发病。

2. 对于轻度粒细胞减少者，如：中性粒细胞绝对值 $> 1000 \times 10^9/$L 以上者，可口服升白细胞药物。如：参芪片，3 片，3 次/d，口服。鲨肝醇，100mg，3 次/d，口服。维生素 B4，10mg，3 次/d，口服。血常规恢复正常后方可停药。

3. 对于中性粒细胞中重度减少并伴有严重感染的病人可用注射升白细胞药物。如：非格司亭（粒细胞集落刺激因子）15μg/d，7～14 天，皮下注射，可使中性粒细胞迅速恢复正常。

第七章　中医治疗

一、治疗原则

根据本病的特点，该病应以"补虚"为基本治则，认真辨明所在脏腑及阴阳的盛衰而分别采用补气养血、滋养肝肾、温肾健脾等法。当复感外邪，邪盛正衰时，或正虚血瘀时则应本着"急则治其标，缓则治其本"原则，或攻补兼施，或先攻后补。

中医治疗以控制病毒感染为主，予以辛温解表、辛凉解表、清热解毒的中草药，均有良好的疗效。只有全方位控制感染，防止感染引起的后患，才能赢得时间提升白细胞总数及粒细胞绝对值，从而使本病得到治疗。

二、辨证论治

本病初期以气血两虚、脾气亏损为主，日久伤及肝肾，导致肾阴虚，肾阳虚或肾阴阳两虚。本病以肝脾肾虚损为本，故常见乏力头晕，心悸失眠，腰酸，少气懒言，纳呆等，应根据症状辨明病变脏腑，以及阴阳虚衰的情况，常见气血两亏、肝肾阴虚及脾肾阳虚。正气虚弱，易感外邪，或因虚致瘀而成虚实夹杂之证。感受外邪后尚可按卫气营血转变或六经转变，临证时应认真辨别。

1. 气虚型

证候　血液中白细胞下降，伴面色苍白，胸闷气促，心慌肢软，纳呆泛恶，口渴不欲饮，便溏，时有面浮肢肿自汗，脉细小，舌胖或有齿印，苔薄白或白腻。

治法　益气和胃，温补脾肾。

方药　益气煎：党参、白术、白芍，茯苓、当归、生地、熟地、补骨脂、香、鹿角胶、龙眼肉、枸杞子、陈皮、黄芪。

2. 气虚血弱型

证候　血液中白细胞下降，伴头晕目眩，神疲乏力，面色萎黄或灰滞，纳谷不香，小便频长，大便不实，舌淡不华，苔薄，脉细软。

治法　益气养血。

方药　当归补血汤和补中益气汤加减：当归、人参、白术、甘草、陈皮、升麻、柴胡、黄芪。

3. 阴虚内热型

证候　血液中白细胞下降，伴头晕失眠，心烦口渴喜冷饮，时有牙龈出血，鼻衄，尿赤，便结，燥热盗汗，纳少，脉细小，舌红降，苔薄或光剥。

治法　养阴生津，清热安神。

方药　育阴煎：生地、白芍、天冬、麦冬、玄参、当归、丹皮、枸杞子、沙参、地骨皮、党参各 9g，天花粉、旱莲草、五味子。

4. 肝肾亏损型

证候　血液中白细胞下降，伴头晕耳鸣，腰脊酸楚，心烦易怒，夜寐不安，口干欲饮，舌红少津，脉细涩。

治法　滋补肝肾，益气养血。

方药　当归补血汤合六味地黄丸加减：熟地、山药、山茱萸、茯苓、泽泻、丹皮、当归、黄芪、甘草。

5. 脾肾阳虚型

证候　血液中白细胞下降，伴腰膝痛软，形寒肢冷，面白神疲，便溏纳少，舌淡胖或有齿印，脉沉弱。

治法　补肾健脾，益精养血。

方药　附子、鹿角胶、巴戟天、仙灵脾、茜草、补骨脂、肉桂、黄芪、当归、鸡血藤、桑椹子、甘草。

三、针刺疗方

取穴　内关、足三里为主穴，可配合大椎、脾俞、三阴交、命门等穴。手法以提插捻转为主，留针 15~30 分钟，10 天为一个疗程（适用于各种原因引起的白细胞减少症，但无出血现象者）。

四、艾灸疗法

取穴　大椎、膈俞、脾俞、胃俞、肾俞，隔姜艾炷灸，每穴 3 壮，每日 1 次。

五、水针疗法

1. 取足三里穴消毒后，刺入 1.5~2.0cm，得气后缓慢注入胚胎注射液 1~2ml，每日 1 次，12 次为一个疗程。

2. 取足三里穴，用 ATP40mg，肌苷 100mg，地塞米松 5mg，山莨菪碱 10mg，双侧足三里穴位注射，每日一次。

六、外敷方

人参、制附子、当归、红花各 10g，干姜、血竭各 6g。诸药共为细末，加生理盐水拌成泥状，适量置于胶布上，固定于穴位（脾俞（双）、肝俞（双）、肾俞（双）、足三里（双）、中脘、血海等）。每 3 天一次，连用 5～10 次（适用于各型白细胞减少症，尤其是脾肾阳虚血瘀者）。

七、名医的中医辨证论治思路

1. 梁冰认为①因外感六淫之邪或药物致病者，多起病急骤，证候凶险，病人常有恶寒高热、咽喉肿痛、头痛、周身酸痛，小便黄赤，大便干燥，身有散在紫斑或舌出血泡，舌质红绛，黄腻苔，脉洪数或滑数。如不及时治疗，有死于感染败血症的危险，此证多为外感温热毒邪，气阴两伤，治以清热解毒，滋阴凉血，方以犀角地黄汤合玉女煎加减。②气阴两虚为白细胞减少症的常见类型，可出现面色无华，头晕目眩，精神疲惫，低热或手足心热，舌质偏红，脉细弱。治疗当益气养阴，同时结合现代药理研究，加用升提白细胞的中药。基本处方（经验方）为：炙黄芪 30g，太子参 10g，黄精 20g，百合 30g，灵芝 20g，虎杖 20g，石斛 15g，炙甘草 3g。③脾肾两虚为白细胞减少症日久不愈的常见症候。主要症状：面色无华，头昏耳鸣，腰膝酸软，少气懒言，神疲乏力，或畏寒低热，舌胖质淡，脉沉迟。治疗应以温补脾肾为法则。基本方（经验方）为：黄芪 30g，淫羊藿 20g，益智仁 20g，山茱萸 10g，川芎 10g，红枣 6 枚，炙甘草 3g。

2. 赵立甫认为气阴两虚为本病的常见类型，可出现面色无华，头晕目眩，精神蜷愈，低热或手足心热，舌质偏红，脉细弱治疗当益气养阴，同时结合现代药理研究，加用于提高白细胞的中药其经验方为：炙黄芪 30g，太子参 10g，黄精 10g，百合 30g，灵芝 20g，虎杖 20g，石斛 15g，炙甘草 3g。气血两亏亦是本病的一个常见原因，可见面无血色，头昏目花，神疲乏力，妇女月经量少色淡，舌

质淡，脉细无力等症治疗。宜补气养血，回升白细胞．其基本方
（经验方）为：黄芪30g，白参（另煎兑服）3g，当归10g，炒白
芍10g，制首乌20g，鸡血藤30g，红枣10枚，炙甘草3g。脾肾两
虚为白细胞减少症日久不愈的常见症候，主要症状：面色无华，头
昏耳鸣，腰膝酸软，少气懒言，神疲乏力，或畏寒低热，舌胖质
淡，脉沉迟。治疗应以温补脾肾，促使白细胞回升为法则。其基本
方为：黄芪30g，淫羊藿10g，益智仁20g，山茱萸10g，川芎10g，
红枣6枚，炙甘草3g。

3. 周蔼祥认为该病多因素体亏虚、禀赋不足致气血受累，脾
肾俱虚，治宜补益脾肾。辨证为气阴两虚、心肺两虚、肝肾阴虚、
脾肾阳虚等型施治，在辨治基础上．经验性加丹参、鸡血藤、虎
杖、补骨脂、石苇、红枣、紫河车等治疗，有助于升白；对体虚易
感冒者，加黄芪、防风、板蓝根、贯众以祛风固表。

4. 李英麟等将本病归纳为气血两虚、气阴两虚、脾肾阳虚三
型辨治。①④⑤气血两亏，是本病最早出现的类型，常见于轻型
者。②气阴两虚，白细胞数常在 $3 \times 10^9/l$ 以下，治以益气养阴为
主。酌加清热解毒以扶正与祛邪相结合。③脾肾阳虚型系重度慢性
患者常见证型。多为脾肾气虚所致，气虚血亏。治疗以补气养血、
健脾补肾为主施治。常用生黄芪、太子参、沙参、枸杞子、菟丝
子、山萸肉、紫河车、补骨脂、仙灵脾等以补肾填精益髓。

八、专方专药治疗

1. 升白宁冲剂

功效　健脾补肾，升举阳气，养血活血，清热化湿。

用法　每次1~2包，每日三次，饭后开水冲服。

2. 升白康口服液

功效　益气补血，扶正固本，双补阴阳。适用于癌症放化疗等
原因引起的白细胞减少症。

用法　每次10ml，每日三次。

3. 芪胶升白胶囊

功效　益气养阴，扶助正气。适用于气阴两虚之白细胞减少症。

用法　每次两粒，每日三次。

4. 峰龄胶囊

功效　益气补肾。适用于各型白细胞减少症。

用法　每次4~6粒，每日三次。

九、中医外治法

1. 艾灸疗法

灸法是指用艾绒或其他药物放置在体表的腧穴上烧灼温熨等，借灸火的温和热力以及药物的作用，通过经络的传导，起到温通气血，扶正祛邪作用，达到治疗疾病和预防保健的目的。艾灸的方法各种各样，如范明文等以艾灸背俞血防治化疗后白细胞减少的疗效观察，观察组119例，对照组107例，观察组选穴膈俞肝俞脾俞肾俞，化疗第1天开始，灸至皮肤潮红，以不起泡为度，时间10~15min，每天1次，1周后2周后4周后复查血象，对照组常规治疗结果显示：化疗前1周后2周后两组比较差异均无统计学意义，化疗4周后，两组比较差异具有统计学意义表明艾灸背俞穴可有效改善化疗对骨髓的抑制而延缓白细胞减少隔姜灸，如赵喜新等采用隔姜灸观察化疗后所致白细胞减少症的疗效及对肿瘤患者化疗后生存质量的影响隔姜灸组113例采用隔姜灸组用隔姜灸，穴取大椎膈俞脾俞等，中药组108例口服参花片及强力升白片10d后疗效：隔姜灸组治愈率84.10%，有效率66.40%，中药组分别为35.20%，33.30%，两组比较，有明显差异，p<0.01，15d随访两组均能维持疗效，但隔姜灸组优于中药组隔药饼灸，如邵克等观察隔药饼灸治疗化疗后白细胞减少症82例，药饼由人参黄芪当归附子肉桂血竭按2：1：1：1：1：1的比例配制，研细末装瓶备用，每次使用适量药粉，用鲜姜汁调成泥状，做成药饼，隔药饼灸组穴取大椎，膈俞，胃俞，肾俞，绝骨，每穴4壮，每日1次观察结果：隔药饼

灸治疗组总有效率96.30%，西药对照组总有效率76.90%，两组比较有显著性差异（<0.05）

2. 针刺疗法

针刺多在脾胃经取穴，有补益气血之效如韩予飞等以针刺治疗恶性肿瘤化疗后白细胞减少症86例，分为粒细胞集落刺激因子（G－CSF）组和针刺＋G－CSF组，针刺组取穴支沟曲池合谷等，针刺用补法31d后观察，发现G－CSF＋针刺组有效率为97.67%（42/43），高于G－CSF组的81.40%（35/43）（p<0.05），两组疗效有显著差异也有用耳穴全息疗法的，如江泓以耳体针结合治疗化疗所致白细胞减少症45例，其均经病理切片诊断为癌症住院患者分为治疗组45例，对照组20例治疗组取肾上腺神门肾脾体穴取足三里膈俞三阴交大椎，对照组取气海关元穴，用28号2寸（50mm）毫针直刺，并用黄芪注射液注射双侧足三里每穴1ml，隔日交替使用结果：治疗组显效30例，有效13例，无效2例；对照组显效8例，有效9例，无效3例两组疗效比较，经Ridit分析后，u＝1.869，<0.05，结果表明耳体针结合可以明显提高疗效。

3. 电针疗法

王小寅等观察电针膈俞和足三里治疗癌症化疗后毒副反应，结果显示：电针膈俞和足三里都可以明显抑制化疗后患者血液中白细胞和中性粒细胞的下降，且电针足三里的效果优于电针膈俞。毕钰桢等观察电针防治恶性肿瘤化疗后骨髓抑制情况，电针组22例，穴取足三里三阴交气海百会肺俞膈俞脾俞肾俞大肠俞，采用疏密波刺激；药物组21例，采用在化疗基础上给予贞芪扶正胶囊口服结果显示：电针组化疗后白细胞抑制的发生率较药物组明显减小（p<0.05），表明电针疗法在防治恶性肿瘤化疗后骨髓抑制等方面作用突出，值得临床推广应用。

4. 耳穴疗法

耳穴与内脏存在着免疫系统的联系，脏腑患病时，与之相应的耳穴则出现免疫反应，通过刺激耳穴可以双向调节人体的免疫功能临床中在患者尚未接受放疗或化疗之前，即开始应用耳穴疗法，并将其疗法一直贯穿着肿瘤患者治疗的全程中，临床中观察到凡是患者放化疗接穴治疗后，胃肠道反应骨髓抑制等副反应明显少于对照组，为保证放疗和化疗的顺利完成提供了有利条件，如杨秀文采用中药并耳穴贴磁治疗化疗后白细胞减少症患者 92 例随机分为治疗组 52 例，对照组 40 例，结果发现，治疗组总有效率为 94.20%，对照组总有效率为 67.50%，两组比较差异有显著性意义（p < 0.05），表明中药并耳穴贴磁对化疗后白细胞减少症有效。

5. 穴位注射

姜鹤群等放疗致白细胞减少症 60 例，随机分为观察组 30 例，对照组 30 例治疗组采用足三里肾俞穴位注射当归注射液治疗；对照组给予口服鲨肝醇利血生等结果发现，两组显效率与总有效率比较，差异有统计学意义，观察组治疗效果优于对照组。表明足三里穴位注射肾俞穴位注射当归注射液治疗放疗致白细胞减少症有确切疗效。李学芹等临床观察血海穴注射 CSF 治疗放化疗所致白细胞减少症 90 例，对照组 80 例给予 CSF 三角肌皮下注射结果：治疗组白细胞显著上升（p < 0.01），疗效明显优于对照组，血海穴注射 CSF，可达到调整经络气血和疏通经络的作用，药物在穴位局部吸收，发挥了经络穴位和药物的互相作用，治疗效果好。马树田等研究地塞米松穴位注射治疗白细胞减少症 34 例，随机分为两组，治疗组 17 例，对照组 17 例治疗组穴取三里曲池；大椎三阴交，对照组采用口服药物治疗。结果发现，治疗组总有效率 94.12%，对照组为 82.35%，两组比较，有显著性差异（p < 0.05），结果表明穴位注射治疗白细胞减少症是一种疗效高见效快方便无毒副作用易于推广的好方法。

6. 脐疗

王海峰等研究中药脐疗治疗化疗所致白细胞减少症 80 例，随机分为三组，治疗组 40 例以中药脐疗（干姜 10g，肉桂 10g，血竭 5g，附子 10g，当归 5g，冰片 2g，上药粉碎成细末，过筛后混匀，每次取 3g 药末置脐上，再用伤湿止痛膏外封固定，24h 更换 1 次，连用 10d）治疗，对照组 1 组 20 例口服地榆升白片，利血生鲨肝醇，对照组 2 组 20 例口服药物同时皮下注射重组人体粒细胞集落刺激因子，治疗 10d 后观察外周血象结果发现，治疗组与对照组 1 组有效率比较，差异有极显著性意义（p < 0.01），治疗组和对照组比较，差异无明显意义（p > 0.05）结果表明，中药脐疗治疗化疗致白细胞减少症有显著疗效，疗效可靠并优于口服药，具有较好的可重复性、依从性，并且对重组人体粒细胞集落刺激因子治疗无效者仍有较好疗效。

第八章　预后及康复

1. 注意气候的变化，及时增减衣被，防止感受外邪而发病。

2. 慎重接触可能引起骨髓抑制的各种理化因素（放射线、烷化剂等）。

3. 避免过度劳累。

4. 饮食宜清淡而富于营养，忌肥甘厚腻，以防湿生困脾。急性粒细胞缺乏的感染期，要谨慎食温补的食物，如辛辣、羊肉、虾、蟹等发物。

5. 临床上处在慢性白细胞减少期应进食补益脾、肾、血、气、阴之品，不宜进食生冷。

传染性单核细胞增多症

第一章　概　　述

一、概念

传染性单核细胞增多症（IM）是由感染 EB 病毒而引起的急性或亚急性全身性传染性疾病。临床主要表现为发热，咽峡炎，淋巴结及肝脾肿大，外周血中淋巴细胞增多，异形淋巴细胞 > 10%，血清中 EB 病毒特异性抗体为其特征。儿童及青少年多发，经唾液接触传播，可在群居地区流行。本病病程长短不一，自数周或数月不等，一般为 2 ~ 4 周，4 周后多能恢复正常活动，如有并发症发生，恢复较慢，此病易复发，但症状较前缓和，预后一般良好。

二、发病情况

传染性单核细胞增多症在欧美、澳大利亚、日本及其他地区均有过流行，国内于 1954 年 10 月在上海地区发现一次流行，以后有不少本病病例分析的报道。根据血清学调查，EBV 感染非常普遍，英国研究者指出 30% ~ 40% 5 岁儿童已受感染。在日本，80% 3 岁儿童 EBV 抗体阳性。在卫生状况落后的热带国家，全部 10 岁以前儿童发生 EBV 免疫而未发展成具有典型临床表现的传单。在一些发达国家，典型的传单发生在青年成人，最高发生率是 17 ~ 25 岁，30 岁以后少见，40 岁以后罕见，但也有报道，6 岁以下多呈不显性感染。男女之发病为 3：2，也有报道无差别。病毒携带者和病人是本病的传染源。EBV 常见感染方式是通过患者唾液与未免疫个体的口咽上皮直接接触感染，飞沫传播虽有可能，但并不重要。婴儿通常由已感染的母亲咀嚼的食物、青少年多由于接吻时唾液传播。全年均有发病，似以晚秋初冬为多。一次得病后可获较持久的免疫力。

三、中医认识

中医无"传染性单核细胞增多症"的病名记载，但据其临床表现及传染性、流行性特点，中医认为属"温病""痰核""疫毒""瘰疬"等范畴。早在《素问·刺法论》即言："五疫之至，皆相染易，无问大小病状相似。"而隋代巢元方在《诸病源候论·时气令不相染》中不但明确提出某些疾病具有传染性和流行性，还提出致病为"乖戾之气"，书中云："夫时气病者。此皆因岁时不和，温凉鼇节，人感乖戾之气而生病者多相染易……"宋代朱肱在《活人书》牵进一步提出了"疫疬之气"为温病的致病原因，且具有传染性和流行性的特点，书中云："人感疫疬之气，故一岁之中病无长少，率相似者，感天地之戾气"及"邪之所着，一有天受，有传染。"他更明确提出了致病原及其传染性。古籍中所描述的"时疫之气""乖戾之气""疫疬之气"皆可致病，并具有"多相染易""率相似者"的病状。因 EB 病毒为传染性单核细胞增多症的病原体且具有传染性、流行性及季节性特点，应包括在上述范围内。

第二章　病因及发病机制

一、病因

1920 年病理学家 Sprunt 和 Evans 首次描述了 IM 的临床特征，1932 年 Paul 和 Bunnell 在 IM 患者的血清中发现了一种可使绵羊红细胞发生凝集的嗜异性抗体，1964 年 Epstein，Achong 和 Barr 从非洲 Burkitt 淋巴瘤患者培养的原始淋巴细胞中发现 DNA 病毒，后发现该病毒也可存在于其他疾病，故称为 EB 病毒（Epsteinbarr virus，

EBV)。EB 病毒属疱疹病毒科，又称人疱疹病毒 4 型（HHV－4），为双链 DNA 病毒，完整的病毒颗粒由类核（nucleoid）、膜壳（capsid）、壳微粒（capsomere）、包膜（envelope）所组成。类核含有病毒 DNA；膜壳是二十面体立体对称外形由管状蛋白亚单位组成；包膜从宿主细胞膜衍生而来，分三层，表面有放射状棘突。

EB 病毒对生长要求极为特殊，仅在非洲淋巴瘤细胞、传染性单核细胞增多症患者血液、白血病细胞和健康人脑细胞等培养中繁殖，因此病毒分离困难。但 EB 病毒能使抗体阴性者淋巴细胞或胎儿淋巴器官中的淋巴细胞转化为母细胞系，其中含有病毒颗粒，故脐血淋巴转换试验可用以检查 EB 病毒。此外，应用细胞 DNA 和 ^{3}H标记的病毒 DNA 杂交试验或以细胞的 DNA 和 EB 病毒的 RNA 杂交试验，可以发现 EB 病毒基因能整合于宿主细胞的基因组内。当用缺乏精氨酸的培养液或培养液内加溴脱氧尿核苷时，可增加病毒基因的表达幅度。

电镜下 EB 病毒的形态结构与疱疹病毒组的其他病毒相似，但抗原性不同。EB 病毒为 DNA 病毒，完整的病毒颗粒由类核、膜壳、壳微粒、包膜所组成。类核含有病毒 DNA；膜壳是 20 面体立体对称外形由管状蛋白亚单位组成；包膜从宿主细胞膜衍生而来。EB 病毒对生长要求极为特殊，仅在非洲淋巴瘤细胞、传单患者血液、白血病细胞和健康人脑细胞等培养中繁殖，因此病毒分离困难。

EB 病毒有六种抗原成分，如病毒壳体抗原（viral capsid antigen，VCA）、膜抗原（membrane antigen，MA）、早期抗原（early antigen，EA，可再分为弥散成分 D 和局限成分 R）、补体结合抗原（即可溶性抗原 S）、EB 病毒核抗原（nuclear antigen，NA）、淋巴细胞检测的膜抗原（lymphocyte detected membrane antigen，LYDMA），前五种均能产生各自相应的抗体；LYDMA 则尚未测出相应的抗体。

二、发病机制

传染性单核细胞增多症发病原理尚未完全阐明。病毒进入口腔先在咽部、涎腺的上皮细胞内进行复制，继而侵入血循环而致病毒血症，并进一步累及淋巴系统的各组织和脏器。因 B 细胞表面具 EB 病毒的受体（CD21），故先受累，急性期时每 100 个 B 淋巴细胞就有 1 个感染病毒，恢复期时这一数字则降至 1/100 万。有资料显示记忆 B 淋巴细胞尚可长期携带病毒，可能与病毒的潜伏感染有关。病毒侵入 B 细胞后导致其抗原性改变，继而引起 T 细胞的强烈反应，后者可直接对抗被 EB 病毒感染的 B 细胞。外周血中的异常淋巴细胞主要是 T 细胞。CD4 T 细胞下降，CD8 T 细胞增加。

在感染的控制中，细胞介导免疫可能较体液免疫发挥了更重要的作用。在疾病早期，NK 细胞、非特异的细胞毒 T 细胞（CTL）对控制 EB 病毒感染的 B 淋巴细胞增生播撒十分重要；疾病后期，HLA 限制的 CTL 可以特异性的破坏病毒感染的细胞。

三、病理类型

对传染性单核细胞增多症的病理变化尚了解不多。其基本的病毒特征是淋巴组织的良性增生。淋巴结肿大但并不化脓，肝、脾、心肌、肾、肾上腺、肺、中枢神经系统均可受累，主要为异常的多形性淋巴细胞侵润。

四、中医病因病机

（一）病因

1. 外感疫毒　《瘟疫论》指出："瘟疫之为病……乃天地之间别有异气所感，""疫者，感天地之戾气"，这种疫气存在于自然界中，人们与之接触，通过口鼻而进入人体就会出现相似的症状而发病。

2. 正气虚弱　《内经》云："邪之所凑，其气必虚"，"正气存内，邪不可干"。可见疠气或疫毒侵犯人体多因正气虚弱所致。小儿易感染传染性单核细胞增多症，因小儿脏腑娇嫩，稚阴稚阳之体，正气不足，易受疫毒或清气侵袭。本病夏秋之季多发，因此疫毒常夹时令之气，症候变化多端。

（二）病机

本病起病较急，外感疫毒首犯上焦肺卫，由表入里，热毒内结，痰瘀交阻而发病。病邪主犯肺胃，也可涉及心脾肝胆、营血。以本虚标实之性，标实为急，多见风热、湿热疫毒之邪，正气不足，气阴亏虚为本。由表入里，按卫气营血发展趋势，疾病早期邪入肺卫，中期邪恋胃肠，后期损及肝肾，伤及气阴，则以阴亏为主，兼有邪恋。其病邪侵犯营血，亦可直入心包。并见邪正盛衰相互转化。

第三章　临床表现

传染性单核细胞增多症的潜伏期 5～15 天，一般为 9～11 天。起病急缓不一。约 40% 患者有前驱症状，历时 4～5 天，如乏力、头痛、纳差、恶心、稀便、畏寒等，本病的症状虽多样化，但大多数可出现较典型的症状。

1. 发热　高低不一，多在 38～40℃ 之间；热型不定；热程自数日至数周，甚至数月；可伴有寒战和多汗；中毒症状多不严重。

2. 淋巴结肿大　见于 70% 的患者。以颈淋巴结肿大最为常见，腋下及腹股沟部次之，直径 1～4cm，质地中等硬，分散，无明显压痛，不化脓、双侧不对称等为其特点。消退需数周至数月。肠系膜淋巴结肿大引起腹痛及压痛。

3. 咽痛　虽仅有半数患者主诉咽痛，但大多数病例可见咽部充血，少数患者咽部有溃疡及伪膜形成，可见出血点。齿龈也可肿胀或有溃疡。喉和气管的水肿和阻塞少见。

4. 肝脾肿大　仅 10% 患者出现肝肿大，肝功能异常者则可述 2/3。少数患者可出现黄疸，但转为慢性和出现肝功能衰竭少见。

50%以上患者有轻度脾肿大，偶可发生脾破裂。检查时应轻按以防止脾破裂。

5. 皮疹　约10%左右的病例早病程1~2周出现多形性皮疹，为淡红色斑丘疹，亦可有麻疹样、猩红热样、荨麻疹样皮疹，多见于躯干部，1周内隐退，无脱屑。

6. 神经系统证候　见于少数严重的病例。可表现为无菌性脑膜炎，脑炎及周围神经根炎等。90%以上可恢复。

7. 其他尚有肺炎（5%）、心肌炎、肾炎、眼结膜充血等。

第四章　西医诊断和中医辨证

一、西医诊断

1. 临床表现　传染性单核细胞增多症潜伏期为5~15天，多于9天后发病，起病或急或缓。常有头痛，乏力等症状，轻重不一。2岁以下患儿症状不明显。

（1）发热：为三大主症之首，发病可急可缓，体温可高可低，多数为中等热度，也可高达41℃，发热高峰多在下午或前半夜，清晨体温下降，发热持续1~2周后骤退或渐退，也有呈不规则发热，持续3~4周，或持续低热3月余。如热退后数天又开始上升，通常是合并链球菌等感染引起的并发症。

（2）咽峡炎：为三大主症之一，约1/2以上的患者，起病第一周时以咽痛为主要症状，咽峡部或扁桃体或悬壅垂充血、水肿或肿大，可引起吞咽困难，甚至发生呼吸困难，少数病人局部可有渗出物，形成绿色伪膜，有1/3的病例上腭可见出血点。

（3）淋巴结肿大：也是本病三大主症之一，全身淋巴结均可累及，以颈后三角区淋巴结肿大最为常见，枕后淋巴结通常不大。淋巴结直径在1~2cm，中等硬度，散在分布，移动性好，无明显红肿压痛，2周后逐渐消退，但也可持续数月。

（4）肝脾肿大：1/2 患者脾脏肿大，大多在肋下 2～3cm 处，可伴有脾区疼痛，第二至第三周明显；肝脏肿大少见，仅占 30%，大多在肋下 2cm 以内。

（5）皮疹：有 10% 左右的病例在 2 周左右时出现形态不一的皮疹，常呈斑丘疹，为病毒血症的表现。

（6）其他：可伴有头痛、恶寒、咳嗽、黄疸等，另外根据损害脏器的不同，而出现相应的症状和体征，如肺炎、心肌炎、肾炎、心包炎、胸腔积液、腹水、脾破裂及睾丸炎等。

2. 实验室检查

（1）血常规：早期白细胞计数正常或稍低，中性粒细胞分叶核增多，至第 2 周开始白细胞增多，一般在（10～20）×10⁹/L，偶尔可高达（30～80）×10⁹/L，淋巴细胞增多，占 60%～97%，并伴有异型淋巴细胞，大多超过 20%。淋巴细胞绝对值达到 4.5×10⁹/L，异型淋巴细胞至 1×10⁹/L。患儿年龄越小，异型淋巴细胞阳性率越高。异型淋巴细胞于发病后 4～5 天开始出现，7～10 天达到高峰。异型淋巴细胞的形态可分为以下 3 型：Ⅰ型，空泡型，胞浆深蓝，出现空泡；Ⅱ型，不规则型，胞体较大，形态不规则，染色较淡，无空泡；Ⅲ型，幼稚型，核形态较幼稚，染色质细，呈网状，可见核仁。红细胞和血小板一般正常，个别患者可表现为溶血性贫血和自身免疫性血小板减少。

（2）骨髓象：骨髓中可见淋巴细胞增多或正常，可有异型淋巴细胞出现，但不及血常规中多，组织细胞可有增生，活检时可发现肉芽肿样改变。

（3）EB 病毒及 EB 病毒抗体的检测：EB 病毒可以从患者急性发病期和病后数年培养的淋巴细胞中以间接免疫荧光试验和电子显微镜显示出来。EB 病毒抗体有多种，其中 EB 病毒膜壳抗原较为常用，其中的 LgG 部分持续时间长，而 LgM 部分在疾病早期增高，阳性率达 86.8%，以后下降。

（4）嗜异性凝集实验：患者血清中有凝集绵羊和马红细胞的嗜异性抗体，阳性率可高达 80%～90%，发病 1～2 周即可出现，

3～4周内滴度最高，恢复期迅速下降，不久便消失。本实验为非特异性，正常人、结核及白血病患者滴度皆高，故当效价增至1∶56以上，并结合临床和异型淋巴的出现，具有诊断价值，但尚须进一步做豚鼠肾、牛红细胞吸附实验，传染性单核细胞增多症的嗜异性凝集素可被牛红细胞吸附而不被豚鼠肾吸附，其他疾病患者的吸附实验结果与之相反。若效价在1∶224以上则可诊断本病。

（5）传单单滴实验：用甲醛化稳定的马红细胞代替嗜异性凝集试验的绵羊红细胞，可提高诊断该病的敏感性及特异性，符合率达98.5%。

（6）免疫球蛋白测定：所有病例LgM均高于正常100%，LgG高于正常50%，LgA轻度增高。

（7）肝功能测定：发病第二周开始有80%以上的患者血清转氨酶升高，3～4周内恢复正常，少数患者血清胆红素升高。

（8）其他检查：部分患者可出现心电图T波改变，P～R间期延长；部分患者还可出现蛋白尿，尿中有白细胞、红细胞；腹泻时可有黏液便、脓血便。

二、中医辩证

本病的辩证应首先辨明病机转变规律，因其病情符合温病卫气营血的转变过程，随着邪气的深入，病情的发展有卫气营血的不同阶段，疾病变化和临床症候不同。其次应辨明病位所在，一般初起邪在卫分，病位多在上焦肺经。传入气分后，则病位差异颇大，在上焦有热邪在肺，在胞膈之别；在中焦则有热在胃、在肠之异。并入营血即可涉及上焦心包，亦可累积下焦肝经。病之后期，真阴耗损，病位则在下焦肝肾。再次应辨明虚实转化。初期多以实证为主，偶有正虚邪实之证，病之后期，邪热渐解，阴液耗伤，一般则以正虚、特别是阴虚为主。但也会出现正虚邪恋，虚中夹实的情况。因此，临证时必须仔细观察，全面分析病情变化。

第五章　鉴别诊断

1. 传染性肝炎

发热较低，黄疸时出现体温下降，黄疸前期有时可见异型淋巴细胞，脾大及白细胞增高并不多见，嗜异性凝集素实验阴性。而传染性单核细胞增多症则相反。

2. 巨核细胞病毒性单核细胞增多症

本病发病年龄较大，多呈散发或在输血后发生，肝脾常受累。巨核细胞病毒抗体测定可确定，尿或血中有时可分离出巨细胞病毒，补体结合抗体滴度升高。

3. 急性淋巴细胞白血病

常有高热、贫血、出血、肝脾淋巴结肿大，血中原始、幼稚淋巴细胞出现，骨髓中有大量的原、幼淋巴细胞。EB病毒坑体测定正常。

4. 传染性单核细胞增多综合征

本病常见于各种病毒感染，可有发热，肝脾及淋巴结肿大。血中可出现异型淋巴细胞，胞体增大，细胞浆嗜碱。血清嗜异性凝集实验阴性或抗体能被豚鼠肾吸附。EB病毒抗体呈阴性。该病可由细菌感染、药物过敏及淋巴瘤等引起，可结合病史加以鉴别。

第六章　西医治疗

传染性单核细胞增多症的治疗为对症性，疾病大多能自愈。急性期特别是并发肝炎时应卧床休息，如出现黄疸可按病毒性肝炎处理原则治疗。抗生素对本病无效，仅在咽部、扁桃体继发细菌感染时可加选用，一般以采用青霉素为妥，疗程7～10天。若给予氨苄西林，约95%患者可出现皮疹，通常在给药后1周或停药后发生，可能与本病的免疫异常有关，故氨苄西林在本病中不宜使用。有认为甲硝唑及克林霉素对本病咽峡炎症可能有助，提示合并厌氧菌感染的可能，但克林霉素亦可导致皮疹。

肾上腺皮质激素对咽部及喉头有严重病变或水肿者有应用指征，可使炎症迅速消退，及时应用尚可避免气管切开。激素也可应用于有中枢神经系统并发症、血小板减少性紫癜、溶血性贫血、心肌炎、心包炎等。

对脾肿大的患者应限制其活动，随时警惕脾破裂发生的可能。一旦怀疑，应及时确诊，迅速补充血容量，输血和进行脾切除，常可使患者获救。

阿昔洛韦及其衍生物在体外试验中有拮抗 EB 病毒的作用，但此类药物不必常规地应用于一般的传染性单核细胞增多症患者，唯有伴口腔毛状黏膜白斑病的艾滋病患者以及有充分证据说明是慢性进行性 EB 病毒感染者可考虑应用此类制剂。干扰素的疗效不明了。

第七章　中医治疗

一、治疗原则

中医认为本病是感受温毒病之邪而致根据临床表现，本病可分为邪在卫气、气营两燔、热恋阴伤，气阴两伤四期，各期病因不同，症状各异，治法有别。

二、辨证论治

1. 邪在卫气期

证候　突然发热，微恶风寒，汗出口渴，烦躁不安，头身疼痛，咳嗽，小便黄少，舌红苔黄，脉数有力；淋巴结及肝脾肿大、周围血中异常淋巴细胞 >10%。此因感受温毒疫病之邪而致。

治法　辛凉宣透，清热解毒

方药　方用葛根解肌汤或银翘散加减。药用二花、连翘、大青叶清热解毒；葛根、薄荷、蝉衣、荆芥、牛蒡子解肌透表；竹叶、芦根既可清心胃之火，又能生津止渴；薏米、茯苓导热从小便而解。若气分热盛，见壮热口渴甚者加生石膏、知母既能解表之热，又能清肺胃之火。若壮热、腹胀便干者加生大黄、芒硝、枳壳以斧底抽薪荡涤胃肠积热，诸药合用，共凑辛凉宣透，清热解毒之效。切忌辛温升散，以免化燥伤阴，内陷逆传，更不可猛进大剂苦寒，以免邪毒冰伏于内。不能外达，同时苦寒之剂过用，还可伤中败胃，导致阴液更伤，使内热更炽，必将变证峰起。

2. 气营两潘期

证候　壮热不退，烦渴喜饮，面红唇赤，皮肤斑疹；淋巴结及肝脾肿大，舌红绛，苔黄燥，周围血中异常淋巴细胞＞10％。

治法　清气凉营、解毒救阴

方药　方用清瘟败毒饮加减。生石膏、知母、二花、连翘、栀子、薄荷、竹叶以清气分邪热，达"透热转气"之的，使营热开达由气分而解；用生地、玄参、赤芍、丹皮、犀角清泄营热，凉营救阴；用黄芩、黄连以泻火解毒，苦寒直折其邪，诸药合用，共凑清气凉营，解毒救阴之效。若热毒极盛者可配服紫雪丹或静滴清开灵以助清热解毒之力。若邪热化火已成燎原之热者，用清气凉营法实难济其急，此时宜调胃承气汤清泻心肝之火，荡涤阳明腑实。

3. 热恋阴伤期

证候　低热不退，烦渴喜饮，舌红少苔，脉细数。

治法　清涤余邪，滋阴生津

方药　方用竹叶石膏汤加减。药用生石膏、淡竹叶、沙参、麦冬、石斛、花粉、生甘草。

4. 气阴两伤期

证候　低热盗汗，神疲乏力。偏于气虚者见面白无华，倦怠乏力，动则易汗。食少便塘，舌质稍红，少苔或无苔，脉弱或结代。偏于阴虚者可见颜面潮红，五心烦热，盗汗，食欲不振、馊黄便干，舌红少苔，脉细数。

治法　益气养阴，活血祛瘀
方药　方用生脉散加天花粉、玄参、生熟地、地骨皮。

三、名医的中医辨证论治思路

1. 幺远、甄晓芳、季之颖均以中药清热解毒活血化痰治疗 IM 患儿，对照组予更昔洛韦或阿昔洛韦静点结果治疗组退热和颈淋巴结肿大恢复时间较对照组缩短治疗组总有效率为 96%、97.33%，对照组为 84.48%、97%。

2. 孙希焕辨证治疗 IM 患儿 35 例，温热证治以疏风清热解毒，湿热证治以化湿清热疏利透达，结果治疗组对发热淋巴结肿痛咽部红肿疼痛等主要症状消失时间均短于应用病毒唑组。

3. 周小军确立以益气养阴清热解毒法治疗 EB 病毒感染，并制成鼻咽解毒颗粒，可提高 EB 病毒感染者血清 IL－2 水平而增强抗肿瘤免疫功能。

4. 邝国乾等进行中药制剂对 EB 病毒 VCA－IgA 抗体阳性人群体内干预作用试验证明，香薷、陈皮、甘草、黄芪、牛蒡子、紫草等对 EB 病毒抗原表达有一定抑制作用。

5. 刘晓红等研究认为由黄芪、青黛、丹皮、黄芩、莪术等组成的热毒净口服液在无毒浓度下能抑制 Raji 细胞 EB 病毒早期抗原的表达，表明热毒净对 EB 病毒有杀伤作用。

6. 李玉杰等，应用白虎加桂枝汤加减联合阿昔洛韦与单纯阿昔洛韦对照结果观察组体温恢复正常，咽峡炎缓解，淋巴结和肝脾缩小"异型淋巴细胞恢复正常，肝肾功能及心肌酶谱恢复正常！住院时间均较对照组缩短，观察组有效率 97% 临床疗效优于对照组 79%。

7. 孙光等，应用中药黄芩 15g，黄连 10g，陈皮 9g，连翘 9g，玄参 12g，金银花 20g，柴胡 10g，川芎 9g，甘草 9g，加利巴韦林与单纯利巴韦林比较，主症好转优于对照组，中药有效率 95.7% 优于对照组 81.8%。

8. 陈义朝以阿昔洛韦 800mg/d 联用 5 天或阿糖胞苷、泛昔洛韦、α－干扰素（IFN）等抗病毒治疗为对照，治疗组配合自拟驱邪汤加减：金银花 6～10g，连翘 6～10g，大青叶 6～9g，黄芩 3～6g，夏枯草 6～10g，僵蚕 6～10g，黄芪 6～10g，桔梗 3～6g，丹皮 6～10g，穿山甲 3～6g，甘草 3～6g，口服，3 次／d，不能口服的患儿采用中药汤液保留灌肠，疗程 5～7 周，有效率中药组 95.6％，对照组 88.6％。

四、专方专药治疗

1. 炎琥宁　功效：清热解毒，抗病毒，抑菌，调节机体免疫力。

2. 热毒净口服液　功效：清热解毒，活血化瘀，兼以益气养阴，扶正祛邪。

3. 清开灵颗粒　功效：清热解毒，化痰通络，醒神开窍。

4. 蒲地兰消炎口服液　功效：清热解毒，抗炎消肿。

5. 鼻咽解毒颗粒　功效：清热解毒，益气养阴。

第八章　预后及康复

1. 本病热在肺卫者，正气未衰，邪正相搏，正气可以抗衡邪气，经过积极正确的治疗多可痊愈。极少部分患者病邪不除，可按卫气营血顺序转变，病情恶化，甚至死亡。疾病日久，耗损正气，正不胜邪，病情尚可反复。

2. 应嘱咐患者慎起居，勿过劳，注意休息，防止病情转变及复发。

3. 宜进清淡饮食，注意补充维生素、蛋白质类饮食。

4. 注意口腔护理，勤用漱口液漱口，保持居住环境清洁，常进行空气消毒。汤药宜微温服，服药后酌加衣被，或进食少许热稀饭，以培汗源，助邪外达。

5. 平素加强体育锻炼，提高身体的抗病能力，在疾病流行期间不要去商店、电影院等人口密集处以防传染。

骨髓增生异常综合征

第一章　概　　述

一、现代医学认识

骨髓增生异常综合征（myelodysplastic syndrome，MDS）是起源于造血干细胞的一组高度异质性克隆性疾病，以一系或多系血细胞病态造血及无效造血，高风险向急性白血病转化为特征。任何年龄男、女均可发病，发病率约 2 ~ 12/10 万，约 80% 患者年龄 > 60 岁，男性多于女性。

在此类疾病名称未统一前，曾有难治性贫血、铁失利用性贫血、白血病前驱状态、冒烟型白血病等名称。1982 年法美英（FAB）协作组将此类疾病统称为 MDS。FAB 协作组根据 MDS 患者外周血和骨髓中的原始细胞比例、形态学改变、环形铁粒幼细胞数量及单核细胞数量，将 MDS 分为 5 个类型：难治性贫血（RA）、环形铁粒幼细胞性难治性贫血（RARS）、难治性贫血伴原始细胞增多（RAEB）、难治性贫血伴原始细胞增多转变型（RAEB - T）、慢性粒 - 单核细胞白血病（CMML）。

MDS 的 FAB 分型

类型	外周血	骨髓
RA	原始细胞 <1%	原始细胞 <5%
RARS	原始细胞 <1%	原始细胞 <5%，环形铁粒幼细胞 >15%
RAEB	原始细胞 <1%	原始细胞 5% ~20%

类型	外周血	骨髓
RAEB – T	原始细胞≥5%	原始细胞>20%而<30%；或出现 Auer 小体
CMML	原始细胞<5%，单核细胞绝对值>1×10^9/L	原始细胞5%~20%

注：如 REAB 中出现 Auer 小体，则归入 RAEB – T

世界卫生组织（WHO）提出的 MDS 分型标准与 FAB 标准主要区别在于：① 提出单系病态造血的难治性血细胞减少症（RCUD），包括：RA、难治性中性粒细胞减少（RN）、难治性血小板减少（RT）；②增设难治性血细胞减少伴多系病态造血（RC-MD），包括伴有多系病态造血 RA 及伴有多系病态造血的 RARS；③根据骨髓原始细胞是否 > 10%，将 RAEB 分为 RAEB – 1 及 RAEB – 2 两型；④增加了 5q – 综合征亚型，特指仅有 5 号染色体长臂缺失的原发性 MDS – RA；⑤取消 RAEB – T 型，将骨髓原始细胞 >20% 患者归为急性髓系白血病（AML）；⑥去除 CMML 亚型，将其归为骨髓增生异常综合征/骨髓增殖性肿瘤（MDS/MPN）；⑦增设不能分类的 MDS（MDS – U）。

MDS 的 WHO 分型（2008）

WHO 类型	外周血	骨髓
RCUD（RA/RN/RT）	1 系或两系减少 原始细胞<1%	1 系病态造血，达10%以上 原始细胞<5% 环形铁粒幼细胞<15%
RARS	贫血 无原始细胞	环形铁粒幼细胞≥15% 仅红系病态造血 原始细胞<5%

WHO 类型	外周血	骨髓
RCMD	血细胞减少 无 Auer 小体 原始细胞 <1% 单核细胞绝对值 <1 × 10⁹/L	2 ~ 3 系病态造血，达 10% 以上 原始细胞 <5% 无 Auer 小体 ± 15% 环形铁粒幼细胞
RAEB - 1#	血细胞减少 原始细胞 <5% 无 Auer 小体 单核细胞绝对值 <1 × 10⁹/L	1 系或多系病态造血 原始细胞 5% ~ 9% 无 Auer 小体
RAEB - 2 §	血细胞减少 原始细胞 5% ~ 19% Auer 小体 ± 单核细胞绝对值 <1 × 10⁹/L	1 系多多系病态造血 原始细胞 10% ~ 19% Auer 小体 ±
MDS - U *	血细胞减少 原始细胞 ≤1%	1 系或多系髓系细胞病态造血，但 <10%，同时伴有可假定诊断为 MDS 的细胞遗传学异常 原始细胞 <5%
孤立 5q - 的 贫血 MDS（5q - 综合征）	血小板正常或增高 原始细胞 <1%	巨核细胞数正常或增加，伴有核低分叶 原始细胞 <5% 孤立 5q - 无 Auer 小体

注：血细胞减少：中性粒细胞（ANC）<1.8 × 10⁹/L，血小板（PLT）<100 × 10⁹/L，血红蛋白（Hb）<100g/L。

#如果骨髓原始细胞 <5%，外周血原始细胞 2% ~ 4%，应归为 RAEB - 1。

§外周血原始细胞 <5%、骨髓原始细胞原始细胞 <10%，但有 Auer 小体，应归为 RAEB - 2。

*如拟为 RCUD 或 RCMD，但伴有 1% 的外周血原始细胞应归为 MDS - U。

二、中医认识

由于该病临床表现的多样性，并不能局限于单一中医病证，故古代中医文献对本病没有独立病证对照论述，但根据其主要临床表现可参照"虚劳""血证""热劳""内伤发热""癥积"等病证。《素问·玉机真藏论》记载："脉细、皮寒、气少、泄利前后、饮食不入，此谓五虚。"《金匮要略·血痹虚劳病脉证并治》载："虚劳里急，悸，衄，腹中痛，梦失精，四肢酸疼，手足烦热，咽干口燥，小建中汤主之。"《理虚元鉴·虚证有六因》曰："有先天之因，有后天之因，有痘疹及病后之因，有外感之因，有境遇之因，有医药之因。"《医林绳墨》曰："虚者，气血之空虚也；损者，脏腑之坏损也"，"阳虚多瘤冷，阴虚多积热"。《直指方》指出："血之为患，其妄行则吐衄，其衰涸则虚劳。"《灵枢·决气篇》曰："血脱者，色白，夭然不泽，其脉空虚，此其候也。"《素问·腹中论》云："病至则先闻腥臊臭，出清液，先唾血……时时前后血。"《玉机微义》言："饮食日滋，故能阳生阴长，取汁变化而赤，为血也。注之于脉，充则实，少则巡；生旺则诸经恃其长养，衰竭则百脉由此空虚；血盛则形盛，血弱则形衰……阴气一伤，诸变立至，妄行于上，则吐衄；衰涸于中，则虚劳；妄返于下，则便红；移热膀胱，则溺血；渗透肠间，则为肠风；阴虚阳搏，则为崩中；湿蒸热疲，则为滞下……此特举其所显之证而言也。"《血证论》载："肾虚火旺，齿龈血渗，以及睡则流血，醒则血止，皆阴血不藏之故也。"《素问·评热病论》云："有病温者，汗出辄复热，而脉躁疾，不为汗衰。"《普济方》曰："夫热劳者，其候心神烦躁，面赤头痛，眼涩唇干，身体壮热，烦渴不止，口舌生疮，饮食无味，肢节疼痛，神思昏沉，多卧少起，或时盗汗，日渐羸瘦，故曰热劳。"《素问·举痛论》载："血泣不得注于大经，血气稽留不得行，故宿昔而成积矣。"《灵枢·百病始生篇》云："积之始生，得寒乃生，厥乃成积也……厥气生足悗，悗生胫寒，胫寒则血脉凝涩，血脉凝涩则寒气上入于肠胃，入于肠胃则胀，胀则肠外之汁沫迫聚不得散，日以成积。"《治法机要》曰："壮人无积，虚人则有之，脾胃虚弱，气血两虚，四时有感，皆能成积。"《医宗必读》云："积之成也，正气不足，而后邪气踞之。"

上世纪80年代，我国中医血液病学家倾向于把骨髓增生异常综合征归属到中医"虚劳"或"血虚"等虚证病名的范畴中，该提法一是体现了MDS是一个以虚损为主的疾病，包括一系或多系血细胞减少和由此导致的贫血、出血、感染等症状，二是应用中药补虚的治疗方法，特别是补肾方法在低危患者取得较大疗效。而MDS患者除有贫血等虚劳血虚的表现外，还可能有出血，感染发热以及肝、脾、淋巴结肿大等症状，因此不少学者常在"虚劳"病名之后加上血证、内伤发热、癥积等兼证病名构成复合病名。以上病名虽体现了MDS发病时的证候特征，但未能全面把握MDS本病的病理本质，亦无法体现MDS的疾病性质及预后转归，使中医对MDS的认识趋于局限，不利于学科的规范及标准化。鉴于以上原因，中国中西医结合学会血液病专业委员会与中华中医药学会内科分会血液病专业组于2008年联合召开的"常见血液病中医命名规范化研讨会"上，依据MDS的特点将其命名为"髓毒劳"。其中"髓"代表病位，"毒"代表病性，"劳"代表病状。此命名更好的解释了MDS的疾病本质，更有利于学科发展与学术交流。

第二章　病因病机

一、西医发病机制

通过葡萄糖-6-磷酸脱氢酶（G6PD）同工酶、限制性片段长度多态性分析等克隆分析技术研究发现，MDS是起源于造血干细胞的克隆性疾病，可累及粒系、红系及巨核细胞系。异常克隆细胞在骨髓中分化、成熟障碍，出现病态造血，在骨髓原位或释放入血后不久被破坏，导致无效造血。

约 50% 的 MDS 患者具有染色体异常核型。部分患者出现原癌基因（如 N - RAS 基因）突变、抑癌基因（如 P53 基因）突变及凋亡相关基因异常表达。涉及 DNA 甲基化及组蛋白去乙酰化等表观遗传学的改变也与 MDS 发病有关，如 P15、P16、降钙素等抑癌基因过度甲基化而失活，造成细胞周期异常、增殖能力增强而凋亡和分化能力减弱，从而形成肿瘤克隆。

二、中医病因病机

（一）病因

1. 起始病因　体质决定人体对病因的易感性和病机、证候的倾向性。年轻患者发病与禀赋薄弱，体质不强有密切关系；而父母体弱，遗传缺陷，胎中失养，孕育不足等是先天不足，体质不强的主要原因。老年患者发病主要因为素体亏虚，气血不足，脾肾两亏。因虚致病，或因病致虚，日久不复，气血亏损，渐至阴阳，伤及五脏而成。

2. 继发病因

（1）生活因素：饮食、起居及其他生活因素可直接中伤骨髓，损伤脏腑，累及气血，连及阴阳，造成气血阴阳亏损。

（2）毒物因素：常口服或注射细胞毒类药物以及长期接触放射线与有毒化学品而引起。

（3）疾病因素：大病、久病，影响骨髓可致脏腑虚损，气血耗伤，阴阳失衡，肾气不足，精髓损伤。

（二）病机

1. 发病　本病发生与体质因素有极大关系，生活与疾病因素虽然重要，但要通过内因起作用。若体质良好，即使生活环境较差，发生本病的概率也较低。若体质较差，遇有外界环境影响，大病、久病之后本病发生机会较大。故本病的发生内因是关键，外因是条件。

2. 病位　本病虽然有脏腑虚弱，气血阴阳亏损的表现，但其病变部位在骨髓，由体质因素决定患者骨髓细胞增殖和分化的倾向性。先天体质较差，而遇外在因素可导致气血津液虚衰改变。肾主骨，生髓，藏精，精血同源，而五脏六腑需要气血奉养，故肾病变直接影响精血的生成与代谢，从而造成脏腑失养，轻者出现各种脏腑相应虚弱证候，重者出现脏腑功能受损，甚至脏腑功能衰竭，进而导致死亡。

3. 病性　本病发生与发展的过程以虚证为主。轻者以气血虚弱为主，重者以阴阳失调为主，甚至气血阴阳俱虚。同时本病可涉及五脏六腑、四肢百骸，而以髓海不足，脾肾两虚为病变关键。但在疾病发生和发展的过程中，虚证可也导致实证。病初虚证属性不易发生变化，中晚期实证被认为是并发证候或兼夹证候，如外感风寒、湿热或寒湿、血瘀、痰阻等，诸证混杂，常易混淆，应当细辨。

4. 病势　本病的发生一般为渐进过程，起初骨髓增殖异常程度较轻，患者仅见疲乏无力等一般虚证；随着病情加重，气血生成不足和变异，脏腑进一步损伤，可见气血两虚证候；累及脾肾为疾病的严重阶段，损及阴阳，可见气血阴阳俱虚，脏腑功能衰竭。与此同时，在疾病发生和发展的过程中，还可发生外感风寒、湿邪阻滞、瘀血内阻、痰阻气逆等实证。因此，本病是由一般虚证→虚损→虚劳→虚实夹杂的多态性发展过程。疾病每进展一步，病势也就加重一步。

5. 病机转化　在基本病机的基础上，根据正气的虚损程度、外邪强弱以及体质因素或治疗情况，可出现不同的病理转机。①康复与稳定：在正气尚有抗邪能力及治疗得当的情况下，机体正气得到恢复，邪气得到抑制，则病情向好的方向转化，以至痊愈。或正邪相争，病情处于稳定状态；②加重或恶化：由于邪气过盛，以脾肾两脏明显。部分患者在疾病发展过程中病情急进，不经脏腑，直入骨髓，影响精气、精血之生化。进而出现阴竭阳微之病机变化。

向康复与稳定方面转化条件：①病情较轻，仅以基本病机出现临床证候者；②在病变演化过程中正气能够抗邪，或未复感外邪者；③治疗调护得当、合理者。

　　向加重或恶化方面转化条件：①病情较重，损及五脏及精血阴阳者；②在疾病变化过程中正气虚衰，正不胜邪者；③在疾病进展过程中复感外邪者；④治疗调护不得当者。

第三章　临床表现

　　MDS 的临床表现无特异性，主要与减少的细胞系和减少程度有关。几乎所有 MDS 患者均会出现不同程度的贫血症状，如头晕、乏力、疲倦。约60% 的 MDS 患者伴有 ANC 减少及粒细胞功能低下，容易发生感染。40% ~60% 的 MDS 患者有血小板减少及出血症状。

　　MDS 各亚型间临床表现亦有差别。RA、RAS 患者多以贫血为主，RT 和 RN 以难治性血小板减少和难治性重度粒细胞减少为特征，临床进展相对缓慢，中位生存期3 ~6 年，白血病转化率相对较低，约5% ~15%。

　　RCMD 患者常有多系血细胞减少，中位生存期约33 个月，白血病转化率为11%。RAEB 则以全血细胞减少为主，常有明显贫血、出血及感染表现，可伴有脾肿大，常在短期内进展为急性白血病（AL），转化率高达40%。部分患者虽未进展为 AL，但常因感染及出血而死亡。5q – 综合征患者以严重贫血及血小板升高为主要临床表现，中位生存期与 RA 患者相似。

第四章　诊　　断

一、西医诊断

（一）诊断标准

2007 年 MDS 维也纳最低诊断标准。

1. 必要条件　两个条件必须同时具备，缺一不可。

（1）持续（≥6 个月）一系或多系血细胞减少：红细胞系（Hb<110g/L）；中性粒细胞系（ANC<1.5×10^9/L）；巨核细胞系（PLT<100×10^9/L）。

（2）排除其他可以导致血细胞减少或病态造血的造血及非造血系统疾患。

2. MDS 相关条件　符合两个"必要条件"和至少一个"确定条件"时，可确诊为 MDS。

（1）病态造血：骨髓涂片三系中任一系至少达10%；环状铁粒幼细胞>15%。

（2）原始细胞：骨髓涂片中达5%~19%。

（3）典型染色体异常（常规核型分析或 FISH）

3. 辅助条件　符合必要条件，未达到确定条件，但临床呈典型 MDS 表现者，为高度疑似 MDS（HS-MDS）。

（1）流式细胞术：显示骨髓细胞表型异常，提示红细胞系或（和）髓系存在单克隆细胞群。

（2）单克隆细胞群存在明确的分子学标志：人雄激素受体基因分析（HUMARA），基因芯片谱型或点突变（如 RAS）。

（3）骨髓或（和）循环中祖细胞的 CFU 集落形成显著并持久减少。

（二）实验室和辅助检查

1. 血象和骨髓象

（1）血象：大多为全血细胞减少，也可为红系、粒系及巨核系中一系或两系血细胞减少。

（2）骨髓象：多为增生活跃或明显活跃，少部分增生减低。

（3）病态造血：外周血和骨髓象有病态造血表现。红系、粒系或巨核系形态异常细胞≥10%可认为该系病态造血，环状铁粒细胞指值细胞含铁颗粒≥5颗，围绕核周1/3以上（2008，WHO标准）；为准确认定原始细胞和病态造血情况，外周血和骨髓需分别计数200个和500个有核细胞，巨核系计数至少30个巨核细胞。

（4）病态造血形态学表现（WHO标准，2008）

①红系病态：核出芽、核间桥、核碎裂、多核、核多分叶、类巨幼变、环状铁粒幼细胞、空泡、过碘酸雪夫染色阳性。

②粒系病态：胞体小或异常增大、核分叶减少（假 Pelger - Huët，pelgeroid）、不规则多分叶、颗粒减少或缺失、假 Chediak - Higashi 颗粒，Auer 小体。

③巨核系病态：微巨核、核分叶减少、多核（正常巨核细胞为一个核，且为分叶核）

2. 骨髓病理　绝大多数骨髓病理表现为增生活跃或明显活跃，少数患者骨髓增生减低。正常人骨髓原粒和早幼粒细胞沿骨小梁内膜分布，而 MDS 患者在骨小梁旁区和间区出现3~5个或更多的原粒和早幼粒细胞簇状分布，称为不成熟前体细胞异常定位（ALIP），见于任何 MDS 亚型患者，但多在进展期 MDS 中检出，预示着高风险向 AL 转变。多数患者骨髓网硬蛋白纤维增生。

3. 造血祖细胞体外集落培养　粒－单核祖细胞培养集落生长明显减少或无生长，而集簇增多，集簇/集落比值增大。白血病祖细胞集落增多。

4. 细胞遗传学　40%~70%的 MDS 患者有克隆性染色体核型异常。常见的有 +8、−7、7q−、−5、5q−、20q−、−Y，部分患者具有两种以上的染色体异常。

二、中医的辩证分型

病程较短者以气阴两虚证候为主，血瘀内阻较轻；病程较长者可由气阴两虚发展为阴阳俱虚，血瘀内阻实证相对较重。无论疾病早期还是晚期，其临床表现始终以气阴两虚、血瘀内阻为基本证候。本病虽以虚证为主，但晚期亦可见邪实证。

1. 气阴两虚，心肝血亏型：神疲乏力，气短懒言，五心烦热，口干咽燥，头晕耳鸣，失眠多梦，面色苍白，唇甲色淡，身有瘀斑，舌质暗淡，苔薄白，脉虚大无力。

2. 肾精亏虚，血瘀内阻型：腰酸腿软，耳鸣健忘，极度疲乏，头晕目眩，周身疼痛，心悸失眠，面色少华，身有瘀点、瘀斑，舌质暗淡，脉细弱。

3. 痰瘀互阻，阴阳失衡型：周身疼痛，头蒙如裹，心胸烦闷，口干舌燥，面目虚浮，面色晦暗，口唇暗淡，皮肤、黏膜有瘀斑，腹有积块，或胸骨按痛，或有痰核，舌质暗淡，或有瘀斑，苔白腻，脉沉涩。

4. 热毒炽盛，脏腑虚极型：恶寒壮热或高热不已，头身疼痛，口渴喜饮，烦躁不宁，心悸气短，头晕目眩，大便干结，小便黄赤，面色无华，舌暗红或舌边尖红，苔黄，脉虚数无力。

第五章　鉴别诊断

一、非重型再生障碍性贫血

非重型再生障碍性贫血（NSAA）是一种获得性骨髓衰竭综合征，以全血细胞减少及其所致的贫血、感染和出血为特征。血象特点是全血细胞减少，多数患者呈三系减少，网织红细胞计数降低，贫血一般为正色素性，淋巴细胞计数无明显变化。骨髓穿刺涂片显示脂肪滴增多，骨髓颗粒减少，多部位增生不良，三系造血有核细胞均减少，早期细胞少见，非造血细胞成分增多。一般无病态造血现象。

二、阵发性睡眠性血红蛋白尿症

阵发性睡眠性血红蛋白尿症（PNH）是一种后天获得性体细胞基因突变所致的红细胞膜缺陷性溶血病。临床以间歇发作的睡眠后血红蛋白尿症为特征。PNH 典型三联征包括血红蛋白尿、血细胞减少和血栓形成。血象特点是全血细胞减少，骨髓象显示多有三系细胞增生活跃象。流式细胞术检测可发现 CD55、CD59 细胞减少，Ham 试验结果呈阳性，并出现血管内溶血改变。

三、巨幼细胞贫血

巨幼细胞贫血（MA）是由于血细胞 DNA 合成障碍所致的一种大细胞性贫血，其共同的细胞形态学特征是骨髓中红细胞和髓细胞出现"巨幼变"。以叶酸和（或）$VitB_{12}$ 缺乏最常见。

四、免疫相关性全血细胞减少症

免疫相关性全血细胞减少症（IRP）患者骨髓单核细胞 Coombs 试验阳性，流式细胞术检测骨髓各系造血细胞可发现自身抗体，予糖皮质激素、免疫抑制剂等治疗后迅速见效。

五、急性白血病和慢性髓系白血病

MDS 中 RAEB 亚型原始细胞比例增高，但 <20% ，易与 AL 鉴别。而 CML 患者 Ph 染色体和（或）BCR/ABL 融合基因阳性，可与 CMML 鉴别。

第六章　西医治疗

MDS 患者的自然病程及预后差异性很大，治疗需做到个体化。总体而言，MDS 尚无满意的治疗方法，MDS 国际预后评分系统（IPSS）对预后判断和指导治疗有意义。IPSS 根据外周血细胞减少情况、骨髓原始细胞比例及细胞遗传学异常情况对 MDS 进行预后分组。对低危组及中危 – 1 组 MDS 采用促造血、诱导分化和生物反应调节剂及对症支持治疗，以改善生活质量为主；对中危 – 2 组及高危组 MDS 采用 AML 联合化疗方案和造血干细胞移植（HSCT），以获得疾病缓解、提高生存率为主要目标。

MDS 国际预后积分系统（IPSS，1997）

参数	分值				
	0	0.5	1.0	1.5	2.0
骨髓原始细胞	<0.05	0.05~0.10	—	0.11~0.20	0.21~0.31
染色体核型	好	中等	差		
血细胞减少	0 或 1 系	2 或 3 系			

注：染色体核型：好：正常、– Y、5q –、20q –；差：复合染色体异常（≥3 种异常）、7 号染色体异常；中等：其他细胞遗传学异常；血细胞减少：ANC<1.5×10^9/L，PLT<100×10^9/L，Hb<100g/L；低危组 0 分。中危 – 1 组 0.5~1.0 分，中危 – 2 组 1.5~2.0 分，高危组≥2.5 分

一、支持治疗

1. 输血和祛铁治疗　严重贫血患者可输注浓缩红细胞，PLT<10×10^9/L 或有明显出血倾向患者应输注新鲜单采血小板。但长期输血会导致体内铁超负荷，使肝脏、心脏、胰腺、皮肤等器官发生纤维化和功能损害、不育及生长抑制，即血色病，输血量>20U 以上时会发生。应定期检测血清铁蛋白水平，如>1000μg/L 以上时可予以螯合剂祛铁治疗。

2. 抗感染　粒细胞减少和缺乏的患者应注意防治感染。

二、促造血治疗

1. 雄激素　如司坦唑醇、丙酸睾酮、羟甲雄酮及达那唑等，

对少数 MDS 患者有效。

2. 造血生长因子

（1）粒细胞集落刺激因子（G－CSF）、粒－单核系集落刺激因子（GM－CSF）：刺激粒细胞成熟及释放，可用于粒细胞减少患者，以增强抗感染能力。

（2）促红细胞生成素（Epo）：低危组 MDS 的贫血治疗主要有 Epo 或 Epo 联合 G－CSF。一般采取大剂量 Epo，3 万~6 万单位/周，可联用 G/GM－CSF。对 Epo 水平 <500mU/ml、每周输血量 <2U 的 MDS 患者疗效最好，有效率达60%；二者仅具备一项者有效率为14%。

三、诱导分化及促凋亡治疗

全反式维甲酸 20~60mg/d。对部分患者有效，骨髓原始细胞减少。另外 VitD3 和三氧化二砷（ATO）也用来治疗 MDS，但效果不确切。

四、免疫抑制及免疫调节治疗

1. 免疫抑制治疗（IST） 环孢素（CsA）单用或联合抗胸腺细胞免疫球蛋白（ATG）治疗 MDS，约 1/3 患者贫血症状改善。此类患者一般年龄较轻（<60 岁），多为低危组，骨髓增生减低，常表达 HLA－DR15（DR2）、细胞遗传学正常、HUMARA 多态性提示多克隆病变且常有 PNH 克隆。部分 MDS 在 IST 后出现疾病进展和白血病转化。目前关于免疫抑制治疗 MDS 还有待进一步探索和评价。

2. 免疫调节治疗 沙利度胺（thalidomide）的衍生物来那度胺（lenalidomide）作为免疫调节药物，可抑制肿瘤坏死因子（TNF－α）等炎症因子的释放及血管新生，从而发挥细胞因子调节作用和改变骨髓微环境的作用。主要用于输血依赖型低危 MDS 及伴 5q－MDS 患者。10mg/d，连用 3 周后休息 1 周，每 4 周一个疗程，持续应用 2 年，可使 67% 的 5q－综合征患者脱离输血且作用持久，

45%患者获得完全细胞遗传学缓解（CCR）。来那度胺主要不良反应是 ANC 和 PLT 减少，深静脉血栓、便秘及周围神经炎较沙利度胺少见。

五、表观基因组修饰

5－氮杂胞苷（阿扎胞苷，5－AZA）和5－氮杂－2－脱氧胞苷（地西他滨）具有去甲基化作用，抑制 DNA 甲基转移酶，解除抑癌基因的过度甲基化，从而促使细胞分化凋亡。二者均能引起骨髓抑制。

1. AZA　主要用于中高危 MDS，尤其年龄＜75 岁且不适合化疗或 HSCT 的高危患者。AZA 75mg/m^2，皮下注射 7 天，每 28 天为 1 疗程，共 4 次，2 年生存率为 50.8%。

2. 地西他滨　用于初治或复治的 MDS，所有 FAB 亚型的原发或继发性 MDS 及 IPSS 评分为中危以上的 MDS 患者。推荐治疗方案：20mg/（$m^2 \cdot d$），静滴 1 小时，连续 5 天，每 4 周为 1 个疗程，至少应用 4 疗程，一旦治疗有效应继续治疗或进行 HSCT。

六、联合化疗

对于年龄＜60 岁，一般情况良好的 RAEB 患者可考虑使用 AML 的联合化疗方案，通常包括蒽环类和阿糖胞苷等。但 MDS 患者较原发性 AML 化疗后骨髓抑制期长，相关死亡率较高，且化疗缓解率低。虽大剂量化疗在诱导缓解率上有所提升，但治疗相关死亡率高。对于年纪大、机体状况较差或伴有心肺等疾病者，小剂量化疗可以延长生存期，改善生活质量。有研究显示，CAG 和 HAG 方案对不能耐受标准化疗的患者具有较高的缓解率，且多能耐受。故在治疗上应采用个体化治疗，并辅以有力的支持治疗。

七、造血干细胞移植

异基因造血干细胞移植（HSCT）是唯一可以治愈 MDS 的手段，适应症包括：IPSS 评分为中危－1、中危－2、高危 MDS；骨髓原始细胞<5%，但伴高危细胞遗传学异常或严重多系细胞减少；输血依赖者（即使 IPSS 评分较低）。移植首选同胞 HLA 相合供者；如无同胞相合供者，可以考虑 HLA 相合的非血缘供者，甚至是 HLA 不全相合的亲缘供者。如患者年龄<50 岁，一般条件好，可采取常规清髓性 HSCT，对年龄偏大或一般状态差的患者可以采取降低强度预处理 HSCT（RIC–HSCT），前者移植相关死亡率高于后者，但复发率低于后者。

第七章　中医治疗

一、治疗原则

依据本病特点、病因病机与主要证候，益气养阴活血应为本病治疗总体原则。灵活运用气血相关、阴阳平衡以及扶正祛邪，急则治标，缓则治本等治则治法；把握疾病转化的规律与特征，在补虚治疗的基本原则下灵活掌握祛邪治实的最佳时机。在辨证施治的同时，需要结合本病现代认识，把辨证与辨病有机结合，把对疾病的主症、兼症与并发症的治疗结合起来，实施个体化治疗方案。

二、辨证论治

1. 气阴两虚，心肝血亏型

证候：神疲乏力，气短懒言，五心烦热，口干咽燥，头晕耳鸣，失眠多梦，面色苍白，唇甲色淡，身有瘀斑，舌质暗淡，苔薄白，脉虚大无力。

治法：益气养阴，补血活血。

方药：生脉散加减。鸡血藤 20g，麦冬 12g，人参、五味子、丹参、当归、川芎各 10g，红花 5g。出血明显加仙鹤草、茜草等，头晕耳鸣甚者加枸杞子、菊花、天麻等。

2. 肾精亏虚，血瘀内阻型

证候：腰酸腿软，耳鸣健忘，极度疲乏，头晕目眩，周身疼痛，心悸失眠，面色少华，身有瘀点、瘀斑，舌质暗淡，脉细弱。

治法：补肾填精，活血化瘀。

方药：大补阴丸加减。猪脊髓50g，熟地20g，龟板、何首乌、知母、丹参各15g，黄柏、川芎、陈皮、阿胶（烊化）各10g，砂仁、甘草各6g。偏阳虚加仙茅、淫羊藿、补骨脂等，出血明显加仙鹤草、水牛角、茜草等，腹胀明显加枳壳、大腹皮等，便溏明显加薏苡仁、莲子肉、茯苓等，低热加鳖甲、地骨皮等。

3. 痰瘀互阻，阴阳失衡型

证候：周身疼痛，头蒙如裹，心胸烦闷，口干舌燥，面目虚浮，面色晦暗，口唇暗淡，皮肤、黏膜有瘀斑，腹有积块，或胸骨按痛，或有痰核，舌质暗淡，或有瘀斑，苔白腻，脉沉涩。

治法：活血化痰，调理阴阳。

方药：通瘀煎合苍术二陈汤加减。当归、泽泻、茯苓各15g，青陈皮、苍白术、生熟地、香附、半夏、玄参、菟丝子、补骨脂各10g，红花、甘草各6g。腹部积块明显者，加鳖甲、三棱、丹参、䗪虫等；腹胀明显者，加莱菔子、枳实等；身痛明显者，加延胡索、细辛等；大便干结者，加熟大黄、玄明粉等。

4. 热毒炽盛，脏腑虚极型

证候：恶寒壮热或高热不已，头身疼痛，口渴喜饮，烦躁不宁，心悸气短，头晕目眩，大便干结，小便黄赤，面色无华，舌暗红或舌边尖红，苔黄，脉虚数无力。

治法：清热解毒，培育正气。

方药：五味消毒饮合白虎加人参汤加减。金银花、生石膏（先煎）各30g，野菊花20g，蒲公英、黄芪各15g，紫花地丁、紫背天葵、知母、人参、当归、防风各10g，生甘草6g。出血明显加茜草、侧柏叶、白茅根、大小蓟等，咽喉肿痛加桔梗、山豆根、射干等，咳咯黄痰加黄芩、鱼腥草、天花粉等，腹痛腹泻加黄连、葛根、白头翁等，尿涩痛加黄柏、萹蓄、瞿麦等，口舌糜烂外涂养阴生肌散或锡类散，肛门肿痛外涂九华膏。

三、名医辨证思路

1. 焦中华经验

焦氏认为 MDS 归属于中医学"髓劳"范畴，其病因病机为正气虚衰，邪毒侵袭，伤及气血，毒入骨髓，损精耗髓所致。精亏髓枯无以化生气血，或气不摄血，或气虚而血瘀，或气不卫外自汗，或气不抗邪感受热毒，故贫血、出血、发热诸症群显。治当清热解毒以除寇，健脾补肾以安家；尤以填精补肾为要。自拟方如下：生黄芪、炒白术、茯苓、太子参、补骨脂、女贞子、白花蛇舌草、菟丝子、旱莲草、仙鹤草、漏芦、阿胶、三七、甘草等，随症加减施治。针对阳虚证患者，常用附子温补，可渐加量至110g/日，服药数月，可使诸证尽除，病情完全缓解。

2. 唐由君经验

唐氏根据本病病因病机，辨证分型：①气血两虚：多见于 RA 及 RAS 型，治宜补气养血，方用八珍汤或归脾汤加减：党参、白术、茯苓、黄芪、当归、阿胶、酸枣仁、熟地、何首乌、龙眼肉、白芍、甘草等；②脾肾阳虚：多见于 RA 及 RAS 型，治宜温肾健脾，方用桂附八味丸加减：附子、肉桂、菟丝子、党参、白术、黄芪、当归、砂仁、焦三仙、女贞子、白芍、鹿角胶、甘草等；③肝肾阴虚：多见于 RAEB 型，治宜滋补肝肾，佐以清虚热，方用青蒿鳖甲汤合人参养荣汤加减：生地、丹皮、女贞子、枸杞子、何首乌、西洋参、黄芪、当归、砂仁、生牡蛎、青蒿、知母、鳖甲、甘草等；④痰瘀交阻：多见于 RAEB－T 型，治宜化痰消瘀，方用消瘰丸合桃红四物汤加减：桃仁、红花、赤芍、丹参、夏枯草、土贝母、黄药子、白术、川芎、白花蛇舌草、甘草等；⑤热毒炽盛：多见于 RAEB－T 及其他各型伴发感染者，治宜清热解毒，方用三黄汤合化斑汤加减：生地、水牛角、丹皮、石膏、知母、柴胡、黄芩、连翘、葛根、防风、白术、甘草等。唐氏在临床治疗中体会到，RA、RAS、RAEB 型者，以中医药治疗可收到较好的效果。已转变为 AL 患者，则按 AL 治疗，但其疗效比一般 AL 要差。唐氏典型病例举隅：

3. 马明经验

马氏认为 MDS 的发病乃阴阳失调、相火妄动所致。依中医学"肾主骨生髓"之理，认为骨髓造血功能与中医学的"肾"密切相关。相火居于肾中，是肾之阴阳温煦生化，生生不息的原动力。所以正常的骨髓造血功能（造血干细胞增殖、分化、成熟、释放）即是肾中精气旺盛，相火动得其正，温煦生化阴精而化生血液的结果，因而造血功能的"动"态即体现了相火的功能。MDS 患者骨髓造血组织中恶性克隆异常增殖且分化受阻、病态造血及释放紊乱等一系列病态过程就是相火妄动。相火妄动则暴悍酷烈，大伤元气，煎熬真阴，甚则阴绝而死。许多患者的病情因此进展、恶化，或转为急性白血病而预后不佳。而有些患者的病情则可较长时期处于稳定状态，是因为相火妄动而阳盛阴衰、阴阳失调后，机体通过自身调节，是阴阳双方在新的（病态）水平上达到相对平衡。至于引起相火妄动的原因，则是外感或内伤而使机体阴阳失调，阳盛阴衰，相火妄动而发病。

MDS 临床表现见症多端，虚实夹杂。几乎所有病例均有不同程度贫血，而表现为面色苍白无华、倦怠乏力、食欲不振、少气懒言、动则心悸等一派气血两亏的虚象。部分病例因血小板减少等原因出现各种出血倾向，如鼻衄、齿衄、肌衄及尿血、便血等，均属中医"血证"范畴。辨证则有脾虚失统、气不摄血，热伤血络、血热妄行，瘀血内阻、血不循经等。至于严重的颅内出血，多有神昏，病情危笃，辨证有闭、脱之分。若外周血象白细胞减少，机体免疫力低下，则易继发感染而发热，热势可高可低，或为壮热烦渴、大汗淋漓，或为午后低热、日久不除，或为热盛动血、高热神昏等。其他尚可出现肝、脾、淋巴结肿大而表现为癥积、瘰疬等。

治疗当辨证求本，泻相火而调阴阳。MDS 实质是肾中相火妄动、阳盛阴衰、阴阳失调，故泻相火、滋肾水、调和阴阳，亦即抑制恶性克隆的增殖或诱导其分化，改善病态造血，促进正常造血功能的恢复。急则治标，缓则治本，标象严重，可先治其标以稳定病情，所谓留人以治病。如出血倾向严重，辨证为脾气虚弱、气不摄血时，应当选甘温之品健脾益气以摄血，出血得以控制，病势缓解后，再拟泻相火、调阴阳。然肾者精气之所藏，无实不可泻，故相火妄动时，只能泻肝。

4. 陈信义经验

陈氏认为本病病因包括内因、外因和不内外因三方面，辨证应根据临床证候进行加减。气血两虚用八珍汤或人参养荣丸，脾肾阳虚用桂附八味丸，肝肾阴虚用六味地黄汤或青蒿鳖甲汤，痰瘀互阻用消瘰丸合涤痰汤，热毒炽盛用三黄汤合化斑汤，血瘀内阻用桃红四物汤。辨病应考虑到疾病性质和所出现的临床症状，一般以补虚治本为主，结合本病恶性性质及临床分型（期），分别以清热解毒、活血化瘀、消癥祛痰、抑癌抗癌药物以顾其标。中医药治疗本病有一定的临床疗效，特别对 MDS 的 RA、RAS 疗效确切。中医药能明显改善患者临床症状，提高周围血象和生存质量，降低白血病的转化速度和转化率。目前文献中的疗效评定标准，都以血红蛋白值、白细胞、血小板计数及骨髓幼稚细胞数目为依据，这是不全面的。临床观察表明，部分病例尽管血红蛋白值、白细胞、血小板计数及骨髓幼稚细胞数目未见明显改变，临床症状却得到了改善，患者生存期延长，生存质量显著提高，白血病转化率有所降低。所以，制定既有现代医学客观指标，又有中医客观标准的临床疗效评价标准显得十分重要和迫切。陈氏等建议今后中药防治 MDS 要以中医理论为指导，开展跨区域大协作，在流行病学调查研究的基础上，探讨病因病机，研究辨证论治规律，制定符合中医药理论的临床疗效评价标准，使中医药防治 MDS 研究形成规范化。

5. 黄振翘经验

病例一：难治性贫血

张某，女，70 岁。患者于 2000 年初发现血红蛋白低下，最低 39g/L，血小板偏低，白细胞正常，上海某医院骨髓穿刺示：骨髓增生活跃，早幼粒细胞 4.5%，大量环状铁粒幼红细胞，诊断 MDS－RA；曾大量输血治疗，因高热、贫血拟予泼尼松治疗。2003 年 3 月 17 日初诊时服泼尼松 10mg/d，血象：Hb 105g/L，WBC 6.6×10^9/L，PLT 66×10^9/L，B 超示肝肿大。症见右胁疼痛，浑身肌肉疼痛，口腔溃疡，大便燥结，舌质紫黯，无苔，脉弦数。证属气阴亏虚，阴损及阳，精血不化，为肝火伏热所伤。拟益气补肾，调治阴阳，清肝泻热。方药：沙参、蒲公英、白花蛇舌草、半枝莲各30g，生、炙黄芪、党参、太子参、丹皮、麦冬、苦参、炒杜仲、生白芍、菟丝子各15g，生地12g，莪术、郁金、当归、香橼皮、黄芩、鹿角片、山茱萸、怀牛膝、白术各10g，熟附子5g，水煎服，共14剂。2周后复诊：血象：WBC 5.8×10^9/L，RBC 2.57×10^{12}/L，Hb 75g/L，PLT 88×10^9/L。右胁疼痛，大便成形，舌尖红，脉弦数。予原方出入，加强滋养清降。上方改麦冬30g，加玄参15g，继服14剂。之后患者每2周复诊一次，病程中时有低热、口腔溃疡、胁痛等上实下虚、邪热内伏、肝火偏亢之证，在健脾补肾、调达肝木的基础上、再以温补下元，平泄风阳，上方中加青黛（包煎）18g，生龙牡、仙灵脾、巴戟天各15g，青蒿、荷叶各12g，炒黄柏10g，病情逐渐稳定。但2个月后患者又出现发热（T 38℃），舌上血泡明显，头痛，腰胁疼痛，考虑血虚属阴，下元精亏，阴损及阳，虚阳上浮，久病邪热不去，木失调达。再以前法温摄元阳，潜降浮阳，佐以清肝泻热之品，上方中加羚羊角粉（分吞）12g。经2个月的多次治疗，患者口腔溃疡、胁痛、头痛、低热有明显好转，大便通畅。

　　黄氏认为本病以气阴两虚多见，而以脾肾阴虚为主，但多合并肝火伏热，故初诊用药是在三才封髓丹、大补元煎、一贯煎基础上加减。取三才封髓丹补气养阴泻火，大补元煎补益气血、滋养肾阴，一贯煎养肝阴清肝火。阴虚亦用阳药，治阴必补阳，以得阳中求阴之功。

　　病例二：原始细胞增多型

　　朱某，男，66岁。患者8年前体检发现PLT 40×10^9/L，但未重视。2002年乏力加重，PLT 22×10^9/L，上海某医院骨髓穿刺示：骨髓增生活跃，粒/红＝1/4，原粒细胞2%，早幼粒3%，粒细胞浆内有少量空泡，红系巨幼样变及双核，巨核细胞及血小板少见，曾建议用骨化三醇、维甲酸、十一酸睾酮、环孢素A，但未服，而进行中医药治疗。2003年4月30日初诊。血象：WBC 4.2 $\times 10^9$/L，PLT 24×10^9/L，Hb 106g/L。鼻衄，齿衄，舌淡红，苔薄黄腻，脉弦。证属脾肾亏虚，热毒内伏引动肝火。治宜健脾滋肾，清肝解毒，清热止血。药用血虚3号方，减水牛角、旱莲草，加仙鹤草30g，旱莲炭15g，患者每2周复诊，前方服1月后，出血止，PLT上升至44×10^9/L，治疗加强健脾滋肾兼清肝泻热。药用：生黄芪、党参、白花蛇舌草、蒲公英各30g，炒白术、制半夏、当归、炒杜仲、怀牛膝、枸杞子、虎杖根、茜草根、羊蹄根、鸡血藤、菟丝子、生白芍、补骨脂、炒黄柏各15g，陈皮、生、炙甘草各10g。患者服药半年，病情稳定，血象WBC 4.9×10^9/L，RBC 3.21×10^9/L，Hb 110g/L，PLT 36×10^9/L，未见原始、幼稚细胞，以原方维持治疗。

黄氏认为本病多系脾气肾阴亏虚，肝火邪毒内蕴，治宜益气健脾，滋肾清肝，泻火解毒。用血虚3号方，药用太子参、党参、炒白术、旱莲草、茜草根、生白芍、水牛角、苏梗、生槐花、白茅根、茯苓、陈皮、炙甘草。其中太子参、党参、炒白术、茯苓等益气健脾，旱莲草等滋肾养阴，茜草根、水牛角、生槐花、白茅根清热解毒，凉血止血。血止后则在大补元煎基础上加入清肝泻火，化瘀解毒之品，如白花蛇舌草、虎杖根、羊蹄根、蒲公英、炒黄柏，以获良效。

四、其他疗法

（一）中成药及中药提取物

1. 贞芪扶正胶囊　由女贞子、黄芪等组成，具有益气养阴之功效，适用于放化疗引起的白细胞、血小板与血红蛋白减少属气阴两虚证候者。本药可单独使用，也可配合辨证施治使用。每次4粒，3次/d，口服。

2. 杞菊地黄丸　具有滋阴补肾，养肝明目之功效，适用于RAEB和RAEB-T型MDS患者化疗后骨髓移植的干预治疗及化疗间歇期的扶正治疗。每次5~10g，3次/d，口服。

3. 麦味地黄丸　具有滋阴补肾功效，用法与用量同杞菊地黄丸。

4. 金匮肾气丸　具有温补肾阳作用，适用于阴阳两虚证的治疗。用法与用量同杞菊地黄丸。

5. 八珍颗粒　由人参、白术、茯苓、当归、白芍、熟地、生姜、大枣、甘草组成，有益气养血之功效。适用于气血两虚证。可单独使用，也可配合化疗使用。每次4粒，3次/d，口服。

6. 百令胶囊　由冬虫夏草提取成分精制，具有补肾益阴，益肺强体之功效。配合化疗用于 RAEB 和 RAEB－T 型 MDS 的治疗，有阻止患者外周血象下降的效果。每次5粒，3次/d，口服。

7. 癌灵一号注射液　骨髓原始细胞增多者，可以癌灵一号注射液（含砒石、轻粉提取物三氧化二砷、氧化亚汞，哈尔滨医科大学方）8～10ml 加入 10% 葡萄糖注射液 20ml 稀释后静脉注射以 2～4ml，肌肉注射，2次/d，连用1～2个月；亦可选用康莱特注射液或三氧化二砷注射液加入 5% 葡萄糖注射液 500ml 中静脉滴注，1次/d。

（二）饮食疗法

1. 莲子桂圆汤　莲子 30g，龙眼肉 30g，红枣 20g，冰糖适量。加水 500ml 放入砂锅中煮至莲子酥烂，加冰糖调味。睡前饮汤食用莲子、龙眼肉、红枣，每周1～2次。有健脾补血之功效，适用于贫血乏力、心悸失眠等。

2. 地榆槐花粥　槐花 10g，地榆 20g，大米 100g，白糖适量。槐花、地榆浸泡 5～10 分钟后水煎取汁，加大米煮粥，粥熟时加入白糖。1次/d，连续饮用 3～5 天。有凉血止血，解毒敛疮之功效，适用于衄血。咯血、吐血、尿血、便血、崩漏等。

3. 银耳冰糖粥　银耳 10g，粳米 100g，冰糖适量。加水 2000ml，先用旺火煮沸，再用文火煮 60 分钟，1次/d，连续饮用 3～5 天。有滋阴润肺，养血强身之功效，适用于体虚疲劳，或咳嗽久治不愈，面色萎黄者。

4. 十全大补汤　黄芪、党参、茯苓、白术、熟地、白芍各 10g，当归、肉桂各 5g，川芎、甘草各 3g，生姜 20g，大枣 12 枚，肥鸡、老鸭各半只，棒骨 500g，肘子、猪肚各 250g，墨鱼、香菇、蘑菇、冬笋、花生各 50g，花椒、胡椒粉、盐、葱、料酒、味精适量。加水 6000ml 煮沸 30 分钟后改用文火，继续煮至汤浓缩至 3000ml，再减小火力，直至肉烂熟。将诸料平均分盛入 12 个碗中。每次 1 碗，1 次/d，晨起空腹食用。有补气血，健脾胃，补虚弱之功效，适用于贫血诸症。

五、急症处理

（一）高热

为外感气分证转化或内生之毒诱发外来热毒所致。临床可见壮热口渴，汗出不解，烦躁不安，心神不宁，或神志模糊，舌红苔黄，脉洪数的气营两燔证，治宜清营透气，方用清营汤加减。病情严重者可口服安宫牛黄丸，每次 1/2 ~ 1 粒，2 ~ 4 次/d；亦可用清开灵注射液 40 ~ 60ml 加 5% 葡萄糖注射液 250ml 中静脉滴注，1 ~ 2 次/d；或用醒脑静 30 ~ 60ml 加 5% 葡萄糖注射液 250ml 中静脉滴注，1 次/d。

（二）出血

轻度出血见皮肤瘀点、瘀斑，较重者见鼻衄、齿衄，严重者见咯血、尿血、便血、月经过多，更甚者见颅内与内脏出血。导致出血的原因主要有气虚、血热、血瘀。气不摄血者治宜益气摄血法，急以生脉注射液 40ml 加 5% 葡萄糖注射液 250ml 中静脉滴注，1 次/d；或以参附注射液 30ml 加 5% 葡萄糖注射液 250ml 中静脉滴注，1 次/d。血热妄行者治宜凉血止血法，在选用犀角地黄汤加味治疗基础上，急以清开灵注射液 40ml 加 5% 葡萄糖注射液 250ml 中静脉滴注，1 次/d。瘀血出血者治宜活血止血法，急以川芎嗪注射液 80ml 或丹参注射液 40ml 加 5% 葡萄糖注射液 500ml 中静脉滴注，1 次/d。

（三）阳气暴脱

突然大汗淋漓，心悸气短，呼吸急促，脉细欲绝等。急以四味回阳饮加味治疗，或以参附注射液 40ml 加 5% 葡萄糖注射液 250ml 中静脉滴注，1 ~ 2 次/d。

第八章 预后与康复

一、预后

(一) MDS 国际预后积分系统 (IPSS)

低危组、中危-1组、中危-2组、及高危组的中位生存期分别为5.7年、3.5年、1.2年和0.4年，并随年龄的增加而缩短；25% AML转化率分别为9.4年、3.3年、1.1年和0.2年，亦与年龄有关。

(二) WHO 预后积分系统 (WPSS)

MDS 的 WHO 分型预后积分系统 (WPSS, 2008)

预后变量	标准	积分
WHO 分型	RA、RAS、5q-	0
	RCMD、RCMD-RS	1.0
	RAEB-1	2.0
	RAEB-2	3.0
染色体核型	好 [正常，-Y, del (5q), del (20q)]	0
	中度 (其余异常)	1.0
	差 [复杂 (≥3个异常) 或7号染色体异常]	2.0
输血	无	0
	依赖	1.0

WPSS：分为5组，极低危组 (0分)、低危组 (1分)、中危组 (2分)、高危组 (3~4分)、极高危组 (5~6分)；其将输血依赖纳入患者预后指标，输血依赖者生存期短，白血病转化率高。

（三）未经治疗的患者中位生存期较短，预后不良，主要死于感染、出血、严重贫血等并发症。临床研究表明，RA、RAS 型病情相对缓和，中医治疗效果较好，大部分患者可长期生存。但 RAEB 或 RAEB－T 型患者因其向 AL 转化速度较快，故预后较差，死亡率高。

二、康复

（一）中医药

坚持以中医药扶正祛邪为主的康复治疗，可以阻止疾病向 AL 进展的速度，降低白血病转化率，延长患者生存期，提高生活质量。

（二）营养

部分患者经过化疗等相关治疗后，其消化功能受到不同程度损害，因此采取积极的营养措施是恢复胃肠功能，促进饮食消化吸收，恢复体力的关键。通常富含高蛋白、维生素和微量元素的食品及保健品是营养康复的最佳选择。所选食品或保健品还应清淡、易消化、无刺激性为宜。忌食牛、羊、狗、公鸡肉、猪头肉、猪蹄、鱼虾海腥、芫荽等辛热动火之品。

（三）心理

MDS 治疗难以收效，患者产生恐惧、忧郁、失望等不健康的心理反应在所难免，所以要特别重视患者的心理、精神、情绪的管理，加强与患者的沟通，多对患者进行精神上的支持和鼓励，及时疏导患者的不良情绪，帮助患者树立战胜疾病的信心。

第九章 护 理

一、一般护理

多采用内科一级护理，对病情危重者采用特别护理。因患者易于外感，需要保持病室清洁。通风良好，阳光充足，每周 2 次用紫外线灯进行室内杀菌消毒，每次 1 小时；用甲酚皂溶液擦地，限制会客；医务人员检查、治疗时均应洗手；保持眼耳口鼻的清洁，可用氯霉素眼药水滴眼；用金银花、连翘、板蓝根、黄精、白鲜皮、苍术、儿茶煎水漱口，3 次／日，对保持口腔清洁，防止真菌感染有一定作用。也可用以上中药煎水，便后坐浴，保持肛门清洁。定时测量体温、脉搏、呼吸、血压。若邪毒内陷心包或邪犯厥阴者，应由专人护理，密切观察神志、瞳孔、血压的变化以及有无项强、抽搐、呕吐等情况，必要时鼻饲流食和药物。勤翻身，预防褥疮。气血亏损严重，血红蛋白 < 60g／L 者，可输新鲜血液。为防止尿酸肾结石，应鼓励患者多饮水，补液量要充足，保证有足够尿量。保持大便畅通，便秘者可用开塞露或药物灌肠。

二、并发症护理

出血、感染往往是本病最常见的并发症。感染高热患者。要详细观察体温变化，若高热不退，可用酒精擦浴或冰块冷敷。密切观察出血部位和量的多少。皮肤有斑疹者，不要轻易擦洗，如有血疱破溃，以消毒纱布保护。鼻衄齿衄者，用五倍子粉或凡士林纱布充填明胶海绵压迫止血。头痛剧烈、视物昏花，通常是早期颅内出血的征兆，此时患者应卧床休息，严密观察病情。

三、情志护理

本病发病隐袭，进展缓慢，给患者造成了巨大的精神压力和心灵创伤，此时应对患者进行必要的医药知识教育，使患者了解疾病相关知识，指导患者临床治疗。特别对于思想负担较重患者要加强宣传，解除疑虑，增强抵抗疾病的能力和信心，保持良好心态，配合治疗。

四、饮食护理

应给予高蛋白、易消化、刺激性小的食物，忌食荤腥海味及大辛大热之品，以增加营养补充体力，缓解病情，以助康复。

急性白血病

第一章 概 述

一、概念

急性白血病是源于造血干细胞的克隆性恶性疾病。在骨髓和其他造血组织中任何一类异常，原始或幼稚细胞的过度增生，并释放到外周血液中，造成骨髓中其他细胞生成繁殖受抑，和各器官的白血病细胞浸润。临床表现为贫血，继发感染，出血，肝脾淋巴结肿大及其他浸润的表现。骨髓象中一种或多种原始及幼稚细胞增高，有细胞质的改变（如核畸形），血常规可见白细胞升高，红细胞和血小板减少或全血细胞减少，可见大量的幼稚细胞。病情发展较快，自然病程仅数月。白血病的病因比较复杂，迄今未被完全认识，许多因素与白血病的发病有关，如病毒感染，放射性核素的照射，化学因素，药物及遗传因素等。白血病的儿童及 35 岁以下的成人中居第一位。白血病的病因和发病机制比较复杂，化疗药物难以彻底清除体内的白血病细胞，故预后极差。

据世界卫生组织 2002 年统计，全球每年新发病例约 30 万，死亡人数约 22 万，居致命恶性肿瘤第九位。白血病的发病率在中国为 417/10 万，在肿瘤中居第七位，是严重危害人类身体健康的恶性疾病之一。表现为贫血、出血、感染和浸润等征象。急性白血病若不经特殊治疗，平均生存期仅 3 个月左右，短者甚至在诊断数天后即死亡。经过现代治疗，已有不少患者获得病情缓解以至长期存活。

二、中医认识

中医学中无"白血病"这一病名，但本病常出现的症状如发热、出血、贫血、肝脾及淋巴结肿大等历代文献多有记载。中医学认为，白血病属于"热劳""急劳""虚劳""癥积""血证""温病"等范畴。在古代医籍中对白血病的贫血、发热、出血、浸润等症状已有记载。白血病的发热和贫血与中医学中的"热劳""急劳"的症候相似。

《内经》对血的生理、病机有深刻的认识，病对常见的血证有所论述。《灵枢·决气》谓："中焦受气取汁，变化而赤，是谓血。"《素问·五脏生成篇》说："肝受血能视，足受血而能步，掌受血而能握，指受血而能摄。"《素问·至真要大论篇》说："太阳司天，寒淫所胜……血变于中，发为痈疡，民病厥心痛，呕血，血泄，鼽衄。"《素问·腹中论篇》曰："病至则先闻腥燥臭，出清液，先唾血，四肢清，目眩，时时前后血……病名血枯。"

《圣济总录》曰："热劳之证，心神烦躁，面赤，头痛，眼涩，唇焦，身体壮热，烦渴不止，口舌生疮，食饮无味，肢节酸痛，多卧少起，或时盗汗，日渐羸瘦者是也。"又曰："急劳之病，其症与热劳相似，而得之差暴也。"

《金匮要略·血痹虚劳病脉证并治篇》载"五劳虚极羸瘦，腹满不能饮食，食伤，忧伤，饮伤，房室伤，劳伤，营卫气伤，内有干血，肌肤甲错，两目黯黑。"白血病的肝、脾、淋巴结肿大，属于中医的"癥积""马刀""侠瘿"的范畴。

《圣济总录》云："积气在腹中，久不差，牢固推之不移者。"又云："按之其状如杯盘，牢结久不已，令人身瘦而腹大，至死不消。"《金匮要略》记载了"马刀""侠瘿"。据曹颖甫注文说："马刀之术，状如长形小蚌，生于腋下，坚硬如石。"

《诸病源候论·虚劳吐下血候》对脏腑损伤出血有了一定的认识，谓："血与气相随而行，外养肌肉，内荣脏腑。脏腑伤损，血则妄行，若胸膈气逆则吐血也。若肠虚而气复逆者，则吐血、下血。表虚者则汗血。皆由伤损极虚所致也。"又谓："恶核者，是风热毒气，与血相搏结成，核生颈也，又遇风寒所折，遂不消不溃，名为恶核。"类似于白血病患者淋巴结肿大者。

唐代孙思邈《备急千金要方》对吐血、尿血列专项进行论述，并收载了一些较好的治疗血证的方剂，如犀角地黄汤至今应用于白血病临床。

宋代虞搏《医学正传·血证》首次以"血证"之名将所有出血病证统一起来。认为血证以热盛所致者为多，谓："诸见血为热证。正经所谓知其要者，一言而终，不知其要者，流散无穷，此之谓也。"

明代繆希雍《先醒斋医学广笔记·吐血》提出了著名的治吐血三要法，总结行血、补肝、降气在治疗吐血中应用，对于血证治疗具有重要的临床指导意义。明代张景岳《景岳全书·血证》对血证的病因病机、辨证论治等内容作了比较系统的归纳整理，并提出了自己的观点。将出血的病机概括为"火盛"和"气伤"2个方面："血本阴精，不宜动也，而动则为病；血主营气，不宜损也，而损之则为病。盖动者多由于火，火盛则逼血妄行；损者多由于气，气伤则血无以存。""凡治血证须知其要。而血动之由，惟火惟气耳。故察火者但察其有火无火，察气者但察气虚气实。知此四者而得其所以，则治血之法无余义矣。"秦景明《病因脉治》对血证按外感、内伤分类，对吐血、咳血、衄血的症、因、脉、治作了较全面的论述。赵献可《医贯·血症论》由气血的密切关系，提出"血脱必先益气"的治疗方法。"阳统乎阴，血随乎气。故治血必先理气，血脱必先益气，古人之妙用也"，"有形之血，不能速成，无形之气，所当急固"。《普济方》谓"热劳由心肺实热伤于气血，气血不和，脏腑壅滞，积热在内，不能宣通三焦"所致，多见于白血病热毒炽盛者。这些认识对白血病的病机分析、治疗方药选择具有重要的参考价值。

清代唐容川《血证论》是论治血证的专书。提出治疗吐血的止血、消瘀、宁血、补血四法，"四者及通治血证之大纲"，对整个血证的治疗具有普遍的指导意义。

历代医家的论述，从不同角度反映了血证病因病机、临床症状、病变性质等多方面内容，对现代白血病的治疗具有重要参考价值。

第二章　病因及发病机制

一、病因

白血病的病因尚未完全阐明。较为公认的因素有：

1. 电离辐射　接受 X 线诊断、原子弹爆炸的人群白血病发生率高

2. 化学因素　苯、抗肿瘤药如烷化剂等均可引起白血病，特别是 ANLL；

3. 病毒　如一种 C 型逆转录病毒 – 人类 T 淋巴细胞病毒 – Ⅰ可引起成人 T 细胞白血病；

4. 遗传因素　家族性白血病占白血病的 7‰，同卵双生同患白血病的机率较其他人群高 3 倍，B 细胞 CLL 呈家族性倾向，先天性疾病如 Fanconi 贫血、Downs 综合征、Bloom 综合征等白血病发病率均较高。

5. 其他血液病　如慢性髓细胞白血病、骨髓增生异常综合征、骨髓增生性疾病如原发性血小板增多症、骨髓纤维化和真性红细胞增多症、阵发性血红蛋白尿、多发性骨髓瘤、淋巴瘤等血液病最终可能发展成急性白血病，特别是急性非淋巴细胞白血病。

二、发病机制

1. 细胞癌基因与病毒癌基因

病毒，电离辐射，化学物质如何导致白血病，机制尚未完全清楚，细胞的增殖，分化和衰老死亡都是由基因决定的，因此细胞的

恶性转化也必然与基因的某种改变相关联。

人类和许多哺乳动物的染色体基因组中存在原癌基因（又称细胞原癌基因），在正常情况时，其主要功能是参与调控细胞的增殖，分化和衰老死亡。当机体受到致癌基因的作用下，细胞癌基因经激活转化为癌基因，是通过基因 DNA 结构的改变和调控失调获得的，这些包括：点突变、染色体重排、基因扩增等。从而导致白血病发生。

近年研究发现，人体细胞内存在着能够抑制肿瘤形成的基因，称为抑癌基因。迄今报道的人类抑癌基因有 RB、P53、P16、WT1 等近十种。由于基因的突变、缺失可致抑癌基因的异常失活，结果往往使细胞癌基因过度表达而发生细胞转化。失去其抑癌活性。造成癌细胞异常增殖而发病。

诱发动物和成 T 细胞白血病的病毒几乎都是 C 型逆转录病毒，感染宿主细胞后，以病毒的 RNA 为模板在逆转录和 DNA 多聚酶作用下合成了双联前病毒 DNA，并进一步整合进宿主细胞的 DNA 中。

2. 关于细胞凋亡

凋亡是一种基因指导下的细胞主动性自我消亡过程，是人体组织器官发育中细胞清除的基因正常途径。当细胞凋亡通路受到抑制或阻断时细胞没有正常凋亡而继续增殖导致恶变。研究表明，急性白血病抑制凋亡的基因（如 bcl-2、bcl-XL 等）表达常高，而促进凋亡的基因（Fas、Bax、ICE、P53 等）表达降低或出现突变。此外，特异性染色体易位产生的融合基因也可抑制细胞凋亡（M3 中的 PML/RAR 融合基因）。由此可见，细胞凋亡受抑在白血病发病中起重要作用。

目前研究结果认为白血病发病机制与下列机制有关：①造血干细胞增殖调节异常：白血病干细胞增殖与各系血细胞增殖不成比例，无调控制约关系，细胞增殖不稳定，释放无规律，急性白血病细胞集落仅生成较小的丛，而且对 CSF 反应异常，已知慢性粒细胞白血病是多能干细胞病变。②多能干细胞或祖细胞分化成熟障碍：急性白血病的基本病理改变是原始和早幼细胞的大量堆积，它们不能分化成熟为正常细胞，某些促诱导剂可促进白血病细胞成熟分化，如临床上应用小剂量阿糖胞苷或维 A 酸等，促使早幼粒细胞白血病患者获得缓解。③癌基因活化：近年来通过分子遗传学研究证实，人类肿瘤与癌基因有着密切的关系，几乎所有白血病患者均有 c－myc 或 Ha－ras 基因表达，急性白血病和慢性急变时 c－myc 基因表达增高，急性髓性白血病 N－ras 活性明显增高，早幼粒及其他急性髓性白血病复发时 c－myc 基因扩增数十倍等，癌基因活化一般通过 3 条途径即点突变（原癌基因在编码顺序的特定位置上，一个核苷酸发生突变，使相应一个氨基酸发生变化），扩增（某些癌基因在原来染色体上复制多个拷贝，结果基因产物增加，导致细胞功能异常）和易位（癌基因在原处正常位置转移到其他染色体上，使其静止的原癌基因变为活化的癌基因）。

由于白血病的生物多样性，其病因及发病机制也是多因素的。对白血病病因及发病机制的深入研究，不仅有助于开展个体化治疗及探讨新的治疗方案，而且一旦白血病的病因及发病机制被完全阐明，人类就有望从根本上着手防治白血病。

三、中医病因病机

（一）病因

白血病的病因病机，主要是在正虚的基础上感受外邪，并与痰、湿、气、瘀、热等积结而成。因此给治疗造成困难，扶正则虚碍邪，攻邪则又恐伤正。虚与湿热并见，痰浊与瘀血互结等，颇难施药，因此必须仔细分析病情，攻补适当。急性白血病一般病初以邪盛为突出，治疗应以驱邪为主，兼以扶正；化疗取得缓解后的早期阶段为邪消正伤，应以扶正培本为主，辅以驱邪；晚期以正气衰败为主要临床表现，重点应调节气血阴阳。既要遵守辨证论治的原则，又需因病选药，随症加减，才能取得较好的疗效。

1. 正虚邪实　《内经》中云："正气存内，邪不可干，邪之所凑，其气必虚。"《灵枢·百病始生篇》中也云："壮人无积，虚则有之。"由于七情、饮食等因素长期作用于人体，使机体阴阳失调，正气衰退，而先天已有"胎毒"内伏，复感瘟毒，邪毒侵袭，由表入里，骨髓受损。

2. 气阴两虚　白血病经化学治疗后，邪毒虽去大半，但耗伤气阴，五脏六腑，四肢百骸失养，可见头晕，耳鸣，心悸气短，食少纳呆，便溏。阴虚火旺者，可见腰酸膝软，低热，潮热，自汗。热伤脉络，迫血妄行，则见动血诸证；气虚不摄血，血溢脉外，可见鼻衄，齿衄，肌衄，咯血，吐血，尿血，妇女可见崩漏不止。

3. 邪毒内侵　由于正气不足，邪毒侵袭营血，血热炽盛，伤阴耗血，则见壮热烦躁，口渴多汗，面赤头痛，口舌生疮，或见出血。如病邪久恶不去，气血俱虚，可见面白，乏力，心悸气短，懒言嗜卧，动则汗出，舌质淡，苔薄白，脉细弱。

4. 痰浊血瘀　气虚则血行不畅，日久而气滞血瘀，脾虚生痰，或内热煎熬津液成痰；痰瘀互结，壅塞脉络，或结于胁下，形成癥积，状如杯盘，推之不移。

（二）病机

1. 因虚致病

从传统中医理论来看，因虚致病论顺理成章。"正气存内，邪不可干"；"邪之所凑，其气必虚"。正气亏虚，精气失守，肾不能主骨生髓移精于脏腑；五脏虚衰，虚邪贼风中肾损骨伤髓。因此，正虚是白血病发病的内在因素，患者先有体虚内伤，外邪才能乘虚而入，脏腑虚衰，精血失守为本，邪气内乘为标。

2. 因病致虚

本病好发于青少年原本气血旺盛，正气充壮，其表现为壮热口渴，肌衄，鼻衄，便血等实证，由于邪热未除，耗伤气血而出现虚证，为因病致虚。

3. 虚实夹杂

近年来，大多数学者从实践中总结认识到白血病既非单纯虚证，亦非单纯实证，而是虚实夹杂之证。本病的病理特点为正邪相争，本虚标实。正胜邪退，疾病可完全缓解，邪胜正虚，疾病则复发或加重。

白血病在发展过程中，正邪分争贯穿始终。若正气转盛，邪气渐去则病情缓解，若正气转败，邪毒势强，则病情恶化，气血阴阳甚虚，最后导致阴阳两竭而死亡。总之白血病的发生发展是虚实夹杂。主要是在正虚的基础上，感受外邪，并与痰，湿，气，瘀，热等搏结而成。

第三章　　临床表现

一、临床表现

1. 症状

①起病多急骤，病程短暂，以儿童和青年为多，50 岁后起病者常类似慢性白血病。

②发热为急性白血病的首发症可呈弛张热，稽留热，间歇热或不规则热，体温 37.5 ~ 40℃ 或更高。患者时有冷感，但不寒战。发热原因主要由于感染，常见的感染为呼吸道炎症，尤其以肺炎，咽峡炎，扁桃体炎多见。也有发热找不到明显病灶者，多数感染时人体或环境（特别是医院内）固有的微生物所引起。

③出汗：由于代谢亢进，患者出汗较显著，多为盗汗，完全缓解时消失，但由于体质虚弱，仍可有自汗。

④出血：出血部位可遍及全身，尤其以鼻腔，口腔，牙龈，皮下，眼底常见，严重者可有颅内，内耳及内脏出血。多产生相应或内脏出血症候群，视力障碍，耳蜗及前庭功能障碍，呼吸，消化及泌尿系统出血症候群出血程度可为瘀点，瘀斑，大片青紫及大量出血，主要原因为血小板减少，纤维蛋白溶解，弥散性血管内凝血及血浆蛋白结合多糖体增多，抑制凝血功能所致。

⑤贫血：早期即可出现，随着病情发展而迅速加重，常与出血程度不成比例。患者常表现为面色苍白，乏力，心悸，气促，浮肿

等。白血病细胞的干扰，红细胞生成减少，是贫血的主要原因。

2. 体征

①肝脾肿大：是较常见的体征，肝肿大者略多于脾肿大者。肝脾肿大在3种主要白血病中的发生率，文献报道不一。肿大的肝脾均质柔软，或轻度坚实，表面光滑，多无触痛。肝脏常有白血病细胞浸润，但临床上常无明显肝功能损害。

②淋巴结肿大：全身广泛的淋巴结肿大，多为轻度（直径小于3cm，质地较软，不融合，有别于恶性淋巴瘤。多见于颏下，颈部，腋下，腹股沟等处。以急淋最多见，可达90%以上，但尚不如"慢淋"显著。除体表外，还可有深部淋巴结肿大，如纵膈、腹膜后、肝门、脊椎旁，并可压迫邻近器官组织，而引起相应的症状。

③神经系统：中枢神经系统出血多见于白血病原始细胞急剧增多，并发DIC或血小板明显减少。出血可发生于脑，脑膜，蛛网膜下腔，脊髓，以脑出血最常见。常有头痛，眼底出血，癫痫样痉挛发作，进行性意识障碍，血性脑脊液约占60%，预后不良。上述各处也可以发生白血病细胞浸润，颇似脑瘤，脑膜炎等出现颅内压增高，脑膜刺激征，脑神经或肢体瘫痪等症状。

④皮肤与粘膜：特异性皮肤损害为白血病浸润所致可有斑丘疹，结节，肿块，红皮病，剥脱性皮炎，偶可致毛发脱落。非特异性皮肤表现除常有瘀点和瘀斑外，尚有荨麻疹，带状疱疹，瘙痒，多形性红斑等。

⑤骨髓与关节：白血病细胞大量增殖，使骨内张力增高，也可浸润破坏骨皮质和骨髓，引起疼痛。胸骨有压痛常对诊断急性白血病有意义。骨痛一般多为隐痛，胀痛。但急淋易发生肢体骨痛。白血病骨关节痛多见于儿童，可波及肘，腕，膝，踝等多关节，呈现游走性，由于其皮肤表面无红肿，可与风湿病相区别。

⑥其他：白血病细胞亦可浸润呼吸系统，消化系统，泌尿生殖系统及眼眶，泪腺及眼底等部位，可出现肺部弥散性或结节性改变，胸腔积液，消化紊乱，蛋白尿，血尿，闭经或月经量过多，眼

球突出，视力减退，绿色瘤等症状。

二、实验室检查

1. 血液检查　白细胞数增多，高者可达 $100 \times 10^9/L$。也可白细胞数正常或减少，低者可达 $1.0 \times 10^9/L$。血片的细胞分类可见相当数量的原始细胞和早幼粒细胞，一般占 30%～90% 白细胞不增多型的患者，在血片上很难找到原始细胞，可有不同程度的正细胞，正色素性贫血。血小板计数减低，大多数低于 $50 \times 10^9/L$。

2. 骨髓象　大多数患者的骨髓有核细胞增生明显活跃或季度活跃，约 10% 的急性非淋巴细胞白血病骨髓有核细胞增生低下，但异常的原始细胞或早幼细胞增高，一般占非红系细胞的 30%～90%。细胞形态异常，如胞体较大，胞核畸形（如凹陷，切迹，分叶）。染色质粗糙，排列紊乱，核仁明显。细胞分化呈停滞状态，逐渐成熟的中间型细胞缺如，只残存少量的成熟粒细胞，形成"裂孔"现象。胞浆中可有柴捆样的 Auer 小体（为一种异常的溶酶体），较常见于急性粒细胞白血病，急性单核细胞白血病和急性粒、单核细胞白血病细胞的胞浆中有时亦可见到，但不见于急性淋巴细胞白血病。正常造血细胞的增生严重受抑，红，巨两系增生减低。

3. 细胞化学　原始粒细胞，原始单核细胞，原始淋巴细胞形态相似，有时难以从形态上区别，但各自细胞内的化学物质含量不同，经过组织化学染色，可帮助鉴别各类白血病。一般通过过氧化物酶（POX），苏丹黑脂质（SB），糖原染色（PAS），非特异性酯酶（NAE）及其抑制试验，可把粒细胞，单核细胞，淋巴细胞白血病加以区别。

4. 染色体分析　对急性白血病进行染色体检查有助于白血病的正确分型及预后的估计。如凡具有 t（15，17）的患者几乎都为 M3 亚型，具有 t（8；21）者 93% 为 M2 亚型。具有 11q 异常者 72% 为 M5 亚型等。

5. 细胞免疫学检查　白血病细胞的表面上有大量的蛋白抗原，

可以用单克隆抗体来识别。这些抗原和抗体系根据分化群（CD）的号码来区别的。由于某些抗原表达于特定系列的不同发育阶段的细胞上，因此去识别这些抗原有助于对急性白血病各型或各亚型的诊断与鉴别。

6. 其他检查　生物化学检查等。

第四章　西医诊断及中医辨证

一、西医诊断

1. 临床表现　起病急缓不一，但各类型白血病其发病原因及病理改变相类似，因而临床表现均有贫血，出血，感染及浸润的表现。

2. 临床分型

（1）急性淋巴细胞白血病（ALL），根据细胞形态学和临床预后的不同，将 ALL 分为 L1，L2，L3 三个亚型。

L1 型：以小淋巴细胞为主，胞浆极少，高核，浆比例核形规则，染色质均匀致密，核仁不清。

L2 型：大多数细胞体积是小淋巴细胞体积的 2 倍，部分细胞大小有明显异质性，胞浆中等，嗜碱，染色质呈弥漫细致或密块状，核仁清晰，一个或多个。

L3 型：由均匀一致的大细胞组成胞浆丰富，深嗜碱，含多数明显室泡，核圆形，染色质细而致密，核仁清晰，一个或多个。

上述分型与临床预后关系密切，L1 型的预后较 L2 型好，L3 型难获缓解，预后差。

（2）急性髓性白血病（AML）临床将 AML 分为 7 个亚型。

M1 型：（急性极微分化型原始粒细胞白血病）以未分化或低分化原始粒细胞增生为特征，原始粒细胞分 I 型和 II 型。I 型细胞胞浆内无颗粒，II 型细胞胞浆内含少数嗜天青颗粒或 Auer 小体。

原始粒细胞Ⅰ型 + Ⅱ型 ≥90%，早幼粒 – 成熟粒细胞，单核细胞在 10% 以下。

M2 型：（急性部分分化型原始粒细胞白血病）又分为两个亚型。M2a 骨髓中原始粒细胞 >30%，单核细胞 <20%，早幼粒细胞以下阶段 >10%；M2b 骨髓中异常的原始及早幼粒细胞明显增多，以异常的中性中幼粒增生为主，此类细胞 >30%。

M3 型（急性早幼粒细胞白血病），以异常早幼粒细胞增生为主，常 >30%，分为两个亚型，M3a 为粗颗粒型，M3b 为细颗粒型。

M4 型（急性粒，单核细胞白血病）此型骨髓和外周血中者存在不同比例的粒系细胞和单核粒细胞，分为 4 个亚型 M4a 以原始细胞和早幼粒细胞增生为主，原、幼单和单核细胞 >20%；M4b 以原、幼单和单核细胞增生为主原始和早幼粒 >20%；M4c 原始细胞既具有粒系，又具有单核细胞系形态特征者 >30%；M4e 除上述特征外，有嗜酸颗粒粗大的而圆，着色较深色嗜酸粒细胞占 5% ~ 30%。

M5 型（急性单核细胞白血病）骨髓中单核系细胞 ≥80%，包括原始单核，幼稚单核及成熟单核细胞分为 2 个亚型。M5a（未分化型）原始单核 >80%；M5b（部分分化型）原始细胞和幼稚单核细胞 >30%，原始单核 <80%。

M6 型（急性红白血病）以红系前质细胞增生，并伴有病态造血及骨髓原始细胞数增多为特征，有核红细胞 >50%，原始粒细胞或原幼单 >30%，血片中原始粒或原单细胞 <75%。

M7 型（急性巨核细胞白血病）骨髓或外周血中原始幼稚巨核细胞 ≥30%，分为 2 型：M7a 未分化型，骨髓中原巨核细胞 >30%；M7b 分化型，骨髓及外用血中以单圆核和多圆核病态巨核细胞为主。

二、中医辨证

本病辩证的关键在于区别阴证，阳证，在表，在里，在气，在血，虚证实证。由于本病是在正虚的基础上邪毒内侵，深伏于骨髓而发生的，故表现局部为实，整体为虚。其实者有气滞，血瘀，痰瘀，湿聚，毒火之别；其虚者则为全身气血阴阳的虚衰。在疾病发展迅速时又常见瘀热，痰热，湿热化火之病机。毒火与气血，痰湿互结，又进一步耗伤了正气，故形成正虚，邪实的局面。临床常表现为气阴两虚，热毒炽盛，痰瘀互结，气血亏虚，湿热内蕴，脾肾阳虚等正虚邪实证候。临床时需注意下列问题：证型间界线非绝对化，各证型中的见症可有交叉，应抓住主证，仔细辨析；证型可相互转化，病初似气血两亏为多，病程中常易出现热毒炽盛等见症；热毒炽盛证型险恶，易发生在本病的严重阶段或化疗之后，极易热入心包；区别内伤与外感发热。壮热不已，来势凶猛多为外感热毒；低热而无热毒病位可查者常为阴虚所致；伴高热多为热迫血行；伴气虚证者常为气不摄血。

第五章　鉴别诊断

1. 某些感染引起的白细胞增多或异常　传染性单核细胞增多症的血液中出现的异常细胞可被当作白血病细胞，但此病的异常细胞有多种形态的特点，血清中嗜异性抗体效价逐渐上升，病程良性，百日咳，传染性淋巴细胞增多症，风疹和某些谢他病毒传染时，血液中出现很多淋巴细胞，但无异常细胞，且症状，病程各异，不可误诊为急性淋巴细胞性白血病。

2. 其他原因引起的口腔炎症　口腔炎为急性白血病的常见症状之一，如发生在病之早期，尚未作出白血病的诊断时，每易误诊为其他原因引起的齿龈炎，急性扁桃体炎，咽峡炎等。

3. 原发性或药物性血小板减少性紫癜　这些疾病的贫血与出血程度呈正比，大多为轻度或中度，血液中没有原始细胞，骨髓中巨核细胞增多或正常，原始或幼稚白细胞增多。

4. 其他原因引起的贫血　再生障碍性贫血和其他种贫血易与

非白血病发生相混淆。骨髓检查可明确诊断。

5. 风湿热 急性白血病可因关节痛，发热，贫血，鼻衄及心动过速等症状而被误诊为风湿热，尤其是在儿童中。血液及骨髓检查能迅速作出鉴别。

6. 骨髓增生异常综合征（MDS） MDS 的 RAEB 型外周血和骨髓中均可出现原始和（或）幼稚细胞，但常伴有病态造血，骨髓中原始细胞 <20%，易与急性白血病鉴别。

第六章　西医治疗

一、一般治疗

1. 紧急处理高白细胞血症

循环血液中白细胞 $>200 \times 10^9/L$ 时，患者可产生白细胞淤积症，表现为呼吸困难、低氧血症、言语不清、颅内出血、阴茎异常勃起等，病理学显示白血病血栓梗死与出血并存。当白细胞 $>100 \times 10^9/L$ 时，可使用血细胞分离机，快速清除过高的白细胞，同时给予化疗药物和水化碱化处理，预防高尿酸血症、酸中毒、电解质紊乱、凝血异常等并发症，减少肿瘤溶解综合征的发生危险。

2. 预防感染

AL 患者常伴有粒细胞减少，特别是在放化疗后，可持续相当长的时间，同时化疗常导致黏膜损伤，故患者宜住在消毒隔离房或层流病房所有医护人员和探访者在接触患者之前必须洗手、消毒。如有发热，应积极寻找感染源，并迅速经验性抗生素治疗，待病源结果出来后调整抗感染药物。

3. 成分输血

严重贫血可吸氧、输注浓缩红细胞，维持血红蛋白大于 80g/L。但白细胞瘀滞时不宜马上输注，以免增加血黏度。血小板过低会引起出血，需输注单采血小板，维持血小板不低于 $20 \times 10^9/L$。

合并发热和感染者可适当放宽输注指证。

4. 代谢并发症

白血病细胞负荷较高者，尤其是在化疗期间，容易产生高尿酸血症、高磷血症和低钙血症等代谢紊乱，严重者会合并高钾血症和急性肾功能损害。因此临床上应充分水化、碱化尿液，同时给予别嘌醇降低尿酸。无尿和少尿者按急性肾功能衰竭处理。

二、抗白血病治疗

在过去的几十年中，急性白血病的治疗取得了较大的进展，急性髓性白血病的完全缓解率和长期生存率均有了较大的提高，尤其是由于诱导分化剂维甲酸、凋亡诱导剂砷剂以及缓解后蒽环类化疗药物的应用，使急性早幼粒细胞白血病（APL）的缓解率和长期生存率均有很大程度的提高。通过提高化疗强度和改进化疗药物的组合，急性淋巴细胞性白血病（ALL），尤其是儿童 ALL 的预后得到了明显的改善。美国 NCCN 指南在大量临床研究的基础上提出了急性白血病的诊治的指导原则，成为了临床血液学工作者的参考依据

（一）支持治疗

1. 血制品的预防性输注为了减少血制品输注的毒副反应和并发症，应采用成分输血。

2. 感染的防治 患者个人卫生和病房的环境卫生非常重要，治疗后中性粒细胞减少期发热患者必须给予经验性抗生素，并进行可疑感染灶的病源菌培养并据此结果改用针对性治疗。

3. 肿瘤溶解综合征的预防 白细胞计数 $> 100 \times 10^9/L$ 的 AL 患者易出现以高尿酸血症为特征的急性肿瘤溶解综合征（ATLS），其基本预防措施是水化和口服别嘌醇，密切监测血尿酸和电解质。

（二）急性髓系白血病（AML）治疗

1. 诱导缓解治疗

迄今 AML 的标准诱导治疗仍是柔红霉素（DNR，第 1～3 天）+阿糖胞苷（Ara - C，静脉持续滴注，第 1～7 天）即所谓的

"DA3 +7"方案，该方案年龄 <60 岁的 AML 患者完全缓解（CR）率为 60% ~70%。为了进一步提高 CR 率，探讨了各种不同的诱导治疗方案：（1）用其他蒽环类药物或蒽醌类衍生物取代 DA 方案中的 DNR 组成 IA 或 MA 方案。（2）将 DA 方案中的 Ara - C 从标准剂量改为大剂量。（3）在 DA 方案的基础上加用第三种药物，如依托泊苷。（4）采用所谓的"双诱导治疗"，即不管骨髓增生情况如何均在第一次诱导治疗结束后第 14 天给予第 2 个诱导治疗，但仅预后差的那部分患者的生存期可望得到改善。

2. 诱导缓解后治疗

当 AML 达 CR 后为了清除微小残留病减少复发必须进行诱导缓解后治疗。诱导缓解治疗策略包括强化巩固治疗、大剂量化疗、放/化疗联合自身（Auto -）/异基因（Allo -）SCT，或小剂量维持治疗。

3. 急性早幼粒细胞白血病（APL）的治疗

约 70% 的 APL 现已可望达到治愈，目前国内一般应用全反式维甲酸或/和砷剂进行诱导治疗，两药联合可能提高缓解率和诱导缓解时间。完全缓解后需要应用蒽环类药物为主的方案进行强化和巩固治疗。维持治疗为砷剂、ATRA、低剂量化疗（MTX，6 - 巯基嘌呤）。

（三）急性淋巴细胞白血病（ALL）治疗

1. 诱导缓解治疗

ALL 诱导治疗通常采用 VCR（长春新碱）、泼尼松和蒽环类（主要是 DNR）为主的常规诱导缓解方案，上述三药方案基础上还可加用门冬酰胺酶（L - asp）和/或环磷酰胺（CTX），治疗周期一般为 4 ~6 周。

2. 诱导缓解后治疗

包括巩固、强化治疗及维持治疗。以与诱导治疗相似药物再加上抗代谢药物行缓解后巩固治疗，晚期强化治疗包括自体 HSCT。维持治疗传统上一般进行 1 ~3 年，周期逐渐延长，选用的药物包括 6 - MP 和 MTX，并且常每月加用一次 VCR 和强的松。

（四）难治/复发性急性白血病的治疗

难治和复发这是 AL 治疗失败的主要原因。常用治疗包括标准剂量、中剂量或大剂量 Ara－C 联合蒽环类药物，或在此基础上再加用其他药物。CR1 时间 > 6 个月的复发患者可用原诱导治疗方案。FLAG（氟达拉滨 + Ara－C + G－CSF）方案（氟达拉滨第 1 ~ 5 天，Ara－C 第 1 ~ 5 天，G－CSF 第 -1 或 0 天起用至中性粒细胞恢复）是目前难治复发 AML 疗效较高、耐受性较好的治疗方案。以 HD－AraC 为基础的方案亦是难治/复发 ALL 的常用化疗方案。

（五）其他治疗

如异基因造血干细胞移植等。

第七章　中医治疗

一、治疗原则

治疗白血病，应针对病因不同、症候虚实、病情轻重而辨证论治。《景岳全书·血证》云："凡治血证须知其要。而血动之由，惟火惟气耳。故察火者但察其有火无火，察气者但察其气虚气。知此四者而得其所以，则治血之法无余义矣。"《明医杂著》曰："若见血证，或吐衄火盛者，宜先治血。"因此，治疗本病应当遵循治火、治气、治血三个基本原则。

二、辨证治疗

1. 热毒炽盛型

证候：发热，汗出口渴，面赤头痛，口舌生疮，齿衄，鼻衄，皮肤瘀点，瘀斑，舌红少津，舌苔黄，脉弦数。

治法：清热解毒，凉血止血佐以扶正。

方药：犀角地黄汤加减：水牛角，生地黄，白芍药，牡丹皮，白茅根，茜草。

　　加减：出血重者加仙鹤草，紫草，三七等热甚者，可用清瘟败毒饮加减（金银花，连翘，板蓝根栀子，生石膏，淡竹叶，知母，水牛角，生地黄，牡丹皮），咽喉肿痛加山豆根，射干；皮肤衄肿，加蒲公英，野菊花，紫花地丁；咳嗽，黄痰加鱼腥草，瓜蒌；兼有阴虚者，宜加入养阴生津药如沙参，麦门冬，石斛，天花粉；在此基础上可加用抗肿瘤中草药如苦参，山豆根，藤犁根，半枝莲，白花蛇舌草，龙葵，山慈菇等；热盛神昏者可另服安宫牛黄丸，紫雪丹；淋巴结肿大，加川贝母，连翘，牡蛎，夏枯草，小金丹；肝肿大，加郁金，龙胆草，芦荟，连翘；脾肿大，加鸡内金，王不留行，三棱，莪术，青黛等。此外既能清热解毒，又能抗白血病的药物还有：蛇毒，天葵子，野乔麦根，肿节风，金银花，连翘，黄芩，山栀，黄柏。

　　2. 气阴两虚型

　　证候：面色苍白，心悸气短，疲乏无力，食少纳呆，头晕耳鸣，口咽干燥，手足心热，自汗盗汗，舌质淡红，少苔，脉细数。

　　治法：益气补血，滋阴，佐以驱邪。

　　方药：三才封髓丹合六味地黄汤加减：党参，黄芪，五味子，当归，熟地黄，黄精，阿胶（烊化），何首乌，生地黄，山药，山茱萸，天门冬，麦门冬，半枝莲，白花蛇舌草。

　　加减：汗多者，加浮小麦；腹胀纳呆，加焦三仙，莱菔子，砂仁；阴虚火旺，加龟板，青蒿；肝肾阴虚甚者，加枸杞子，女贞子，旱莲草；皮肤瘀点，瘀斑，可加紫草，茜草；鼻衄加白茅根，侧柏叶；尿血，加大蓟，小蓟；便血，加地榆炭，大黄炭，棕榈炭。

　　3. 气血亏虚型

　　证候：面白无华，乏力，头晕，心悸怔忡，动则气短，唇甲色淡，自汗，食少纳差，或肌肤瘀斑，舌淡胖有齿痕，苔薄白，脉细弱。

　　治法：益气养血，健脾补肾

方药：八珍汤加减：党参，黄芪，白术，茯苓，甘草，熟地黄，赤芍药，当归，川芎，阿胶（烊化），首乌，枸杞子，女贞子，旱莲草，山茱萸。

加减：可加用抗肿瘤的清热解毒药如白花蛇舌草，半枝莲，山豆根，山慈姑，金银花，野菊花等。

4. 痰瘀互结型

证候：肋下癥积，按之坚硬痰核，胸骨胀痛，面色不华，低热，出血，舌质紫暗或有瘀斑，脉象涩或弦数

治法：活血化瘀，软坚散结，佐以扶正。

方药：膈下逐瘀汤合消瘰丸加减：当归，桃仁，红花，赤芍药，五灵脂，牡丹皮，延胡索，川楝子，三棱，莪术，昆布，海藻，生牡蛎，郁金，香附，黄精，熟地，白花蛇舌草，夏枯草。

加减：头晕，目眩，口苦，加龙胆草，芦荟，柴胡；呕吐者，加橘皮，竹茹，半夏；气虚者，加黄芪、党参、太子参；血虚者，宜加入阿胶，何首乌等。

5. 湿热内蕴

证候：发热有汗不解，头晕身重，腹胀纳呆，大便溏薄，关节酸痛，小便黄，舌质红，舌苔黄腻，脉象滑数。

治法：清热利湿，化浊解毒。

方药：六君子汤加减：党参，茯苓，白术，甘草，陈皮，半夏，泽泻，猪苓，柴胡，黄芩，龙胆草，栀子，白花蛇舌草。

加减：可加瓜蒌，胆南星，黄药子化痰利湿，抗肿瘤。

6. 脾肾阳虚型

证候：神疲乏力，畏寒肢冷，腰膝酸软，少气懒言，食少便溏，面色苍白，舌体胖，苔白滑，脉沉细。

治法：温补肾阳，行癌散结。

方药：右归丸加减：熟地黄，山药，山萸肉，茯苓，牡丹皮，杜仲，补骨脂，菟丝子，炮附子，肉桂，巴戟天，肉苁蓉。

三、名医的中医辩证论治思路

1. 罗秀素等将75例ANLL患者辨证分为三型：①瘟毒内蕴型，治以清热解毒，凉血止血。方用白虎汤、犀角地黄汤、清瘟败毒饮等，药用生石膏、知母、犀角、生地、丹皮、赤芍、黄连、山栀、大黄、茜草、生甘草等。②痰湿瘀阻型，治以化痰散结，活血化瘀。方用温胆汤、消瘰丸、膈下逐瘀汤、金匮鳖甲煎丸等，药用茯苓、半夏、赤芍、三棱、莪术、鳖甲、穿山甲、大黄、天竺黄、海蛤壳、桃仁、红花、丹参、当归、枳壳等。③正虚型，包括气血虚和气阴虚，治以益气养阴，调补气血。方用人参养营汤、归脾汤、六味地黄汤等，药用党参、黄芪、当归、熟地、茯苓、白术、五味子、枣仁、远志、山芋肉、丹皮、青蒿、鳖甲。联合化疗采用HA-OP、HA、DA方案，完全缓解率为68.9%。正虚型、痰湿瘀阻型和瘟毒内蕴型缓解率分别为80%、79.2%和25%。三型相比具有显著性差异。而且瘟毒内蕴型与其他两型相比病情进展快、并发症（败血症、DIC、感染性休克、肛周脓肿等）发生率高。痰湿瘀阻型有肝、脾、淋巴结肿大，外周血白细胞计数高，对HA的敏感性低现代医学认为已有白血病细胞浸润，预后较差。但经配合应用活血化瘀、化痰软坚中药仍可获得较高的缓解率。

2. 肖倩等用中西医结合治疗38例患者，用HA方案诱导缓解。中医辨证分为三型：①热毒炽盛型，治以清热解毒、泻火生津。方药：黄连、黄芩、黄柏、栀子、连翘各9g，玄参12g，当归15g，赤芍15g，大黄5g（后下）、紫草30g，青黛5g，仙鹤草30g，白花蛇舌草30g等。②气阴两虚型，治以益气养阴补血。方药：党参15g，黄芪40g，当归15g，白芍15g，熟地15g，黄精10g，何首乌15g，枸杞子15g，阿胶12g（烊化冲服）紫河车10g，五味子5g，丹参15g等。③脾肾两虚型，治以健脾补肾。方药：党参10g，白术15g，茯苓15g，黄芪20g，陈皮6g，法半夏15g，熟地15g，当归15g，白芍10g，牛膝10g，仙茅10g，淫羊藿8g，益母草15g，阿胶10g（冲服）。中药水煎服，日一剂，30天为一疗程。结果完全缓解（CR）25例，部分缓解（PR）6例，未缓解5例，总缓解率86.8%。肖氏认为白血病发病是在内有虚损、阴阳不和、脏腑虚弱的基础上，风邪热毒等乘虚而入所致。虚证多，而实证少，治疗以益气养阴，健脾补肾佐以清热解毒。具有补益作用的中药可以调节免疫，促进T淋巴细胞增殖、提高IL-2活性，从而促进骨髓细胞的有丝分裂。补益剂还可以通过增强网状内皮系统功能、增强抗体和肿瘤坏死因子的产生机制减轻骨髓抑制、提高化疗药物浓度、改善症状，减少并发症。

3. 李瑞兰将白血病诱导缓解前期与复发期归为急劳，病机为热毒炽盛，耗夺精血，本虚标实。治以清热解毒凉血止血的清瘟败毒饮加减（犀角粉2g，青黛10g，生地30g，赤芍12g，丹皮12g，小蓟30g，生石膏30g，知母12g，太子参30g，大黄6g，三七粉3g，双花15g，连翘15g，蒲公英30g，柴胡15g，黄芩9g）和安宫牛黄丸口服，并以西药诱导缓解。缓解后从肾阴虚、肾阳虚、肾阴阳两虚及肾虚血瘀论治分别采用左归丸（熟地15g，枸杞子15g，何首乌15g，龟板15g，菟丝子15g，补骨脂15g，女贞子15g，旱莲草15g，小蓟30g，三七粉6g，地骨皮15g，青黛10g，青蒿15g，鳖甲15g，）参芪仙补汤（人参3g，黄芪10g，仙灵脾6g，补骨脂6g，菟丝子6g，巴戟天6g，当归3g，鹿角胶5g，熟地5g，砂仁3g，）附桂麦味地黄汤加减、益髓活血方（菟丝子15g，补骨脂15g，仙灵脾15g，枸杞子15g，熟地15g，当归12g，黄芪30g，鹿角胶10g，丹参15g，鸡血藤15g，三七粉3g冲、地龙12g）均取得较好疗效。

4. 徐瑞荣等认为急性白血病病理机制都与虚、热有关，而发病时的临床表现多有气虚、阴虚及温热之象，故基本病机为气阴两虚、热毒内蕴。益气养阴方是在补益药物如黄芪、太子参、白术、黄精、天门冬、麦门冬等基础上加用了清热凉血之生地、白花蛇舌草、半枝莲、小蓟、蒲公英等药，起到补而不留邪攻而不伤正的作用。

5. 史哲新等应用扶正解毒法，以扶正补虚、清热解毒为原则，攻补兼施，标本同治，配合西药联合化疗，起到了减毒增效的临床疗效。实验结果表明，治疗组 CR 率明显高于对照组，两组比较有明显差异。提示扶正解毒法能提高急性白血病化疗的临床疗效，为中医药治疗急性白血病提供临床依据。

四、传统中成药及单方单药治疗

1. 六神丸　由犀黄、雄黄、麝香、冰片、蟾蜍等组成。戴锡孟应用六神丸治疗 AL9 例，每日 90～120 粒，分 3～4 次服，结果 CR2 例，进步 5 例，PR1 例，无效 1 例。唐由君等应用六神丸抗白血病复发。给予缓解后患者六神丸 30～180 粒，分 2～3 次口服，并加服益气养阴解毒或健脾补肾方，可明显提高 AL 3 年生存率。

2. 梅花点舌丹　由藏红花、珍珠、牛黄、麝香、熊胆、蟾蜍、血竭、沉香等组成。戴锡孟单用此药治疗 CML16 例，每日剂量 18～36 粒，连服 10～60 天，到白细胞恢复停药，结果 CR3 例，PR10 例，无效 3 例，总有效率81%。

3. 青黄散　由青黛、雄黄组成。周霭翔等将青黛、雄黄按 7∶2 和 7∶3 比例治疗 AL6 例，结果 3 例完全缓解。所需时间分别为 33、46、180 天。其中两例已存活 4 年以上。陈志伟报道用青黄散治疗亚急性粒细胞性白血病 1 例，取得满意效果。

此外，抗白丹、当归芦荟丸、大黄蛰虫丸、云南白药均有治疗白血病的报道。

第八章　预后及康复

1. 积极与疾病作斗争，克服悲观绝望情绪，树立信心，配合治疗。

2. 在化疗期间或化疗后应减少或避免探视，不到公共场所活动。

3. 地面要清洁消毒，室内紫外线照射消毒，保持室内空气清新。

4. 每日用淡盐水、呋喃西林含漱液漱口，以防止口腔感染，保持大小便通畅，注意肛门周围清洁，大便后可用高锰酸钾溶液坐浴。

5. 饮食要搭配合理，摄入蛋白质及维生素含量高的食物，多吃新鲜水果，忌烟酒。

6. 生活要起居有规律，慎避寒暑，劳逸结合，调情志，忌郁怒，保持心情舒畅，使机体处于良好的状态。"正气存内，邪不可干"。

7. 在工作中接触电离辐射及有毒化学物质的工作人员，应加强防护措施，定期进行身体检查，禁止服用对骨髓细胞有损害的药物。

慢性粒细胞白血病

第一章　概　　述

一、现代医学认识

慢性髓系白血病（chronic myelogenous leukemia，CML），惯称慢粒，起病缓慢，多表现为外周血粒细胞显著增多伴成熟障碍，嗜碱性粒细胞增多，伴有明显脾肿大，甚至巨脾。自然病程分为慢性期、加速期和急变期。Philadelphia（Ph）染色体和 BCR/ABL 融合基因为其标记性改变。

二、中医认识

由于该病临床表现的多样性，并不能局限于单一中医病证，故古代中医文献对本病没有独立病证对照论述，但根据其主要临床表现可参照"虚劳""血证""积聚""癥瘕"等病证。《灵枢·百病始生篇》载："卒然外中于寒，若内伤于忧怒，则气上逆，气上逆则六输不通，温气不行，凝血蕴里而散，津液涩渗，着而不去，而积皆成矣。"《金匮要略》言："五劳虚极羸疲，腹满不能食……内有干血，肌肤甲错，两目黯黑"；"虚劳里急，悸，衄，腹中痛，梦失精，四肢酸痛，手足烦热，咽干口燥"。《诸病源候论》载："虚劳之人，精髓萎竭，气血虚弱，不能充盈肌肤，故此羸瘦也"；"积聚者，由阴阳不合，脏腑虚弱，受于风邪，搏于脏腑气血所为也"。《丹溪心法》云："积在左而为血块，气不能做块而盛，坏及有形之物，痰与食积死血而成也。"《普济方》："虚劳之人阴阳虚损，血气涩滞，不能选通……故成积聚之病也。"《血证论》："瘀血在脏腑经络之间，则结为癥瘕。"《医门法律》曰："劳则必劳其精血也，荣血伤则内热起，五心烦热……或吐或衄……不死何待耶?"在祖国医学古籍文献中，虽未见 CML 病名的记载，但对于类似 CML 的临床表现早有论述。

第二章　病因及发病机制

一、西医发病机制

CML 患者骨髓及有核血细胞中存在的 Ph 染色体，其实质为 9 号染色体上 C-ABL 原癌基因移位至 22 号染色体，与 22 号染色体断端的断裂点集中区（BCR）连接，即 t（9；22）（q34；q11），形成 BCR/ABL 融合基因。其编码的 $P210^{BCR/ABL}$ 蛋白具有极强的酪氨酸激酶活性，使一系信号蛋白发生持续性磷酸化，影响细胞的增殖分化、凋亡及黏附，导致 CML 的发生。粒系、红系、巨核系及 B 淋巴细胞系均可发现 Ph 染色体。

二、中医的病因病机

（一）病因

1. 起始病因

目前普遍认为情志抑郁、饮食不节、感受邪毒是本病的主要病因。机体内在功能失调，正气虚损是本病发病的内伤基础。若机体内在功能失调，基因突变，骨髓异常细胞增值旺盛，即可产生疾病。

2. 继发病因

（1）情志抑郁：情志失调引起气血逆乱，脏腑功能失调，特别影响肝胆功能，出现肝经气血瘀阻，形成胁下癥积、肿块。肝气不疏，肝木克土，脾失健运，继之水谷精微乏源，故患者精气亏虚，发为本病。

（2）感受邪毒：感受外邪，邪毒入侵，轻者伤及气血，重者伤及骨髓，致使气血亏虚；邪毒与营血相搏结，使气血流通失畅，脉络瘀阻，脏腑气血失和，血瘀脏腑，故见胁下癥积。

（二）病机

1. 发病　机体内在功能失调是内伤发病基础，情志抑郁是重要继发因素，外感邪毒是外在条件。其发生关键在于机体内在功能失调，基因突变，骨髓异常细胞恶性增殖，正常细胞严重受抑。情志过极，邪毒过盛，即使内在功能尚未完全失调，也可导致疾病发生。

2. 病位　始发病位在骨髓，由于骨髓造血功能发生异常变化，导致恶性细胞异常增殖，正常细胞严重受抑。但在疾病发生发展过程中，异常细胞恶性增殖可侵犯脏腑，因而可出现脏腑功能异常。易受侵犯的脏器为肝脾二脏，最后可侵袭五脏六腑，四肢百骸。

3. 病性　本病虚实夹杂，起病隐袭，进展缓慢。其枢机在于虚、毒、瘀相互交织，互为因果，促使疾病向严重方向发展。

4. 病势　发病有一个渐进过程，起初病势较轻，患者可无明显临床症状，随着疾病进一步发展，其毒邪、瘀血相互搏结，正气日虚，邪聚日重，其病势亦重。依据现代医学病程进展，疾病可由稳定期→加速期→急变期，疾病每进展一步，病势也就加重一步。按中医病机分析，疾病可由虚→损→劳→极的连续动态发展过程。癥积等实证不甚者，其病势相对较轻，癥积等实证严重者，其病势较重。

5. 病机转化　本病枢机在于虚、毒、瘀三者相互衍生和转化。稳定期多为邪毒内伏，郁而待发为基本病机；加速期多为血瘀正衰，气阴两虚为基本病机；急变期多为毒血搏结，阴竭阳微为基本病机。但在疾病演化过程中，除基本病机外，还可出现一些兼证、并发或转化其他疾病，如在稳定期由于毒邪入侵，气血逆乱于上可出现中风病；加速期由于气血亏损，气不摄血可出现血证；急变期由于气血阴阳俱伤可出现虚劳病。

第三章　临床表现

一、一般症状

CML 症状缺乏特异性，常见有乏力、易疲劳、低热、食欲减退、腹部不适、多汗或盗汗、体重减轻等。

二、肝脾大

脾大见于90% 的 CML 患者。部分患者就医时已达脐或脐下，甚至伸至盆腔，质地坚硬，常无压痛；如发生脾周围炎可有触痛，脾梗死时出现剧烈腹痛并放射至左肩。脾大程度与病情、病程、特别是 WBC 数密切相关。肝肿大见于40% ~50% 患者。近年来由于定时接受健康体检，以 WBC 升高为首发表现的患者增多，而此时肝脾大并不明显。

三、其他表现

包括贫血症状、胸骨中下段压痛等。WBC 过多可导致"白细胞淤滞症"。少见有组胺释放所致的荨麻疹、加压素反应性糖尿病等。

四、加速期/急变期表现

如出现不明原因发热、虚弱、骨痛、脾脏进行性肿大、其他髓外器官浸润表现、贫血加重或出血。以及对原来有效的药物失效，则提示进入加速期或急变期。急变期为 CML 终末期，约10% 患者就诊时呈急变期表现，类似于急性白血病。多数呈急粒变，其次是急淋变，少数为其他类型的急变。

第四章　西医诊断及中医辨证

一、西医诊断

（一）诊断标准

1. 慢性期（chronic phase，CP）　无临床症状或有低热、乏力、多汗、体重减轻和脾大等；外周血 WBC 增多，以中性粒细胞为主，可见各阶段粒细胞，以晚幼和杆状粒细胞为主，原始细胞 < 2%，嗜酸和嗜碱性粒细胞增多，可有少量幼红细胞；骨髓增生活跃，以粒系为主，中晚幼和杆状核增多，原始细胞 < 10%；Ph 染色体和（或）BCR/ABL 融合基因阳性。

2. 加速期（accelerated phase，AP）　具有下列之一或以上者：

（1）外周血 WBC 和（或）骨髓中原始细胞占有核细胞10% ~ 19%；

（2）外周血嗜碱性粒细胞≥20%；

（3）与治疗无关的持续性 PLT 减少（< 100×10^9/L）或治疗无效的持续性 PLT 增高（> 1000×10^9/L）；

（4）治疗无效的进行性 WBC 数增加和脾大；

（5）细胞遗传学示有克隆性改变。

3. 急变期（blastic phase or blast crisis，BP/BC）　具有下列之一或以上者：

（1）外周血 WBC 或骨髓中原始细胞占有核细胞≥20%；

（2）有髓外浸润：

（3）骨髓活检示原始细胞大量聚集或成簇。

（二）实验室和辅助检查

1. 血象　慢性期，WBC 明显增高，多 > 50×10^9/L，有时可达

$500 \times 10^9/L$，以中性粒细胞为主，可见各阶段粒细胞、晚幼和杆状核粒细胞居多，原始细胞 $< 2\%$，嗜酸、嗜碱性粒细胞增多。疾病早期 PLT 正常或增高，晚期减少，可出现贫血。中性粒细胞碱性磷酸酶（NAP）活性减低或呈阴性，治疗有效时活性恢复，疾病复发时复又下降。

2. 骨髓象　增生明显活跃或极度活跃，以髓系细胞为主，粒:红比例可增至（10~30）:1，中性中幼、晚幼及杆状粒细胞明显增多。慢性期原始粒细胞 $< 10\%$；嗜酸、嗜碱性粒细胞增多。红系细胞相对减少；巨核细胞正常或增多，晚期减少。进展到加速期时原始细胞 $\geqslant 10\%$；急变期 $\geqslant 20\%$，或原始细胞 + 早幼细胞 $\geqslant 50\%$. 骨髓活检可见不同程度的纤维化。

3. 细胞遗传学及分子生物学改变　Ph 染色体是 CML 的重要标志。CML 加速及急变过程中，可出现额外染色体异常，例如 +8、双 Ph 染色体、i（17q）、+21 等，往往早于骨髓形态的进展，对病情演变有警示作用。Ph 染色体阴性而临床怀疑 CML 者，行荧光原位杂交技术（FISH）或逆转录 - 聚合酶链反应（RT - PCR）可发现 BCR/ABL 融合基因。实时定量 PCR（RQ - PCR）定量分析 BCR/ABL 融合基因，对微小残留病灶（MRD）的动态监测及治疗有指导作用。

4. 血液生化　血清及尿中尿酸浓度增高；血清 $VitB_{12}$ 及 $VitB_{12}$ 结合力显著增加，与白血病细胞增多程度呈正比；血清乳酸脱氢酶增高。

二、中医的辨证分型

本病发病隐袭，进展缓慢，其临床表现一般呈多态性。病程较短者以实证为主，亦可见到明显虚证；病程较长者虽以虚证为主，但亦可见到明显实证。临床无论疾病早期还是晚期，无论以虚证为主还是以实证为主，都被认为是虚实夹杂证候。

1. 毒邪聚集、气血暗伤型　症状轻微或不典型，见有气短乏力，倦怠自汗，头晕目眩，食欲不振，脘腹胀满，面色紫红或晦暗，胁下癥积，舌质紫黯，脉弦涩。

2. 毒瘀内结、气阴两伤型 全身乏力，心悸气短，头晕目眩，午后低热，咽干口燥，食欲不振，脘腹胀满，面色紫暗，胁下癥积逐渐增大，舌淡少苔，脉细弱。

3. 阴精亏虚，毒瘀互阻型 口干舌燥，潮热盗汗，五心烦热，多梦遗精，心悸失眠，健忘易惊，食欲不振，脘腹胀满，面色紫暗，形体消瘦，胁下癥积，舌红苔黄，脉细数。

4. 阴阳两虚，毒瘀不散型 午后潮热，或高热不退，肌肉大削，卧床不起，食欲不振，脘腹胀满，面目虚浮，腹大如鼓，积块不消，舌暗无苔，脉虚极。

第五章　鉴别诊断

1. 类白血病反应

常并发于严重感染、恶性肿瘤、创伤等疾病。血 WBC 反应性增高，有时可见幼稚粒细胞，但该反应会随原发病的控制而消失。此外，脾大常不如 CML 显著，嗜酸和嗜碱性粒细胞不增多，NAP 反应强阳性，Ph 染色体及 BCR/ABL 融合基因阴性。

2. 骨髓纤维化

原发性 MF 脾脏可显著肿大；外周血 WBC 增多，但多 $\leqslant 30 \times 10^9/L$；且幼红细胞持续存在，泪滴状红细胞易见。NAP 阳性。半数患者 JAK2V617F 突变阳性。Ph 染色体及 BCR/ABL 融合基因阴性。

3. 慢性粒单核细胞白血病

临床特点和骨髓象与 CML 类似，但具有单核细胞增多的特点，外周血单核细胞绝对值 $>1 \times 10^9/L$。Ph 染色体及 BCR/ABL 融合基因阴性。

4. Ph 染色体阳性的其他白血病

2% 急性髓系白血病、5% 儿童急性淋巴细胞白血病及 20% 成人 ALL 中也可出现 Ph 染色体，注意鉴别。

5. 其他原因引起的脾大

血吸虫病肝病、慢性疟疾、黑热病、肝硬化、脾功能亢进等均有脾大，但同时存在原发病的临床特点，血象及骨髓象无 CML 改变，Ph 染色体及 BCR/ABL 融合基因阴性。

第六章　西医治疗

一、一般治疗

CP 时白细胞瘀滞症并不多见，一般无需快速降低 WBC，因快速降低白细胞反而易致肿瘤溶解综合征。巨脾有明显压迫症状时可行局部放射治疗，但不能改变 CML 病程。

二、甲磺酸伊马替尼（IM）

IM 为低分子量 2 - 苯胺嘧啶复合物，是一种酪氨酸激酶抑制剂（tyrosine kinase inhibitor，TKI）。其通过阻断 ATP 结合位点选择性抑制 BCR/ABL 蛋白的酪氨酸激酶活性，抑制细胞增殖并诱导其凋亡，是第一个用于 CML 的靶向药物，也是目前 CML 首选治疗药物。此外，IM 还可抑制其他两种酪氨酸激酶，即血小板衍生生长因子受体（PDGFR）和 C - KIT。IM 治疗的 7 年无事件生存率（EFS）81%，总生存率（OS）86%，而 MCyR 和 CCyR 分别为 89% 和 82%。IM 主要不良反应为早期 WBC 和 PLT 减少，水肿、皮疹和肌肉挛痛等。CP、AP、BP 的治疗剂量分别为 400mg/d、600mg/d、600 ~ 800mg/d。

随着临床开展的深入和时间的推移，IM 耐药逐步显现，其定义为：①3 个月后未获 CHR；②6 个月未获 MCyR 或 12 个月未获 CCyR；③先前获得的血液学或细胞遗传学缓解丧失。IM 耐药与激酶结构区基因点突变、BCR/ABL 基因扩增和表达增加、P 糖蛋白过度表达等有关。此时可予药物加量（最大剂量 800mg/d），或改用新型 TKI，或接受异基因造血干细胞移植（allo‑HSCT）。

三、化学治疗

1. 羟基脲（HU） 为周期特异性抑制 DNA 合成的药物，起效快，持续时间短。常用剂量 3g/d，分 2 次口服，待 WBC 减至 20×10^9/L 左右剂量减半，降至 10×10^9/L 时改为 0.5~1g/d 维持治疗。治疗期间监测血象以调节剂量。副作用较少，较平稳地控制 WBC，但不改变细胞遗传学异常。目前多用于早期控制血象或不能耐受 IM 的患者。

2. 白消安（马利兰） 烷化剂的一种，起效慢，后作用长。用药过量或敏感者小剂量应用会造成严重骨髓抑制，且恢复慢。现已少用。

3. 其他 阿糖胞苷、高三尖杉酯碱、靛玉红、砷剂等。

四、干扰素 α（IFN‑α）

IFN‑α 具有抗肿瘤细胞增殖、抗血管新生及细胞毒等作用。300 万~900 万单位/天，皮下或肌内注射，每周 3~7 次，持续数月至 2 年不等。起效慢，WBC 过多者宜在第 1~2 周并用 HU。CP 患者用药后约 70% 获得血液学缓解，1/3 患者 Ph 染色体细胞减少。与小剂量阿糖胞苷联用可提高疗效。如治疗 9~12 个月后仍无细胞遗传学缓解迹象，则需调整方案。

五、新型 TKI

包括尼洛替尼、达沙替尼和博舒替尼等，特点如下：①较 IM 具有更强的细胞增殖、激酶活性的抑制作用；②对野生型和大部分突变型 BCR/ABL 细胞株均有作用，但对某些突变型（如 T315I）细胞株无效；③常见不良反应有骨髓抑制、胃肠道反应、皮疹、水钠储溜、胆红素升高等。目前主要用于对 IM 耐药或 IM 不能耐受的 CML 患者，临床经验仍在积累中。

六、allo – HSCT

allo – HSCT 是目前唯一可能治愈 CML 的方法，但在 TKI 问世后地位已经下降。CP 患者移植后 5 年生存率 60% ~ 80% 。欧洲血液和骨髓移植组（EBMTG）认为患者年龄 < 20 岁、疾病在 12 个月内、CP1 期、非女供男受者及 HLA 全相合同胞供者是预后较好的因素。存在抑制高风险的患者可先接受 IM 治疗，动态监测染色体和 BCR/ABL 融合基因，治疗无效时再行 allo – HSCT；IM 耐药且无 HLA 相合的同胞供体时，可予新型 TKI 短期试验（3 个月），无效者再行 allo – HSCT。

移植后密切监测 BCR/ABL 融合基因，若持续存在或水平上升，则高度提示复发可能。复发的主要治疗措施包括①立即停用免疫抑制剂；②药物治疗，如加用 IM；③供体淋巴细胞输注（DLI）；④二次移植。

七、AP 和 BP 治疗

推荐首选 IM600 ~ 800mg/d，疾病控制后如有合适供体，应及早行 allo – HSCT。如存在 IM 耐药或无合适供体可按 AL 治疗，但患者多对治疗耐受差，缓解率低且缓解期短。

第七章　中医治疗

一、治疗原则

CML 治则是扶正祛邪，匡复正气。扶正在于益气养血，气阴双补，滋阴填精，调理阴阳；祛邪在于清解邪毒，消除血瘀，杀伤白血病细胞。扶正与祛邪有机结合，以全面调理患者整体功能，匡复正气，清解邪毒，消除血瘀，恢复骨髓正常造血功能。

二、辨证论治

1. 毒邪聚集、气血暗伤型

证候：症状轻微或不典型，见有气短乏力，倦怠自汗，头晕目眩，食欲不振，脘腹胀满，面色紫红或晦暗，胁下癥积，舌质紫黯，脉弦涩。

治法：活血解毒，补益气血。

方药：活血解毒方加减。当归、虎杖、半枝莲各20g，川芎15g，桃仁、红花、青黛各10g，地龙9g，蟅虫、甘草各6g，蜈蚣3条。气血损伤较重，加党参、黄芪、丹参等；血虚血燥，大便干结，加熟大黄、生地、火麻仁等；食欲不振明显，加陈皮、石菖蒲、炒白术等；腹胀明显，加莱菔子、枳壳、大腹皮、槟榔等。

2. 毒瘀内结、气阴两伤型

证候：全身乏力，心悸气短，头晕目眩，午后低热，咽干口燥，食欲不振，脘腹胀满，面色紫暗，胁下癥积逐渐增大，舌淡少苔，脉细弱。

治法：活血解毒，佐以益气养阴。

方药：膈下逐瘀汤加减。当归15g，川芎、赤芍、桃仁、红花、枳壳、延胡索、丹皮、香附各10g，五灵脂、乌药、甘草各6g。邪毒较重，加青黛、半枝莲、虎杖等；血瘀较重，加三棱、蜈蚣、水蛭、地龙等；气阴两虚较重，加党参、黄芪、生地、女贞子等；脘腹胀满严重，去甘草、五灵脂，加莱菔子、青陈皮等；食欲不振，加炒白术、石菖蒲、焦三仙等。

3. 阴精亏虚，毒瘀互阻型

证候：口干舌燥，潮热盗汗，五心烦热，多梦遗精，心悸失眠，健忘易惊，食欲不振，脘腹胀满，面色紫暗，形体消瘦，胁下癥积，舌红苔黄，脉细数。

治法：滋养阴精，佐以化瘀解毒。

方药：六味地黄丸加减。茯苓20g，熟地12g，山药、山茱萸、丹皮、泽泻各10g。邪毒较重，加青黛、半枝莲、虎杖等；血瘀较重，加三棱、蜈蚣、水蛭、地龙、桃仁、红花、川芎等；腹胀明显，加枳实、大腹皮、焦槟榔等；阴精虚极，加阿胶、龟板、鳖甲等。

4. 阴阳两虚，毒瘀不散型

证候：午后潮热，或高热不退，肌肉大削，卧床不起，食欲不振，脘腹胀满，面目虚浮，腹大如鼓，积块不消，舌暗无苔，脉虚极。

治法：滋阴温阳，佐以清热解毒。

方药：肾气丸加减。干地黄 15g，山药 12g，茯苓、山茱萸、丹皮、泽泻各 10g，附子 9g，桂枝 6g。阳气虚脱，加生脉饮。因本证患者身体虚极，应以补虚为主，少用或不用活血化瘀或清热解毒药，以免损伤正气，加重病情。

三、名医辨证思路

1. 吴翰香经验

CML 临床上以实热证多见，早期自觉身体强壮、热量充沛，冬天比他人少穿衣服少用被褥，可无自觉症状而粒细胞计数增高。诊断明确后，可以青黛、雄黄、龙胆草等泻火解毒，用天冬、麦冬、生地、丹皮、地骨皮、青蒿等养阴除蒸，若见肝、脾、淋巴结肿大者，可酌投三棱、莪术、丹参、赤芍等化瘀散结；其 WBC 在 $(50-100) \times 10^9/L$ 者，一般用药 20~40 天，可获缓解。其效果较西药为优，不至发生皮肤色素沉着、妇女停经、骨髓抑制、肺纤维化等现象，亦不会发生血小板过少而出血，白细胞过少而感染以及药物性再生障碍性贫血。

CML 好发于中老年者，辨证多属虚寒证，不论其 WBC 高到什么程度，只要没有实热证，采用十全大补汤和金匮肾气丸治疗，亦可用十四味建中汤加减，可获较长期临床缓解。

雄黄具有迅速减少周围血白细胞的作用。曾用醒消丸治疗一例白细胞增高的 CML 患者，辨治为"流注"，治疗 4 周，疾病趋向缓解；依《本草从新》记载，雄黄可"化血为水"，故临床广泛应用于 CML 的治疗。雄黄具有迅速降低白细胞的作用，可消除或改善白血病细胞的浸润现象，肝脾淋巴结明显缩小或恢复正常大小。但要注意观察其毒副作用的发生，以避免造成慢性砷中毒。

2. 周霭祥经验

周氏认为 CML 病机为邪毒入血伤髓，产生瘀血。表现为胸骨压痛、骨痛、肝脾肿大、WBC 增高、骨髓增生极度活跃、舌质紫黯等。瘀血不去，则新血不生，故重症或晚期患者会出现贫血症状。所以本病是虚实夹杂，早期以实为主，晚期以虚为主。故治疗上，早期以祛邪为主，佐以扶正；晚期以扶正为主，佐以祛邪。祛邪包括解毒、化瘀、消积聚，扶正主要为补气养血或益气养阴。

辨证论治多采用膈下逐瘀汤、血府逐瘀汤或桃红四物汤，加解毒抗癌中药，如白花蛇舌草、龙葵、半枝莲、山豆根、山慈菇等；肝脾肿大者，加鳖甲、穿山甲、生牡蛎以软坚散结。贫血常用当归补血汤，气阴两虚常用益气养阴药，如黄芪、党参、黄精、生地、天冬、麦冬、玄参等。如与治疗 CML 的单方合用，效果更好。

周氏常采用青黄散治疗 CML，成分为青黛、雄黄，比例为9∶1或8∶2，研细末，装胶囊或压片，从小剂量开始，每次 3g，每日 3 次，饭后服；如无不良反应，可逐渐增加至每次 5g，每日 3次。一般在服药后 10 天左右出现疗效，表现为自觉症状好转，WBC 开始下降，肿大的脾脏开始缩小，有效约需 50 天左右达到缓解。部分患者服青黄散后出现副作用，主要有恶心、胃脘不适、腹痛、大便次数增多，甚至出现黏液便或便血；个别患者出现皮疹，大多数有皮肤色素沉着，手、脚掌皮肤增厚、疼痛。遇有严重的胃肠道反应、便血、皮疹者必须停药。为减轻药物对胃的刺激，可同时服用胃复康、胃舒平等药，每 2～3 个月用二硫丁二钠 1g 加入5% 葡萄糖 40ml 中缓慢静脉注射，每日 1 次，连用 3 天，促使砷的排泄，防止中毒。在使用青黄散的患者中，未出现骨髓抑制者，也未出现血小板减少的情况，实验研究证实，青黄散对骨髓造血无明显影响。

3. 陶淑春经验

陶氏认为 CML 病机多为邪毒内蕴入髓伤血所致。邪毒内蕴伤及营血引起血瘀，则有胁下痞块、骨痛等症。又由于瘀血不去则新血不生，故有血虚症状。血瘀又可导致气血运行不畅，瘀久化热迫血妄行，或久病气虚不能摄血，而引起出血症状，久之气血不足，气阴两虚，所以本病为本虚标实，虚实夹杂，以实为主的疾病。治疗多以清热解毒为主，扶正固本为辅。在应用西药时剂量宜小，可减少副反应和耐药性，使 CML 长期稳定在慢性期阶段，推迟急变期，达到长期生存目的。

在临床诊治中，陶氏采用清热解毒，扶正祛邪法，拟"血液Ⅱ号方"（由党参、黄芪、白术、赤芍、马勃、何首乌、黄药子、重楼、半枝莲、白花蛇舌草组成），以"血液Ⅱ号方"为基本方，分为气血两虚型、肝肾阴虚型、癥瘕型三个证型治疗：①气血两虚型：补益气血，清热解毒。以"血液Ⅱ号方"加减，药用党参、白芍、马勃、半枝莲、白花蛇舌草、黄芪、当归、黄精等。②肝肾阴虚型：清热解毒，滋补肝肾。药用"血液Ⅱ号方"加沙参、银柴胡、生石膏、生地、麦冬等。③癥瘕型：活血化瘀，清热解毒。药用"血液Ⅱ号方"加三棱、莪术、红花、蓼实、丹参、甲珠等。

如有出血加生地炭、槐花、煅牡蛎、小蓟、白茅根，发热加银柴胡、生石膏、黄芩、黄连。根据病情变化还可配合使用丸散剂，如牛黄解毒丸、犀黄丸、六神丸、紫金锭、消白散。

4. 邢子亨经验

本病是因内脏热结导致脏器生化功能失调，引起血液异常改变。肝主疏泄，主藏血，主筋，与少阳胆经相表里，脾主运化，主输布津液，主肌肉，主统血。在劳伤或外感后肝脾留热不解，损伤肝脾功能，肝失调达，热伤血瘀，脾失健运，津液不行，热邪瘀结肝脾，血脉凝涩而肝脾肿大；淋巴属少阳三焦部位，相火游行于三焦，火邪留结于三焦，津液凝聚而使淋巴结肿大；发热因于营血伏热，汗多由于内热熏蒸而卫表不固，热伏于内，灼伤阴液，营失其守，卫失其固，内热蒸发而发热自汗，营阴已伤，汗出而热不解；

邪热久留致肾阴亏损，生化功能减退，因此发生贫血现象；阴虚内热，气血俱虚而全身无力；阴虚阳浮，头为之昏；血热不藏，各随其瘀热之部位而出血。鼻为肺窍，肺热者鼻衄；齿龈属胃，胃热则齿龈出血；皮肤肌肉属于肺脾，肺脾热甚则皮肤出血；内脏热结而致出血者，病情更加严重。CML 白细胞之所以增多，可能与肝、脾、肾生化功能失调有关。

治疗 CML 当以调理脏器生化功能为主，辅以对症治疗，保持脏器功能不致败绝，则无死亡危险。首先要清肝理脾滋肾，清肝则瘀热可除而血不凝涩，理脾则津液敷布而不凝聚，滋肾培本则生化有源而生机不息。脏器生化功能恢复，自由抗邪之力，使正气日复，邪气日消，病症自可消除，从而达到延长生命之目的。

肝脾肿大，身体虚弱，脉缓弱者宜清肝理脾养阴，药用：生地、薏苡仁、地骨皮各 24g，龟甲 18g，当归、山药、鳖甲各 15g，白芍、云苓、辽沙参、石斛、藕节各 12g，陈皮、桔梗各 9g，枳壳、青皮、炙甘草各 6g。加减：肝脾肿大不消加牡蛎 24g，桃仁 6g，姜黄 4.5g，醋三棱、醋莪术各 3g；淋巴结肿大加玄参、牡蛎、海藻、昆布各 24g，川贝、川楝子各 12g，青皮 9g，醋三棱、醋莪术各 4.5g；发热不退加连翘 24g，丹皮 15g，青蒿 12g，水牛角 6g；皮肤出血加棕榈炭 24g，丝瓜络炭 12g；头昏加石决明 24g，杭菊花 15g，蔓荆子 12g，龙胆草、黄芩各 9g，羚羊角粉 4.5g；汗多加牡蛎、浮小麦各 24g；鼻衄加葛根 24g，侧柏叶炭 15g，桑白皮 12g，齿衄加大黄炭 6g，阴虚发热、贫血加知柏地黄丸之类，阴虚发热不退加秦艽鳖甲汤之类。

CML 发病缓慢，起初少有自觉症状，不检查往往不知有病，而血液生化的异常，提示阴阳已经失衡，白细胞增生过多，阴精必然受损，阴竭阳亢则不能保持正常生理功能，身体渐趋虚弱，偶感外邪，身体无抗邪之力，即成危证。如能早期治疗，调理阴阳平衡，可望生化复常，则血细胞自无异常增生。但白细胞异常增生，非一朝一夕之病，是因生理失常而后血液生化失常，因此治疗 CML 绝非易事，必须节饮食、慎起居，绝房事，辅以药物调养，使机体阴阳平衡，生化功能正常，方能恢复健康。

5. 苗土生经验

苗氏在临床上将 CML 分为热毒炽盛型、热毒伤血型、瘀血痰核型、气阴两亏型四型进行辨证论治：①热毒炽盛型：以发热为主，伴骨痛、贫血、出血、自汗、口干、尿黄、便干，口舌溃烂、肝脾淋巴结肿大、舌红绛、苔薄黄、脉数等。应用抗白灵 1 号方治疗，药用生石膏 50g，水牛角、白花蛇舌草、大青叶、七叶一枝花、玄参、半枝莲、板蓝根各 30g，丹皮 20g，山豆根、喜树根各 15g，龙胆草、青黄散（分吞）各 10g 等。②热毒伤血型：以出血为主，齿龈、皮肤、鼻腔广泛出血，甚则呕血、便血、尿血。伴发热、骨痛、贫血、盗汗、肝脾淋巴结肿大、舌红绛、苔少或薄黄，脉数等。应用抗白灵 2 号方治疗，药用紫草 50g，水牛角、生地、生地榆、天冬、麦冬、玄参、茜草各 30g，山慈菇、蒲黄各 15g，青黄散（分吞）12g 等。③瘀血痰核型：以肝脾淋巴结肿大为主，伴低热、贫血、出血、盗汗、舌质紫黯有瘀斑、舌苔薄黄、脉沉涩等。应用抗白灵 3 号方治疗，药用紫丹参、天冬、炙鳖甲、山慈菇各 30g，肿节风 20g，赤芍、夏枯草、黄药子、穿山甲、浙贝各 15g，三棱、莪术、青黄散（分吞）各 10g 等。④气阴两亏型：以头昏乏力、低热、五心烦热、贫血为主，伴自汗、盗汗、目眩耳鸣、腰膝酸软、口渴思饮、口舌生疮、纳谷不馨、肝脾淋巴结肿大、舌淡少苔或无苔、脉细数等。应用抗白灵 4 号方治疗，药用米仁 50g，天冬、枸杞子、炙鳖甲、生地、黄精、紫丹参各 30g，卷柏、何首乌各 20g，阿胶 12g，青黄散（分吞）10g 等。

随证加减：高热加紫雪丹、局方至宝丹、雪里开；骨痛加蒲黄、五灵脂、乳香、没药；贫血加紫河车、阿胶、补骨脂；出血加白茅根、大小蓟、仙鹤草、云南白药；淋巴结肿大加浙贝、夏枯草、海藻、昆布、香茶菜；肝脾肿大加穿山甲、何首乌、炙鸡内金、炒白术；白细胞减少加黄芪、党参、鸡血藤；血小板减少加卷柏、蒲黄、地榆、景天三七、紫草；血小板高凝状态加水蛭、川牛膝；红细胞减少加参三七、枸杞子、何首乌、阿胶；口腔溃烂加牛黄解毒片、六神丸；原始细胞增多加青黄散、板蓝根、大青叶、白花蛇舌草。

此系列方可提高人体免疫功能，增强抗病能力，有效杀伤白血病细胞，保护人体正常细胞，净化骨髓，使染色体从转录水平逆转，在提高 CML 患者的缓解率，延长生存期等方面取得了良好的效果。

四、其他疗法

（一）中成药

1. 当归龙荟丸　本方由当归、龙胆草、栀子、黄连、黄柏、黄芩、大黄、芦荟、青黛、木香、麝香、蜂蜜组成。功效清热泻肝，攻下行滞。主治肝胆实火所致头痛面赤，目赤肿痛，胸胁胀痛，便秘尿赤，形体壮实，躁动不安，舌红苔黄，脉弦数。近年来可作为 CML 慢性期治疗，每次 5 ~ 10g，3 次/d。

2. 六神丸　由蟾酥、牛黄、麝香、雄黄、珍珠粉、冰片等组成。功效清热解毒，消肿止痛。适用于热毒内盛之证候。每次 20粒，3 次/d，口服。

3. 牛黄解毒丸　本方由牛黄、双花、草河车、生甘草组成。功效清热解毒。可用于 CML 慢性期的治疗。每次 1 丸，2 次/d，口服。

（二）外治法

1. 缩脾外治法

（1）青黛末外敷：对脾大严重者采用缩脾治疗，青黛研末以醋调匀，外敷脾区。1 次/d，连用 10 ~ 15 日。

（2）雄黄外敷：取雄黄研末，以醋调匀，外敷脾区。1 次/d，连用 10 ~ 15 日。

（3）农吉利：取农吉利鲜草捣烂或干品研末，外敷脾区。1 次/d，连用 10 ~ 15 日。

（4）消痞粉：水红花子、皮硝各 30g，樟脑、桃仁、䗪虫各

12g，生南星、生半夏、穿山甲片、三棱、王不留行、白芥子、生川乌、生草乌各15g，生白附、延胡索各9g。上药共研细末，以蜜或醋调成糊状，最后加入麝香1.2g，每片0.3g，外敷脾区，1次/d。

2. 针对疾病外治法

因青黛、雄黄外用能够透皮吸收，因此近年来，有单位试图采用青黛、雄黄研粉，以水或醋调匀，外敷全身。其主要利用青黛中靛玉红与雄黄中硫化砷透皮吸收来治疗本病。1次/d，连用30日为1疗程。

第八章 预后及康复

一、预后

CML自然病程3~5年，经历较平稳的CP后会进展至AP和BP。治疗后中位数生存39~47个月，个别可达10~20年，5年OS为25%~50%。

本病为恶性骨髓增殖性疾病，一般认为即使经过积极治疗，其预后依然较差。但也有经过治疗病情可明显缓解病例，这与患者体质、骨髓恶性细胞增殖程度、是否有内在因素失调、治疗是否及时恰当、是否能保持较好的康复治疗等有一定的相关性。发病前患者体质较好，骨髓恶性细胞增殖程度不高，内在因素较恒定，治疗及时恰当，其并发症少，预后较好，生存期较长。反之，其预后较差，死亡率较高。

二、康复

（一）中医药康复

通常CML的稳定期有较长时间，维持治疗是阻止疾病向加速期和急变期进展的重要措施。因此，在稳定期时间内要坚持中医药治疗。并采用辨证施治、中成药或单位中药治疗等多种办法。一般在慢性期多选择大黄蟅虫丸、牛黄解毒片、梅花点舌丹、六神丸、复方丹参片等维持治疗。

（二）心理康复

多数患者由于长期受疾病折磨，常有恐惧、抑郁、绝望等不健康的心理反应。加之经济负担过重也严重影响疾病的治疗。所以，临床医师要把解决患者的心理、精神、情绪等负担提高到与治疗疾病同样的高度，鼓励患者树立战胜疾病的信心。

（三）营养康复

CML 常用白消安、羟基脲、靛玉红等治疗，虽有积极的治疗作用，使临床缓解率明显提高，但与治疗相关的不良反应不可忽视。例如，胃肠道不良反应、骨髓抑制等都是西药治疗带来的不良反应。因此，采取积极的营养措施是预防这些不良反应发生的重要举措。如进食易于消化的食物可增进食欲，改善胃肠道功能；进食富含碳水化合物、蛋白质、微量元素的食物可预防血象降低等。

第九章　护理原则及方法

1. 树立和增强战胜疾病的信心，保持精神愉快、乐观。
2. 保持病房有良好的通风设施，空气新鲜清洁舒适安静。
3. 饮食上要保持营养均衡，摄取蛋白质，维生素丰富的食物，食物要清洁、新鲜。
4. 避免大便干燥及腹泻，预防感冒。
5. 按时服用药物，服药期间注意血常规变化及其他药物反应。
6. 对从事放射线工作及接触有毒的化学物品和致癌物质的工作人员，要加强劳动保护，防止和消除环境污染，慎起居，调情志，勿过劳，节制烟酒饮食，平时加强体育锻炼，提高机体的抗病能力，预防感冒。

慢性淋巴细胞白血病

第一章　概　　述

一、现代医学认识

慢性淋巴细胞白血病（chronic lymphocytic leukemia，CLL）是成熟样 B 淋巴细胞在外周血、骨髓、淋巴结和脾脏大量蓄积为特征性的低度恶性肿瘤。WHO 分型中，CLL 一般仅限于肿瘤性 B 细胞疾病，而既往的 T 细胞 CLL（T - CLL）现称为 T 幼稚淋巴细胞白血病（T prolymphocytic leukemia，T - PLL）。本病在欧美是最常见的成人白血病，而在我国等远东国家相对少见。

二、中医认识

由于该病临床表现的多样性，并不能局限于单一中医病证，故古代中医文献对本病没有独立病证对照论述，但根据其主要临床表现可参照"虚劳""血证""积聚""癥瘕"等病证。《难经·五十五难》载："积者，阴气也，其始发有常有处，其痛不离其部，上下有所始终，左有所穷处"，"积者，藏病也，终不移"。《丹溪心法》曰："为人忧郁愁遏，时日时累……遂成隐核"。《卫生宝鉴》云："凡人脾胃虚弱，饮食不节，或生冷过度，不能克化，致成积聚结块。"《证治汇补·虚损》提到"虚者，血气之空虚也；损者，脏腑之损坏也。《医学入门》指出："生颈前项侧，结核如绿豆，如银杏，曰瘰疬。"在祖国医学古籍文献中，虽未见 CLL 病名的记载，但对于类似 CLL 的临床表现早有论述。

第二章　病因及发病机制

一、西医发病机制

　　CLL 的病因未明，但与放射线、化学物质关系不大，亦未证实与病毒有关。目前发现遗传因素可能具有一定作用，因为 CLL 患者有明显的家族史，近亲中的发病率约为一般人群的 3 倍，同一家族内偶有数例 CLL 发生，但确切的遗传方式仍未明。①染色体异常：CLL 患者的染色体异常相当多见，包括数量和结构的异常。最常见的数目异常为增加一个 12 号染色（"+12"），其次可见超数的 3 号、16 号或 18 号染色体。常见的结构异常为 14 号染色体长臂的增加、12 和 11 号染色体长臂相互易位、6 号染色体短臂或长臂的缺失、11 号染色体长臂的缺失、17 号长臂的等臂染色体改变等。在 CLL 中常可见到的是非随机性染色体易位 t（14；19），该易位涉及一个新的原癌基因 bcl – 3，其可能的作用机理是刺激细胞增生，但并不使细胞转化。②免疫学异常：CLL 为异常克隆起源。其淋巴细胞存活时间虽长，但免疫功能有缺陷。主要是 CLL 的淋巴细胞往往缺乏正常的转化和丝状分裂功能，对抗原和植物血凝素的刺激反应减低或缺乏，正常淋巴细胞接受植物血凝素刺激后，70% ~90% 在 72h 内转化，而 CLL 需 7 天时间。用各种菌苗刺激患者的淋巴细胞，常不能形成免疫抗体。引起 CLL 淋巴细胞不能成熟为浆细胞和不能合成 Ig 的主要缺陷之因，是正常辅助性 T 细胞缺乏而抑制性 T 细胞相对增加，两者共同影响慢淋中 B 细胞分化和 Ig 合成。

二、中医的病因病机

（一）病因

1. 起始病因

目前普遍认为情志抑郁、饮食不节、感受邪毒是本病的主要病因。机体内在功能失调，正气虚损是本病发病的内伤基础。若机体内在功能失调，基因突变，骨髓异常细胞增值旺盛，即可产生疾病。

2. 继发病因

（1）情志抑郁：情志失调引起气血逆乱，脏腑功能失调，特别影响肝胆功能，出现肝经气血瘀阻，形成胁下癥积、肿块。肝气不疏，肝木克土，脾失健运，继之水谷精微乏源，故患者精气亏虚，发为本病。

（2）感受邪毒：感受外邪，邪毒入侵，轻者伤及气血，重者伤及骨髓，致使气血亏虚；邪毒与营血相搏结，使气血流通失畅，脉络瘀阻，脏腑气血失和，血瘀脏腑，故见胁下癥积。

（二）病机

1. 发病　机体内在功能失调是内伤发病基础，情志抑郁是重要继发因素，外感邪毒是外在条件。其发生关键在于机体内在功能失调，基因突变，骨髓异常细胞恶性增殖，正常细胞严重受抑。情志过极，邪毒过盛，即使内在功能尚未完全失调，也可导致疾病发生。

2. 病位　始发病位在骨髓，由于骨髓造血功能发生异常变化，导致恶性细胞异常增殖，正常细胞严重受抑。但在疾病发生发展过程中，异常细胞恶性增殖可侵犯脏腑，因而可出现脏腑功能异常。易受侵犯的脏器为肝脾二脏，最后可侵袭五脏六腑，四肢百骸。

3. 病性　本病虚实夹杂，起病隐袭，进展缓慢。其枢机在于虚、毒、瘀相互交织，互为因果，促使疾病向严重方向发展。

4. 病势　发病有一个渐进过程，起初病势较轻，患者可无明显临床症状，随着疾病进一步发展，其毒邪、瘀血相互搏结，正气日虚，邪聚日重，其病势亦重。

5. 病机转化　本病枢机在于虚、毒、瘀三者相互衍生和转化。

第三章　临床表现

一、一般症状

早期症状常见疲倦、乏力、不适，随病情进展而出现消瘦、发热、盗汗等。晚期因骨髓造血功能受损，出现贫血和血小板（PLT）减少。由于免疫功能减退，易并发感染

二、淋巴结和肝脾肿大

60%～80%患者淋巴结肿大，颈部、锁骨上部位常见。肿大淋巴结较硬，无粘连、压痛，可移动，疾病进展时可融合，形成大而固定的团块。CT扫描可发现肺门、腹膜后、肠系膜淋巴结肿大。50%～70%患者有轻至中度脾大，轻度肝大。脾梗死少见。

三、自身免疫表现

部分晚期或化疗后患者中4%～25%并发自身免疫性溶血性贫血（AIHA）、2%出现特发性血小板减少性紫癜（ITP）、<1%患者合并纯红细胞再生障碍性贫血（PRCA）。

四、其他

小部分患者有肾病综合征、天疱疮及血管性水肿等副肿瘤表现。终末期可发生Richter转化，即转化成其他类型的淋巴系统肿瘤。并可出现急性髓系白血病、骨髓增生异常综合征、皮肤癌、肺癌、胃肠道肿瘤及黑色素瘤等第二肿瘤。

第四章 西医诊断及中医辨证

一、西医诊断

（一）诊断标准

按 IWCLL 标准：①CLL 时淋巴细胞绝对值 $\geq 5 \times 10^9/L$ 且至少持续 3 个月，具有 CLL 免疫表型特征；或②虽然外周血淋巴细胞 $<5 \times 10^9/L$，但有典型骨髓浸润引起的血细胞减少及典型的 CLL 免疫表型特征（CD5、CD19、CD23 阳性，SmIg 弱表达，FMC7 和 CD79b 弱表达或阴性等），均可诊断为 CLL。

（二）实验室和辅助检查

1. 血象 按 2008 年 CLL 国际工作组（IWCLL）标准，CLL 时淋巴细胞 $\geq 5 \times 10^9/L$，并至少持续 3 个月。白血病细胞形态类似成熟的小淋巴细胞。偶见原始细胞、少量幼稚或不典型淋巴细胞。中性粒细胞比值降低，随病情进展可出现 PLT 减少和（或）贫血。

2. 骨髓和淋巴结检查 骨髓象有核细胞增生明显或极度活跃，淋巴细胞 $\geq 40\%$，以成熟淋巴细胞为主；红系、粒系及巨核系细胞减少；溶血时幼红细胞可代偿性增生。骨髓活检，CLL 细胞浸润呈间质型、结节性、混合型和弥漫型，其中混合型最常见、结节型少见，而弥漫型预后最差。CLL 细胞对淋巴结的浸润多呈弥漫型。

3. 免疫表型 肿瘤性 B 淋巴细胞呈单克隆性，只表达 κ 或 λ 轻链中的一种，CD5、CD19、CD23、CD27、CD43 阳性；SmIg，CD20 弱阳性；FMC7、CD22、CD79b 弱阳性或阴性；CD10 阴性。

4. 细胞遗传学 常规核型分析仅 40% ~ 50% 的 CLL 患者伴染色体异常，采用荧光原位杂交（FISH）技术，可将检出率提高到 80%。13q - 最常见，单纯 13q - 预后较好；其次为 11q -、+ 12、17p -，预后较差；伴复杂染色体异常的预后最差。病情进展时可出现新的染色体异常。

5. 分子生物学 50%～60%患者存在免疫球蛋白重链可变区基因（IgV_H）体细胞突变。伴有 IgV_H 突变的 CLL 细胞起源于后生发中心的记忆 B 细胞，此类患者生存期较长；不伴 IgV_H 突变的 CLL 细胞起源于前生发中心的原始 B 细胞，患者生存期短、预后差。IgV_H 突变状态与 ZAP-70 及 CD38 表达水平呈负相关。小部分 CLL 患者伴 ATM 和（或）p53 基因突变，预后均较差。

二、中医的辨证分型

1. 痰火郁结型 痰核瘰疬，皮色不变，按之结实，倦怠乏力，头晕心烦，舌红，苔黄腻，脉弦细或弦滑。

2. 气虚瘀结型 面色苍白，疲倦乏力，形体消瘦，痰核瘰疬，腹中积块，纳呆腹胀，腰膝冷痛，舌胖黯淡，苔白腻，脉沉细或弦细。

3. 阴虚痰瘀型 头晕目眩，耳鸣耳聋，发脱齿摇，痰核瘰疬，腹中积块，腰膝酸痛，或有紫斑，大便干结，舌瘦黯红，苔黄腻，脉细涩。

第五章 鉴别诊断

1. 病毒或细菌感染引起的反应性淋巴细胞增多

呈暂时性，淋巴细胞数随感染控制恢复正常。

2. 淋巴瘤白血病

主要于套细胞淋巴瘤、滤泡性淋巴瘤、脾边缘区 B 细胞淋巴瘤鉴别。鉴别依据有淋巴结和骨髓病理活检以及肿瘤细胞免疫表型等。

3. 幼淋巴细胞白血病（PLL）

WBC 很高，外周血幼稚淋巴细胞＞55%，脾大更明显，病程较 CLL 急，侵袭性高。PLL 细胞 SmIg，FMC7、CD79b 阳性。

4. 毛细胞白血病（HCL）

主要表现为全血细胞减少和脾大，肿瘤细胞有毛发状胞浆突起，抗酒石酸的酸性磷酸酶染色反应阳性。HCL 细胞 CD5 阴性，CD11c、CD25、CD103 及 FMC7 阳性。

第六章　西医治疗

一、化学治疗

1. 烷化剂

（1）本丁酸氮芥（CLB）：最常用的药物。有连续和间断两种用法。连续用药剂量 0.1mg/（kg·d），每周监测血象以调整剂量，防止骨髓过度抑制；间断用药，0.4mg/kg，每 2 周 1 次，每次加量 0.1mg/kg 直至最大耐受量 0.4 ~ 1.8mg/kg。总反应率 40% ~ 50%，但 CR 率仅 4% ~ 10%。

（2）环磷酰胺（CTX）：CLB 耐药时可选用。2 ~ 3mg/（kg·d），连用或 20mg/kg，每 2 ~ 3 周 1 次。剂量增加或与糖皮质激素联用可提高疗效。

2. 核苷酸类似物

氟达拉滨（Flu）每日 25 ~ 30mg/m^2，连用 5 天，静脉滴注，每 4 周重复 1 次。未经治疗的患者反应率约 70%，CR 率约 20% ~ 40%。克拉屈滨（2 - CdA）抗肿瘤活性与 Flu 相似，两者存在交叉耐药。喷司他丁疗效不如 Flu 和 2 - CdA。

3. 联合化疗

代表方案有 COP、CAP 及 CHOP 等，疗效并不优于烷化剂单药化疗。烷化剂、糖皮质激素、蒽环类等药物与核苷酸类似物联用，如 FC 方案（Flu + CTX），可提高后者疗效。

二、免疫治疗

1. 利妥昔单抗（rituximab）

一种人鼠嵌合性抗 CD52 单克隆抗体，作用于靶细胞表面 CD20 抗原。CD20 在 CLL 细胞表面表达较低，而在血浆中水平较高，故 CLL 细胞对本药欠敏感。

2. 阿伦单抗（campath－1H）

一种人源化的鼠抗人 CD52 单克隆抗体，作用于 CLL 细胞表面 CD52 抗原，清除外周血及骨髓/脾脏中的 CLL 细胞。对肿大淋巴结（尤其是直径 >5cm）的回缩效果欠佳。同时输注新鲜冰冻血浆（补体），可提高该药疗效。

三、化疗联合免疫治疗

目的是增强抗肿瘤作用的同时不增加骨髓抑制。FR（Flu + rituximab）、FCR（Flu + CTX + rituximab）等降低了 CLL 化疗后发生 AIHA 的风险，且 CR 率及生存率均高于 Flu 单药。Flu 联合阿伦单抗对部分 Flu 或阿伦单抗单药耐药的 CLL 患者有效。伴 p53 突变患者预后差，对嘌呤类似物治疗不敏感，推荐阿伦单抗作为该类患者一线药物。

四、造血干细胞移植（HSCT）

传统化疗不能治愈 CLL，高危组（如存在非突变 IgV_H、17p13 缺失等）、年轻患者（<65 岁）可考虑 HSCT。自体 HSCT 毒性较低、CR 持续时间及 OS 较化疗延长，但复发率高。异基因 HSCT 可使部分患者长期存活甚至治愈，但相关并发症较多，采用减低强度预处理（RIC）有望降低移植相关死亡率。

五、放射治疗

仅用于缓解因淋巴结肿大发生压迫症状、痛性骨病、不能行脾切的痛性脾肿大患者，或化疗后淋巴结、脾脏等缩小不满意者，但需要与其他治疗联用。

六、并发症治疗

因低 γ 球蛋白血症、中性粒细胞缺乏及高龄，CLL 患者极易感染，应积极控制。反复感染者可输注免疫球蛋白。合并 AIHA 或 ITP 可用糖皮质激素，治疗无效且脾大明显者考虑切脾。伴痛性脾肿大者也可考虑切脾。

第七章　中医治疗

一、治疗原则

CLL 为因虚致病，整个病程中都面临着邪毒侵袭和脏腑功能虚弱，易产生瘀血、痰浊留滞于人体而变生诸证。所以针对"虚"的病机，补养气血，益气养阴，滋补脾肾恢复脏腑经络正常功能以扶正驱邪。

二、辨证论治

1. 痰火郁结型

证候：痰核瘰疬，皮色不变，按之结实，倦怠乏力，头晕心烦，舌红，苔黄腻，脉弦细或弦滑。

治法：解郁泻火，通络化痰。

方药：四逆散合黄连温胆汤。陈皮、黄连各 18g，清半夏、柴胡、白芍、竹茹、枳实各 12g，茯苓 9g，炙甘草 6g。痰火耗伤气阴，头晕乏力明显者加党参、太子参、麦冬等；痰瘀互结，痞块明显加山慈菇、三棱、莪术、郁金、猫爪草等。

2. 气虚瘀结型

证候：面色苍白，疲倦乏力，形体消瘦，痰核瘰疬，腹中积块，纳呆腹胀，腰膝冷痛，舌胖黯淡，苔白腻，脉沉细或弦细。

治法：软坚化瘀，健脾补肾。

方药：右归丸合补中益气汤合失笑散。熟地 24g，黄芪 18g，制附子、杜仲、山药、枸杞子、菟丝子、鹿角胶各 12g，山茱萸、当归、人参、白术各 9g，肉桂、柴胡、升麻、蒲黄、五灵脂、橘皮、炙甘草各 6g。腹部痞块明显加三棱、莪术、山慈菇、鳖甲等；形寒肢冷、小便清长、便溏加补骨脂、淫羊藿、仙茅、巴戟天等。

3. 阴虚痰瘀型

证候：头晕目眩，耳鸣耳聋，发脱齿摇，痰核瘰疬，腹中积块，腰膝酸痛，或有紫斑，大便干结，舌瘦黯红，苔黄腻，脉细涩。

治法：养阴活血，化痰软坚。

方药：大补阴丸合金水六君煎合通幽汤。熟地、炙龟板各 18g，清半夏、当归、茯苓、升麻、桃仁、黄柏、知母各 12g，陈皮 9g，生地、炙甘草各 6g，红花 3g。虚火迫血妄行加紫草、女贞子、旱莲草等；瘰疬或腹内结块较大加鳖甲、莪术、失笑散等。

三、名医辨证思路

1. 唐由君经验

唐氏认为正气亏虚是该疾病发生的主要原因，扶正补虚养正为治疗第一要务。慢淋早、中、晚期均见虚证，中、晚期为虚实夹杂，中期以实证为主，晚期以虚证为主，所以治疗时需辨清标本虚实。根据中医辨证论治原则，以中医药为主治疗本病疗效良好。①健脾益气法：患者临床无明显症状及体征，仅在偶然中发现白细胞总数增高，且以成熟淋巴细胞为主，或有乏力、纳差、腹胀、汗出畏风表现，舌淡体胖，苔薄白，脉细或弱。治宜健脾益气，佐以化痰祛瘀、清热毒。可以选四君子汤加味：党参、白术、茯苓、生甘草、白花蛇舌草、龙葵、半枝莲、陈皮、山慈菇、黄药子、赤芍、莪术。②补气养血法：患者临床表现为乏力、心悸、自汗、面色无华，舌质淡、舌苔黄，脉细弱等气血未充之像。治用当归补血汤加味。药用：黄芪、当归、熟地黄、生地黄、枸杞子、党参、阿胶、何首乌、旱莲草、白花蛇舌草。③益气养阴法：患者临床表现形体消羸，面色不华，发热，或潮热起伏，自汗盗汗，头晕乏力，气短懒言，口干喜饮，腹胀纳差，手足心热，大便干结，瘰疬渐多，腹部痞块，舌红少津，脉细数。治宜益气养阴。药用：西洋参、黄芪、当归、白术、枸杞子、白花蛇舌草、知母、连翘、鳖甲。④软坚散结法：周身瘰疬如串珠，不热不痛，按之尚软，推之能动，结节渐增，由软变硬，神疲形瘦，潮热盗汗，胁下硬块，固定不移，舌淡红苔白，脉弦滑。治宜疏肝解郁、化痰散结。常用柴胡疏肝散合消瘰丸加减：柴胡、香附、川芎、赤白芍、陈皮、牡蛎、贝母、夏枯草、昆布、胆南星、黄药子。⑤活血化瘀法：患者临床表现肝脾肿大，胁下硬块，固定不移，舌质紫暗，脉沉细涩。治宜血府逐瘀汤加减：桃仁、红花、丹参、赤芍、莪术、枳实、白花蛇舌草、鳖甲、蜈蚣。⑥清热凉血法：患者出现口苦，口干，大便干，小便黄，舌质红，苔黄，脉细数。药用：生地黄、丹皮、石膏、知母、连翘、小蓟、茜草、蒲公英、白花蛇舌草。

　　CLL 为因虚致病，整个病程中都面临着邪毒侵袭和脏腑功能虚弱，易产生瘀血、痰浊留滞于人体而变生诸证。所以针对"虚"的病机，补养气血，益气养阴，滋补脾肾恢复脏腑经络正常功能以扶正驱邪。可选八珍汤、当归补血汤、六味地黄丸、归脾丸、玉屏风散等。瘀血、痰浊盘踞可以选活血化瘀、化痰散结、清热解毒的方药，如小金丹、消核片、犀黄丸等。总而言之，治疗本病应针对个案采用不同的方法综合运用。

　　2. 黄振翘经验

　　黄氏认为 CLL 发病脏腑失调是其内因，外邪则是致病条件。肺通调水道，为水之上源；脾运化水液，为生痰之源；肾主水，为水之下源。本病为肺脾肾三脏皆受累，以致体内水液运化失司，内生痰湿，又外受风毒侵袭，肝木失调，痰湿风毒互结，而致本病。

　　CLL 发病与风痰关系密切，此乃肺脾肾三脏虚弱，内生痰毒或风邪侵袭肺脾肾三脏，风痰交阻而致"痰毒"。故治疗上主张以治风为先，在疾病的不同阶段采用不同的治风方法。初期为风痰湿毒，以邪实为主，治拟祛风化痰，清利湿毒；中晚期则精气已亏，风痰湿毒留恋，以正虚为主，治拟补益精气，祛其风邪痰毒。

CLL 患者在疾病中后期，正气已亏，易受外邪侵袭，临床上一旦出现外邪侵袭则表现为本虚标实之证，应先治标后治本，分清缓急。肺为五脏之华盖，最易受外邪侵袭而表现为肺失宣肃之症状，如咳嗽、咯痰等呼吸系统症状。应先宣肺化痰止咳，可用桑杏汤，药用桑白皮、杏仁、前胡、沙参、象贝、连翘、银花等。如风热外袭见咽痛、头痛等外感风热之症状，则以清热解表为主，桑菊饮加减，药用银花、连翘、桑叶、菊花、黄芩、黄连等。如有痰湿蕴于脾肾而出现的腹泻、便溏，则先拟健脾化湿，实大便为主治疗，方用参苓白术散合白头翁汤加减，药用太子参、白术、茯苓、白扁豆、白头翁、炒黄芩、川连等。

3. 周郁鸿经验

周氏认为，中医治疗 CLL 应以扶正补虚为主，辅以清热解毒。其中扶正补虚以补益肺气脾气和肝肾之阴为主，早中期患者还需参用活血化瘀、软坚散结之法，以消痰瘀之结。若疲乏明显，宜健脾益肺；若消瘦、潮热、盗汗为主，宜补益肝肾，滋阴清热；若有肝脾肿大、淋巴结肿大，宜理气活血，化痰散结；若有贫血，宜益气养血，填精益髓，必要时结合西医输血治疗；若有出血，宜益气摄血，或滋阴降火、凉血止血；若有感染，宜补气养阴结合西药抗生素治疗。早期治疗重在攻邪，以理气化痰、清热解毒为主，辅以扶正补虚；中期治疗注重扶正攻邪并举，重用活血化瘀之法，以化瘀散结；晚期治疗以补虚为主，缓消瘀毒。

患者早期可以出现疲乏、盗汗、淋巴结肿大等症状体征，故以滋阴软坚、活血解毒为治疗大法，以青蒿鳖甲汤为基础方，佐以白花蛇舌草、半枝莲、三叶青等清热解毒药物，可以改善患者症状，降低外周血肿瘤细胞计数，延缓疾病进展。化疗药物多属于中医学的热毒，最易耗伤气阴。对于化疗期或难以耐受化疗者，临证予"抗白延年 1 号方"（龙葵、白花蛇舌草、青蒿、莪术、半枝莲、白术、山药、白芍、太子参、生地、薏苡仁等）辅助化疗，以清热解毒为主，辅以益气养阴，可以起到降低化疗药物毒性、提高患者化疗耐受能力的作用。对于化疗间歇期或化疗缓解后患者，予"抗白延年2号方"（熟地、生地、当归、黄芪、白术、麦冬、北沙参、五味子、补骨脂、陈皮、豆蔻、白花蛇舌草等）为主进行辨治，以益气养阴为主，辅以清热解毒，可以起到扶助正气、保证化疗疗程充足的作用，有助于降低缓解后复发率。两方在围化疗期的序贯交替使用可以保证化疗顺利展开，提高整体疗效。

化疗最常见的并发症为胃肠道反应，如恶心、呕吐、腹泻、便秘等，临证应重视保护患者的胃气，遣方用药时注意适当加入理气和胃、消食健脾的药物，如半夏、陈皮、麦芽、谷芽、豆蔻等，同时注意汤剂口味的调和，防止清热解毒药物苦寒败胃。

临证还需灵活运用中药注射液。疾病早期常用清热解毒类注射液，如复方苦参注射液可以降低肿瘤细胞计数；化疗期使用扶正类注射液，如参麦注射液、参芪扶正注射液可以保护骨髓，降低化疗风险，提高患者耐受能力；化疗间歇期或缓解期多用扶正类注射液，可以改善患者的免疫功能，加速身体恢复。

4. 邓道昌经验

邓氏参考现代医学，对 CLL 进行分期论治。早期多为气血津液运行失调，气滞痰凝。中期气滞痰阻瘀血互结，耗气伤阴；晚期痰瘀日久化毒，邪毒耗髓伤精。本病从早期到晚期可见气虚→阴虚→精亏→髓枯，气滞→痰阻→血瘀→邪毒，虚实兼夹，渐进发展。治疗需攻补兼施，攻则行气→化痰→活血→解毒，补则益气→养阴→填精→补髓，诸法分期结合，自始至终。

病在早期，行气化痰，兼顾脾肾。CLL 早期多由七情过级，气机不调，脾运不及，加之先天失养，水湿运化不及，聚而生痰，气滞痰凝。临床表现有纳差，乏力，淋巴结肿大、按之尚软、推之可移，腰膝酸软，胸胁胀满，或胁下有痞块，舌淡苔白，脉弦或滑，邓氏认为正虚是发病之本。"肾主先天，脾主后天"，补脾益肾则正气固而脏腑调。故治以行气解郁，化痰散结，补脾益肾。但病在早期，邪气初结，峻补恐有恋邪之弊，故须用清淡平补之品，如山药、菟丝子、枸杞子、莲子等。方用逍遥丸合二陈汤加减：柴胡、茯苓、山药、莲子、白术、枸杞子、当归、白芍、甘草、半夏、陈皮、枳壳、香附、瓜蒌、夏枯草、黄药子等。

疾病中期，重攻瘀积，补气养阴。本病中期多因气滞痰凝血瘀，痰瘀互结，耗气伤阴。临床表现多为淋巴结肿大明显，由软变硬，肋下可有结块固定不移，头晕气短，潮热盗汗，五心烦热，形瘦神疲，舌质紫黯，脉沉细。治宜活血化瘀，软坚散结，益气养阴。邓氏认为此期邪实较重，正气虽虚尚可耐受攻伐，故可重用破血软坚攻积之药。方用化积丸合六味地黄丸加减，药用三棱、莪术、香附、苏木、五灵脂、黄芪、瓦楞子、茯苓、阿魏、海浮石、槟榔、鳖甲、山药、山茱萸、童参、生地、丹皮、泽泻、沙参等。

病属晚期，大补精血，缓消瘀毒。邓氏认为此期病属晚期，痰瘀互结，日久化毒，伤精耗髓，加之此期病患多加以放化疗，临床症状繁多，证候最为复杂，变证丛生。然详辨其证，总属精血大亏，虽邪毒之气盛然虚不耐攻，治疗须突出补虚为主，缓消瘀毒，随证用药。以归鹿二仙胶加减（鹿茸、肉苁蓉、龟甲、人参、枸杞子、山药、熟地、当归、猪牛骨髓、黄精、木香、丁香等）滋阴填精，益气温阳；以大黄蟅虫丸加减（大黄、黄芩、甘草、桃仁、杏仁、芍药、干地黄、蜀漆、虻虫、蛴螬、蟅虫、僵蚕、半夏、半枝莲等）成方做成丸剂，取其缓攻瘀毒之功。

CLL 临床兼变之症较多。邓氏主张把握分明，灵活辨证。例如：紫癜，常辨为阴虚火旺与瘀毒热邪迫血妄行，而分别用茜根散滋阴清火与犀角地黄汤凉血止血。黄疸，常辨为痰瘀湿热熏蒸肝胆与胆腑郁热，而分别用甘露消毒丹清热利湿与大柴胡汤利胆泄热。皮肤损害多辨为风热湿毒，用麻黄连翘赤小豆汤疏风清热解毒，血虚风燥用消风散养血熄风。肺部感染多为热毒弥漫三焦，入营入血，可用黄连解毒汤合五味消毒饮清热解毒。带状疱疹辨为肝胆湿热而用龙胆泻肝汤清肝利胆。辨证虽多，然分期可以判断正气之强弱，攻伐之轻重，故甚为重要，临证不可不明。

第八章　预后及康复

一、预后

CLL 是一种异质性疾病，病程长短不一，有的长达 10 余年，有的仅 2～3 年，最终多死于骨髓衰竭导致严重贫血、出血或感染。CLL 临床尚可发生转化（Richter 综合征），或出现类似幼淋巴细胞白血病血象，如出现大细胞淋巴瘤病理学结构，中位生存期仅 5 个月。不到 1% 的 CLL 会向 AL 转化。

二、康复

（一）中医药康复

通常 CLL 有较长时间的稳定期，维持治疗是阻止疾病进展的重要措施。因此，在稳定期时间内要坚持中医药治疗。开采用辨证施治、中成药或单位中药治疗等多种办法。一般在多选择大黄蟅虫丸、牛黄解毒片、梅花点舌丹、六神丸、复方丹参片等维持治疗。

（二）心理康复

多数患者由于长期受疾病折磨，常有恐惧、抑郁、绝望等不健康的心理反应。加之经济负担过重也严重影响疾病的治疗。所以，临床医师要把解决患者的心理、精神、情绪等负担提高到与治疗疾病同样的高度，鼓励患者树立战胜疾病的信心。

（三）营养康复

CLL 常用 CLB、CTX、Flu 等治疗，虽有积极的治疗作用，使临床缓解率明显提高，但与治疗相关的不良反应不可忽视。例如，胃肠道不良反应、骨髓抑制等都是西药治疗带来的不良反应。因此，采取积极的营养措施是预防这些不良反应发生的重要举措。如进食易于消化的食物可增进食欲，改善胃肠道功能；进食富含碳水化合物、蛋白质、微量元素的食物可预防血象降低等。

第九章　护理原则及方法

1. 树立和增强战胜疾病的信心，保持精神愉快、乐观
2. 保持病房有良好的通风设施，空气新鲜清洁舒适安静
3. 饮食上要保持营养均衡，摄取蛋白质，维生素丰富的食物，食物要清洁、新鲜
4. 避免大便干燥及腹泻，预防感冒
5. 按时服用药物，服药期间注意血常规变化及其他药物反应
6. 对从事放射线工作及接触有毒的化学物品和致癌物质的工作人员，要加强劳动保护，防止和消除环境污染，慎起居，调情志，勿过劳，节制烟酒饮食，平时加强体育锻炼，提高机体的抗病能力，预防感冒。

恶性淋巴瘤

第一章 概 述

一、概念

恶性淋巴瘤（malignant lymphoma）是原发于淋巴结和淋巴结外淋巴组织的恶性肿瘤。其发生大多与免疫应答过程中淋巴细胞增殖分化产生的某种免疫细胞恶变有关，以无痛性进行性的淋巴结肿大和局部肿块为其特征性的临床表现，并可有相应器官压迫症状。

淋巴瘤可发生在身体的任何部位，其中淋巴结、扁桃体、脾脏及骨髓是最易受到累及的部位。由于每一个患者的病变部位和范围都不相同，淋巴瘤的临床表现具有多样性。病变如侵犯结外的淋巴组织，例如扁桃体、鼻咽部、胃肠道、骨骼或皮肤等，则以相应的组织器官受损的症状为主，当淋巴瘤浸润血液和骨髓时可形成淋巴瘤细胞白血病，如浸润皮肤时则表现为蕈样肉芽肿或红皮病。患者常有发热、消瘦、盗汗等全身症状。根据瘤细胞的特点和瘤组织的结构成分，可将恶性淋巴瘤分为何杰金病（Hodgkin disease，HD）和非何杰金淋巴瘤（non-Hodgkin lymphoma，NHL）两大类。

二、发病情况

1832 年 Tomas Hodgkin 首先描述了 7 例淋巴肿大伴脾肿大的病例，但直到 1865 年 Wilks 对该病才有进一步的认识，并命名为霍奇金病（HD）。恶性淋巴瘤的病理基本特点是：肿瘤细胞较少，反应性细胞较多（淋巴、组织、浆、嗜酸细胞等），最具特征的肿瘤细胞为霍奇金细胞及多核的 R-S 细胞。在组织病理学上恶性淋巴瘤分为：霍奇金病（Hodgkin disease）和非霍奇金淋巴瘤（non

– Hodgkin lymphoma）。

2001 年 WHO 恶性淋巴瘤分类呈现几个特点。传统上人们把恶性淋巴瘤看作是一个或两个疾病，即霍奇金淋巴瘤和非霍奇金淋巴瘤。但在这一次的分类标准中 WHO 把每一类型的恶性淋巴瘤均定义为一种独立的疾病。也就是说现在 B 细胞淋巴瘤包括 13 个疾病，NK/T 细胞淋巴瘤包括 15 个疾病，霍奇金淋巴瘤包括 2 个疾病。总共是 30 种恶性淋巴瘤疾病。每一个独立的恶性淋巴瘤都有其独自的定义。具有独特的病理形态、免疫表型、遗传特点和临床表现

国际抗癌联盟（UICC）于 1990 年报告：霍奇金淋巴瘤高发于意大利北部、加拿大魁北克地区及美国康涅狄格州；非霍奇金淋巴瘤高发于西欧、美国及中东，中国、日本等均为低发地区。我国非霍奇金淋巴瘤患者约为霍奇金淋巴瘤的 7 倍。恶性淋巴瘤发病年龄在西方发达国家表现为双峰模式；在中国双峰模式则不很明显。男女性别比除埃及为 3.68 外，均在 1.40～2.04，中国为 1.74（1990～1992 年）. 全国 22 个省市（地区）抽样回顾调查表明：1990～1992 年中国恶性淋巴瘤平均年粗死亡率为 1.46/10 万，中位死亡年龄为 56.88 岁。我国恶性淋巴瘤患者死亡率居全部恶生肿瘤排序的第 11 位。

三、中医认识

传统医学对恶性淋巴瘤的认识追溯到数百年前的明代。在《证治准绳》《外科正宗》《外科证治全生集》等古医籍中，描写到一些病症，其病因、病机、症状、体征、发展、预后等与恶性淋巴瘤有许多相似之处。

恶性淋巴瘤在传统医学中称谓不一。在中国传统医学中，属"石疽""失荣""恶核""阴疽"范畴。

第二章 病因及发病机制

一、病因

1. 霍奇金淋巴瘤病因

霍奇金淋巴瘤病因至今不明，约50%患者的 RS 细胞中可检出 EB 病毒基因组片段。已知具有免疫缺陷和自身免疫性疾病的患者霍奇金淋巴瘤发病危险增加。

2. 非霍奇金淋巴瘤病因

（1）病毒感染。

（2）遗传学异常

通过细胞遗传学研究发现，非霍奇金淋巴瘤病人存在染色体方面的异常，因而成为恶性淋巴瘤患病的高危群体。

（3）免疫缺陷性疾病

严重临床免疫缺陷的原发免疫缺陷性综合征（PIDS），是人类发生恶性肿瘤的最高危险因素之一，而继发于人类免疫缺陷病毒（HIV）感染的获得性免疫缺陷性疾病或同种器官移植和某些非肿瘤性疾病医疗所导致的免疫持续抑制状态，造成了淋巴增生性疾病的发生明显上升。

二、中医病因病机

（一）病因

中医认为本病多由外火风燥，或寒痰凝滞，内因忧思喜怒，肝郁气结生痰化火及气滞血瘀，积而成结，日久脏腑内虚，肝肾亏损，气血两亏所致。

1. 邪毒郁热　外受毒邪入侵，日久化热化火，火热伤气，烧灼脏腑，是为邪热火毒，毒蕴于内，日久发为癌瘤。

2. 寒痰凝聚　素体脾胃虚弱，水湿运化失常，水聚于内，津液不布，湿蕴于内，久成湿毒，湿毒泛滥，浸淫生疮，流汁流水，经久不愈；津液不化与邪火熬灼，逐凝结为痰，久而成癌。

3. 气滞血瘀　情志不舒，肝气郁结于内气机不畅，气滞血瘀，结而成结。

4. 气血两亏　正气虚弱，脏腑乃虚，肝肾亏损，病邪日久，脏腑功能失调，气血亏虚，损及元气而发癌瘤。

（二）病机

综合历代医家的论述，本病的病因病机有邪毒、痰凝、郁火等。可由于外感寒热邪毒，结滞于体内，热与燥结，寒与痰凝，久而形成本病。或因忧思悲怒，肝郁气结，生痰化火及气滞血瘀，积而成结。或因饮食失节，损伤脾胃，蕴湿生痰，痰凝成积。本病日久，可致气衰形损，脏腑内虚，肝肾亏损，气血两亏。

第三章　临床表现

具体临床特点如下：

恶性淋巴瘤在临床表现方面包括以肿块的局部表现和全身症状。恶性淋巴瘤好发于淋巴结，绝大多数首先发生在颈部、锁骨上淋巴结，也可发生在腋窝、腹股沟、纵隔、腹膜后、肠系膜等部位的淋巴结。部分病例可首先侵犯结外淋巴结或器官。HD极少原发于结外淋巴组织或器官，NHL则较多侵犯结外淋巴组织或器官。

1. 局部表现

（1）体表淋巴结肿大：HD有90%病人以体表淋巴结肿大为首发症状，其中60%～70%发生于锁骨上、颈部淋巴结，腋窝和腹股沟淋巴结占30%～40%。NHL约50%～70%的病人以体表淋巴结肿大为首发症状，约40%～50%原发于结外淋巴组织或器官。恶性淋巴瘤的淋巴结肿大特点多为无痛性，表面光滑，中等硬度，质地坚韧，均匀，丰满。

肿大淋巴结早期可以从黄豆大到枣大，孤立或散在发生于颈部、腋下、腹股沟等部位，中期可以相互融合，也可以与皮肤粘连，固定或破溃。肿大淋巴结逐渐增大，HD 和低度恶性 NHL 的肿大淋巴结增大速度缓慢，常在确诊前数月至数年已有淋巴结肿大的病史，高度恶性淋巴瘤之肿大淋巴结增大速度迅速，往往在短时间内肿物明显增大。

恶性淋巴瘤之肿大淋巴结在一定时间内增大速度缓慢，在某些时间又相对比较稳定，有时经抗感染、抗结核治疗后，肿大淋巴结可一度有所缩小，以后再度增大。极罕见可有肿大淋巴结自然消退。

少数病人肿大淋巴结在饮酒后出现疼痛。颈部、颏下、滑车上、腋窝淋巴结肿大应考虑恶性淋巴瘤的可能。颌下及腹股沟淋巴结的肿大常可因口腔、下肢炎症所致，应注意区别。

（2）咽淋巴环：口咽、舌根、扁桃体和鼻咽部组成咽淋巴环，又称韦氏环。其粘膜和粘膜下具有丰富的淋巴组织，是恶性淋巴瘤的好发部位。韦氏环淋巴瘤约占结外 NHL 的 1/3。扁桃体淋巴瘤常伴有颈部淋巴结增大，有时扁桃体肿块可以阻塞整个口咽，影响进食和呼吸，扁桃体淋巴瘤可同时或先后合并胃肠道侵犯，应予注意。

（3）鼻腔病变：原发鼻腔淋巴瘤绝大多数为 NHL，患者常有相当长的流鼻涕，鼻塞，或过敏性鼻炎病史，可有鼻出血，直至鼻腔出现肿块，影响呼吸。鼻咽部淋巴瘤则以耳鸣、听力减退较显著，鼻咽部出现肿块经活检方能确诊。

（4）胸部病变：纵隔淋巴结是恶性淋巴瘤的好发部位，多见于 HD 和 NHL 中的淋巴母细胞型淋巴瘤。常见前中纵隔淋巴结肿大导致临床症状。纵隔病变最初发生于前中纵隔、气管旁及气管支气管淋巴结。受累淋巴结可以是单个淋巴结肿大；也可以为多个淋巴结肿大溶合成块。侵犯一侧或双侧纵隔，以后者比较多见。多数患者在初期常无明显症状，主要表现为胸部 X 线片上出现纵隔增宽，外形呈波浪状，随着病变的发展，肿瘤增大到一定程度可压迫气管、肺、食管、上腔静脉出现干咳、气短、吞咽不顺、头面、颈部、上胸部浅静脉怒张等症状。

10%~20%的HD在诊断时可有肺或胸膜受累，往往是由于肺门、纵隔淋巴结病变直接侵犯所致。肺原发恶性淋巴瘤很少见，约0.5%~2%。淋巴瘤的肺部受侵，早期可无症状。胸部X线片上有圆形或类圆形或分叶状阴影，病变进展可压迫支气管致肺不张，有时肿瘤中央坏死形成空洞。有的肺部病变表现为弥漫性间质性改变，此时临床症状明显，常有咳嗽、咳痰、气短、呼吸困难，继发感染可有发热。胸膜病变可表现为结节状或肿块或胸腔积液。

胸膜结节直径超过1CM者，经CT检查可发现。胸膜受侵的胸腔积液为渗出液，多数呈淡黄色胸水，也可为血性。胸水细胞学检查可见到幼稚或成熟的淋巴细胞，10%以下可发现恶性细胞。淋巴瘤的胸膜受侵所致胸腔积液应注意与因纵隔淋巴结肿大阻塞淋巴管、静脉回流所致漏出液相鉴别，有时区别其性质是很困难的。恶性淋巴溜可侵犯心肌和心包。绝大多数是由于纵隔病变直接侵犯所知，个别也可原发心脏淋巴瘤。

可表现为心包积液，积液量少时可无明显自觉症状，积液量增多时可有胸闷、气短、严重时发生心包填塞症状。胸部X线、B超、CT可明确心包积液。淋巴瘤侵犯心肌表现为心肌病变，可有心律不齐，心电图异常等表现。

（5）腹部表现：脾是HD最常见的膈下受侵部位。胃肠道则是NHL最常见的结外病变部位。肠系膜、腹膜后及髂窝淋巴结等亦是淋巴瘤常见侵犯部位。

①胃肠道：胃肠道以胃原发淋巴瘤较多，绝大多数为NHL。肠道以小肠，尤以十二指肠，回肠和回盲部较多。由于胃淋巴瘤病变源于胃粘膜下淋巴滤泡，早期无症状，随病变进展可出现消化不良、上腹不适等非特异性症状，病变进展可出现呕血、黑便、上腹包块、贫血、消瘦等症状。肠道恶性淋巴瘤多表现为腹痛、腹泻、腹部肿块、消化不良、贫血、消瘦等。肿瘤阻塞肠道可出现肠梗阻，甚至肿瘤穿透肠壁形成肠穿孔，往往需要急诊手术，经病理检查可确诊。

②肝脾：肝、脾原发恶性淋巴瘤少见，在病情进展中，肝脾受侵多见。HD 患者伴膈下淋巴结受侵时，70% ~ 80% 有脾受侵，尤其是混合细胞型、有全身症状患者。脾内结节性病灶经 CT 检查可以诊断，弥漫性受侵或微小病灶往往难以诊断。资料显示脾大的 HD 病例，仅 60% 为组织学阳性。恶性淋巴瘤的肝受侵多继发于脾受侵或晚期病例，病变多为迷漫性，肝穿刺活检有助于诊断。

③腹膜后，肠系膜及髂窝淋巴结：恶性淋巴瘤常累及腹膜后、肠系膜及髂窝淋巴结。肿大淋巴结可相互融合成块，腹部可扪及肿块或伴疼痛。小肠淋巴瘤半数以上肠系膜淋巴结肿大。髂窝淋巴结肿大者多同时有腹股沟或股部淋巴结肿大。腹膜后淋巴结肿大的 NHL，易有发热症状，有时受累淋巴结很少，仅腹部探查时可见，提示恶性程度高，预后不良。因此、不明原因发热的恶性淋巴瘤应行腹部 CT 或 MRI 检查。

（6）皮肤表现：恶性淋巴瘤可原发或继发皮肤侵犯，多见于 NHL。皮肤蕈样真菌病是一种特殊类型的淋巴瘤，病程缓慢，恶性程度低，受侵皮肤相继表现为红斑期、斑块期、肿瘤期、逐渐侵犯淋巴结、晚期可累及内脏。晚期 NHL 侵犯皮肤可表现单发或多发皮肤结节，或与周围皮肤界线不清，表面皮肤呈淡红色或暗红色皮肤结节，可伴有疼痛，肿块可以破溃或糜烂。此外，皮肤也可表现为非特异性皮肤病变如糙皮病样丘疹，结节性红斑等，应注意鉴别。

（7）骨髓：恶性淋巴瘤的骨髓侵犯表现为骨髓受侵或合并白血病，多属疾病晚期表现之一，绝大多数为 NHL。伴纵隔淋巴结肿大的淋巴母细胞型淋巴瘤合并急性淋巴细胞性白血病。弥漫性小淋巴细胞型则多为慢性淋巴细胞白血病。淋巴瘤的骨髓受侵常呈弥漫性分布，不同部位的骨髓活检加涂片细胞学检查有助于骨髓受侵诊断。

（8）其它表现：恶性淋巴瘤可以原发或继发于脑、硬脊膜外、睾丸、卵巢、阴道、宫颈、乳腺、甲状腺、肾上腺、眼眶球后组织、喉、骨骼、肌肉软组织等。均有相应的临床表现，应予以注意。

2. 全身表现

（1）全身证候：恶性淋巴瘤的全身症状常见的有发热、盗汗、体重减轻及皮肤瘙痒、乏力等。约 10% HD 以全身症状为首发临床表现，发热可表现为午后低热，或周期性发热。全身症状明显者病期多属中晚期，若治疗反应不佳者，预后不良。

（2）全身非特异性病变：恶性淋巴瘤可伴有一系列的皮肤、神经系统非特异性表现。皮肤病变可表现为糙皮病样丘疹、色素沉着、鱼鳞癣、剥脱性皮炎、带状疱疹、荨麻疹、结节性红斑、皮肌炎等，发生率约 13% ~ 53%。神经系统病变可表现为运动性周围神经病变，多发性肌病，进行性多灶性脑白质病，亚急性坏死性脊髓病等。

（3）免疫、血液系统表现：恶性淋巴瘤诊断时 10% ~ 20% 可有贫血，部分患者可有白细胞、血小板增多，血沉增快，个别患者可有类白血病反应，中性粒细胞明显增多。乳酸脱氢酶的升高与肿瘤负荷有关。部分患者，尤其晚期病人表现为免疫功能异常，如自身免疫性溶血性贫血、Coomb 试验阳性、血清单克隆免疫球蛋白峰、细胞免疫功能受损包括淋巴细胞转化率、巨噬细胞吞噬率降低等。

第四章　西医诊断及中医辨证

一、西医诊断

2008 年 WHO 淋巴瘤分类（4th 版）

（一）前驱肿瘤（PRECURSOR NEOPLASMS）

1. 母细胞性浆细胞样树状突细胞肿瘤（BLASTIC PLASMACY-TOID DENDRITIC CELL NEOPLASM），以前称为母细胞性 NK 细胞淋巴瘤。

2. 谱系未定的急性白血病（ACUTE LEUKEMIAS OF AMBIGU-OUS LINEAGE）

– 急性未分化白血病（– Acute undifferentiated leukaemia, AUL）

– 混合表型急性白血病，有/ 无重现性遗传学异常（– Mixed phenotype acute leukaemia, MPAL）（+/ – recurrent genPTic abnormalities）

（二）前驱淋巴性肿瘤（PRECURSOR LYMPHOID NEOPLASMS）

1. B 淋巴母细胞白血病/ 淋巴瘤，非特殊类型（B Lymphoblastic Leukaemia/ Lymphoma, not otherwise specified）

2. B 淋巴母细胞白血病/ 淋巴瘤伴重现性遗传学异常（B lymphoblastic leukaemia/ lymphoma with recurrent genPTic abnormalities）

– B 淋巴母细胞白血病/ 淋巴瘤伴 t（9∶22）（q34；q11.2）；BCR/ ABL（B – lymphoblastic leukaemia/ lymphoma with t（9∶22）（q34；q11.2）；BCR/ ABL）

– B 淋巴母细胞白血病/ 淋巴瘤伴 t（v；11q23）；MLL rearranged，（B lymphoblastic leukaemia/ lymphoma with t（v；11q23）；MLL rearranged）

– B 淋巴母细胞白血病/ 淋巴瘤伴 t（12；21）（p13；q22）；TEL – AML1（PTV6 – RUNX1）（B lymphoblastic leukaemia/ lymphoma with t（12；21）（p13；q22）；TEL – AML1（PTV6 – RUNX1））

– B 淋巴母细胞白血病/ 淋巴瘤伴超二倍体（B lymphoblastic leukaemia/ lymphoma with hyperdiploidy）

– B 淋巴母细胞白血病/ 淋巴瘤伴低二倍体（B lymphoblastic leukaemia/ lymphoma with hypodiploidy（Hypodiploid ALL））

– B 淋巴母细胞白血病/ 淋巴瘤伴 t（5；14）（q31；q32）（IL3 – IGH），（B lymphoblastic leukaemia/ lymphoma with t（5；14）（q31；q32）（IL3 – IGH））

– B 淋巴母细胞白血病/ 淋巴瘤伴 t（1；19）（q23；p13.3）；（E2A – PBX1；TCF3/ PBX1），（B lymphoblastic leukaemia/ lymphoma with t（1；19）（q23；p13.3）；（E2A - PBX1；TCF3/ PBX1））

3. T - 淋巴母细胞白血病/ 淋巴瘤（T - lymphoblastic leukaemia/ lymphoma）

（三）成熟 B 细胞淋巴瘤

1. 慢性淋巴细胞性白血病/ 小淋巴细胞性淋巴瘤

2. B - 前淋巴细胞性白血病

3. 脾边缘带淋巴瘤

4. 毛细胞白血病

5. 脾淋巴瘤/ 白血病，不能分类

6. 淋巴浆细胞淋巴瘤

7. 重链病

8. 浆细胞骨髓瘤/浆细胞瘤

9. 结外粘膜相关淋巴组织边缘带 B 细胞淋巴瘤（MALT 淋巴瘤）

10. 原发皮肤滤泡中心淋巴瘤

11. 滤泡性淋巴瘤

　- 胃肠道滤泡性淋巴瘤

　- 儿童滤泡性淋巴瘤

　- "原位"滤泡性淋巴瘤

12. 结内边缘带 B 细胞淋巴瘤

13. 套细胞淋巴瘤

14. 弥漫大 B 细胞淋巴瘤

　- 弥漫大 B 细胞淋巴瘤，非特殊类型

　　T 细胞/组织细胞丰富的大 B 细胞淋巴瘤

　　老年人 EBV 阳性的弥漫大 B 细胞淋巴瘤

　　慢性炎症相关的弥漫大 B 细胞淋巴瘤

　- 脓胸相关淋巴瘤

　- 慢性骨髓炎相关淋巴瘤

　- 植入物相关淋巴瘤

　　原发中枢神经弥漫大 B 细胞淋巴瘤

－淋巴瘤样肉芽肿

－原发纵膈（胸腺）大 B 细胞淋巴瘤

－血管内大 B 细胞淋巴瘤

－原发皮肤大 B 细胞淋巴瘤，腿型

－浆母细胞性淋巴瘤

－原发渗漏性淋巴瘤

－ALK 阳性弥漫大 B 细胞淋巴瘤

－起源于 HHV8 阳性的多中心 Castleman 病的大 B 细胞淋巴瘤

15. 伯基特淋巴瘤

16. 介于弥漫大 B 细胞淋巴瘤和伯基特淋巴瘤之间的不能分类的 B 细胞淋巴瘤

17. 介于弥漫大 B 细胞淋巴瘤和经典霍奇金淋巴瘤之间的不能分类的 B 细胞淋巴瘤

（四）成熟 T/NK 细胞淋巴瘤

1. T 前淋巴细胞白血病

2. T 大颗粒淋巴细胞白血病

3. 慢性 NK 细胞淋巴增殖性疾患

4. 侵袭性 NK 细胞白血病

5. 成人 T 细胞白血病/淋巴瘤

6. EBV 相关的克隆性淋巴组织增殖性疾患（儿童）

－儿童系统性 EBV 阳性 T 细胞增殖性疾病（与慢性活动性 EBV 感染相关）

－种痘水疱病样淋巴瘤

7. 结外 NK/T 细胞淋巴瘤，鼻型

8. 肠病相关 T 细胞淋巴瘤

9. 肝脾 T 细胞淋巴瘤

10. 皮下脂膜炎样 T 细胞淋巴瘤

11. 蕈样霉菌病

12. 赛塞里综合征

13. 原发皮肤间变性大细胞淋巴瘤

14. 原发皮肤侵袭性嗜表皮 CD8 阳性细胞毒性 T 淋巴瘤
15. 原发皮肤 gamma/deltaT 细胞淋巴瘤
16. 原发皮肤小/中 CD4 阳性 T 细胞淋巴瘤
17. 外周 T 细胞淋巴瘤，非特殊类型
18. 血管免疫母细胞 T 细胞淋巴瘤
19. ALK 阳性间变性大细胞淋巴瘤
20. ALK 阴性间变性大细胞淋巴瘤

（五）霍奇金淋巴瘤

1. 结节性淋巴细胞为主淋巴瘤
2. 经典霍奇金淋巴瘤
－结节硬化型
－淋巴丰富型
－混合细胞型
－淋巴细胞消减型

二、中医辨证

1. 寒痰凝滞型
证候：颈项耳下肿核或腋下硬结，不痛不痒，皮色无变，坚硬如石，推之可动，不伴发热，或形寒肢冷，神疲乏力，面色少华，小便清冷，舌淡苔白，脉沉细。

2. 痰热互结型
证候：时有寒热，颈部可触及肿结，无红痛、质硬，大便干，小便黄，舌红苔黄，脉滑而数。

3. 气滞血瘀型
证候：心烦口渴，颈、腋及腹股沟等处痰核累累，皮下硬结，腹部积块，局部固定性疼痛，或肝脾肿大，舌质紫、边有瘀点，苔薄黄，脉弦而略数。

4. 肝肾两虚型
证候：潮热盗汗，腰酸胁痛，痰核累累，质地坚硬，舌头红苔薄黄，脉弦细或细数。

5. 气血两虚型

证候：面色少华，心悸气短，神疲乏力，人间消瘦，痰核累累，坚硬如石，舌淡苔薄白，脉沉细无力。

第五章　鉴别诊断

临床上恶性淋巴瘤易被误诊。以表浅淋巴结肿大者，需要和慢性淋巴结炎、淋巴结结核、转移瘤、淋巴细胞性白血病、免疫母细胞淋巴结病、嗜酸性淋巴细胞肉芽肿等鉴别。以深部纵隔淋巴结起病者，须与肺癌、结节病、巨大淋巴结增生等病相鉴别。

恶性淋巴瘤应与以下疾病鉴别：

1. 慢性淋巴结炎　多有明显的感染灶，且常为局灶性淋巴结肿大，有疼痛及压痛，一般不超过 2～3cm，抗感染治疗后可缩小，临床上易误诊为恶性淋巴瘤的是有些儿童反复扁桃体炎发作，因菌血症而致全身表浅淋巴结肿大，用手触诊时，扁桃体常较恶性淋巴瘤侵犯的扁桃体质地略软，有时可挤出脓栓，这些儿童的淋巴结常因发热而肿大，热退后又有缩小，可存在多年而不发展，但这些都不能看作绝对的，某些恶性淋巴瘤特别是 HD，也可有周期性发热和淋巴结增大，缩小的历史，所以应当全面考虑。

由于很多人患足癣，腹股沟淋巴结肿大，尤其是长期存在而无变化的扁平淋巴结，多无重要意义，但无明显原因的双侧滑车上或颈部，锁骨上淋巴结肿大，则应重视，虽不能肯定为恶性淋巴瘤，至少标志着有全身性淋巴组织疾病，应进一步检查确定性质。

2. 巨大淋巴结增生（giant lymph node hyperplasia）　为一种原因不明的淋巴结肿大，主要侵犯胸腔，以纵隔最多，也可侵犯肺门与肺内，其他受侵的部位有颈部，腹膜后，盆腔，腋窝以及软组织，患者常以肿块为其体征，位于胸腔者可出现压迫症状，但常偶被发现，也有出现发热，贫血与血浆蛋白增高等全身症状的，肿物切除后，症状消失，仅根据 X 线检查有时很难与恶性淋巴瘤肺部病变相鉴别，镓（Ga）扫描有时对诊断有帮助，特别是对于放疗引起的肺纤维变与肺侵犯的鉴别方面有一定参考价值。

第六章　西医治疗

淋巴瘤具有高度异质性，故治疗上也差别很大，不同病理类型和分期的淋巴瘤无论从治疗强度和预后上都存在很大差别。淋巴瘤的治疗方法主要有以下几种，但具体患者还应根据患者实际情况具体分析。

一、霍奇金淋巴瘤

1. 初发患者的治疗方案

（1）早期 HL

即使是早期 HL，患者的一般情况也各有不同，多个临床中心对危险因素有不同的定义，德国 HL 研究小组（GHSG）通过对膈上肿块、结外病变、淋巴结果及部位及血沉的综合分析将早期 HL 分为高危和低危 2 组，而欧洲癌症研究与治疗组织（EORTC）则通过对年龄、性别、病变部位数量、全身症状及组织学亚型进行评分将 HL 早期分为高危（≥9 分）、低危（1 - 5 分）和极低危（0 分）。

目前，欧洲和美国的多个研究中心一致接受综合治疗［ABVD（多柔比星、博来霉素、长春花碱和氮烯咪胺）联合累及部位放疗（IF - RT）IF - RT 是早期 HL 的标准治疗方案。

（2）展期 HL

对于进展期 HL，常见的治疗方案主要有 ABVD 、 BEACOPP（博来霉素、依托泊苷、多柔比星、环磷酰胺、长春新碱、甲基苄肼、泼尼松）、 MOPP/ABVD（氮芥、长春新碱、甲基苄肼、泼尼松与多柔比星、博来霉素、长春花碱、氮烯脒胺交替使用）或 MOPP - ABV 等。与 MOPP/ABVD 或 MOPP - ABV 相比，ABVD 具

有相同的反应率和 PFS 率，以及较少的毒性，因此是治疗进展期
HL 的"金标准"。

2. 复发及难治患者的治疗方案

多数患者经一线治疗均能治愈，但仍有 15% ~ 20% Ⅰ - Ⅱ 期
患者及 35% ~40% Ⅲ - Ⅳ 期或具有危险因素的患者在一线治疗后
复发。目前对于复发或难治的患者，主要的治疗措施是二线的挽救
治疗：大剂量化疗（HDCT）和自体干细胞移植（ASCT）、挽救放
疗（SRT）及异基因干细胞移植（allo - SCT）。

（1）HDCT 和 ASCT

对于复发和难治 HL 的治疗，最重要的目的便是通过 HDCT 来
控制疾病。高效的方案必定同时带来不良反应，但最重要的是减少
造血干细胞异常，否则在挽救化疗后不易行 ASCT。对复发或难治
HL 最常用的治疗方案是以铂类为基础的 ESHAP（依托泊苷、甲泼
尼龙、顺铂和阿糖胞苷）、ASHAP（多柔比星、甲泼尼龙、顺铂和
阿糖胞苷）和 DHAP（顺铂、阿糖胞苷和地塞米松）以及包含异
环磷酰胺的 ICE（异环磷酰胺、卡铂和依托泊苷）方案。以吉西他
滨为基础的方案同样在复发和难治 HL 有较好疗效。在对外周血干
细胞的动员和收集中，该类方案具有更显著的意义。某些研究报道
指出含有美法仑的化疗方案，如 BEAM（地塞米松 - 卡莫司丁、依
托泊苷、阿糖胞苷和美法仑）或小剂量 BEAM（卡莫司丁、依托
泊苷、阿糖胞苷和美法仑）会降低干细胞动员。综合以上因素，
包含 BEAM 在内的化疗方案，由于高发病率和干细胞毒性而失去
其优势，包含吉西他滨的方案更佳。目前普遍认为 HDCT 和 ASCT
是治疗初次耐药或复发 HL 的标准方案。

（2）SRT

SRT 主要与化疗合用。对于复发的难治的 HL，Moskowitz 等将
IF - RT 与挽救化疗结合形成一种新的方案。患者接受 2 个周期的
ICE 和 IF - RT（局部结节病灶 > 5cm 或挽救化疗后仍有残余灶时
使用）。在总共 65 例患者中，88% 对 ICE 和 IF - RT 有效，几乎所
有的患者接受 HDCT 和 ASCT。在 43 个月的中位随访时间内，对于

上述那些治疗有效的患者，EFS 和 OS 率分别为 68% 和 83%。对于复发和难治的 HL，较少单独使用放疗。仅对无 B 症状的一般情况较好的晚期复发患者，单用 SRT 以解除患者局部症状时可以考虑。

（3）allo – SCT

在 ASCT 后，仍约有 50% 的复发率。ASCT 后复发往往提示预后不良，其中位生存时间一般在 24 个月左右。对于这类患者，可以采取 SRT、进一步化疗、再次 ASCT 和 allo – SC，目前，异基因移植主要分为清髓性移植或

非清髓性移植。清髓性 allo – SCT 的优点主要在于移植后可产生免疫介导的移植物抗恶性肿瘤效应，可有助于移植物的植入以及对肿瘤细胞的杀灭。但是，尽管早期的一些研究非常强调移植物抗肿瘤效应，但是经调查发现，清髓性移植会产生较高的 TRM 率，从而影响患者的生存率。因此，学者们开始引入非清髓性移植，以减少 TRM。

（4）放疗

一般而言，放疗可作为化疗的补充手段，多用于大瘤块部位化疗后的辅助治疗，以及一些残留病变的辅助治疗。

（5）新药

目前比较有前景的新药有抗 CD30 单抗，组蛋白去乙酰化酶（HDAC）抑制剂及 mTOR 抑制剂。

二、非霍奇金淋巴瘤

1. 治疗原则

因 NHL 为全身性疾病，治疗上多数患者应以联合化疗为主。

联合化疗的强度应在综合患者条件、病理学特征、疾病分期等因素后决定。患者能否接受治疗一般取决于年龄、一般状况、并发症等。不同类型的 NHL，其生物学行为亦不同，临床的转归也不一致，可以将其分为惰性、侵袭性和高度侵袭性三大类。目前常用的预后指标为 IPI。治疗的强度应根据上述三方面条件综合考虑。

对于侵袭性 NHL，除年龄较大、全身情况差或合并其他疾病

外，治疗的目标应为根治，起初的治疗应争取获得完全缓解（CR）。起始治疗中，正规、剂量充足、足疗程的化疗方案是获得CR的关键。在某些瘤负荷较大、对化疗敏感的患者中，大剂量化疗应注意预防溶瘤综合症的发生，表现为高血钾和急性肾功能损伤等。

2. 化学治疗

NHL 的治疗，在各种不同类型的 NHL 中，所采用的方案及疗程有所不同。如弥漫大 B 细胞淋巴瘤一线治疗方案为 CHOP + 利妥昔单抗或 EPOCH + 利妥昔单抗；套细胞淋巴瘤一线治疗方案采用 HyperCVAD + 利妥昔单抗或 EPOCH + 利妥昔单抗或克拉曲滨 + 利妥昔单抗等；外周 T 细胞淋巴瘤一线治疗方案首选临床试验或 CHOP 或 HyperCVAD 与大剂量甲氨喋呤和阿糖胞苷交替应用；滤泡性淋巴瘤一线治疗方案可选择苯达莫斯汀 + 利妥昔单抗或 CHOP + 利妥昔单抗或氟达拉滨 + 利妥昔单抗或 CVP + 利妥昔单抗或 FND + 利妥昔单抗或利妥昔单抗或放射免疫治疗。

3. 免疫治疗

免疫治疗是近些年发展较迅速的治疗手段：包括干扰素、各种细胞因子、各种单克隆抗体等。其中，抗 CD20 单抗（利妥昔单抗）在临床上取得了明显的疗效。虽然抗 CD20 单抗单药应用也有一定的疗效，但在与化疗联合应用时，疗效的提高更显著。所以，目前在临床应用上，除患者一般情况差、无法耐受化疗或疾病缓解后的利妥昔单抗维持治疗外，一般主张与化疗联合应用。

4. 造血干细胞移植

在常规治疗失败或缓解后复发的患者，应考虑行自体造血干细胞移植。目前，主张在一些高 IPI（≥2 分）的侵袭性 NHL 中，可一线巩固行自体造血干细胞移植，以期获得更好的无病生存和总生存时间。在小部分患者中，甚至可考虑行异基因造血干细胞移植。

5. 放疗

一般而言，放疗可作为化疗的补充手段，多用于大瘤块部位化疗后的辅助治疗，以及一些残留病变的辅助治疗。

6. 手术

手术治疗的地位更多是在为明确诊断切除病变时帮助较大，在 NHL 的治疗中很少采用手术治疗。

第七章　中医治疗

一、治疗原则

恶性淋巴瘤以局部或全身淋巴结肿大为特征，属中医学"痰核""痰毒""瘰疬""癥积""恶核"等病证范畴。大凡淋巴结肿大多与"痰"有关，即所谓"无痰不作核"。其发病以正虚为本，痰毒瘀结为标。凡属年轻气盛，疾病初起，或肝郁气结，寒热邪盛者为实；而年老体弱，疾病晚期，脏器虚损，气血亏虚者为虚。痰浊内蕴，闭阻经络，气血涩滞，痰凝血瘀，相互胶结，渐积肿核，遂发为本病。在辨治本病时要始终把握住本虚标实的病机，立足于扶正祛邪的治则，以健脾补肾、化痰祛瘀解毒为治疗大法，治本顾标。

二、辨证治疗

1. 寒痰凝滞型

证候：颈项耳下肿核或腋下硬结，不痛不痒，皮色无变，坚硬如石，推之可动，不伴发热，或形寒肢冷，神疲乏力，面色少华，小便清冷，舌淡苔白，脉沉细。

治法：温阳化痰，软坚散结。

方药：阳和汤合散结丸加减：熟地黄 30g，肉桂 3g，麻黄 2g，鹿角胶 10g，白芥子 10g，炮姜 5g，玄参 10g，土贝母 10g，生牡蛎 20g，猫爪草 30g，夏枯草 15g，生甘草 5g，每日 1 剂，水煎服。

加减：偏气虚者，去玄参、土贝母，加黄芪 15g，党参 15g，以益气温阳；偏血虚者，去生牡蛎白芥子，加当归 10g，白芍 10g，川芎6g，以养血温阳；阴寒甚者，可加制附子10g，以助温元阳、散寒凝；腰酸膝软者，加杜仲12g，怀牛膝12g，以补肾强腰；纳差者，加山楂15g，谷麦芽各15g，以健胃助消化；眠差者，加酸枣仁15g，生龙齿30g，以镇静安神。

2. 痰热互结型

证候：时有寒热，颈部可触及肿结，无红痛、质硬，大便干，小便黄，舌红苔黄，脉滑而数。

治法：清热化痰，软坚散结。

方药：清气化痰丸加减：胆南星12g，生半夏12g，瓜蒌仁10g，陈皮10g，黄芩10g，杏仁10g，枳实10g，半枝莲30g，土茯苓30g，夏枯草15g，生牡蛎15g，猫爪草30g，日1剂，水煎服。

加减：热毒甚者，去陈皮、枳实，加白花蛇舌草30g，金银花15g，以清热解毒，两者尚有抗肿瘤功效；热结便燥者，加生大黄6g（后下），芒硝3g（冲服），以清热泻实；午后低热者，去枳实、陈皮、土茯苓，加银柴胡10g，青蒿15g，知母10g，以退虚热；痰核累累者，去杏仁、黄芩，加海藻15g，黄药子15g，以加强化痰坚散结之功。

3. 气滞血瘀型

证候：心烦口渴，颈、腋及腹股沟等处痰核累累，皮下硬结，腹部积块，局部固定性疼痛，或肝脾肿大，舌质紫、边有瘀点，苔薄黄，脉弦而略数。

治法：活血行气，软坚散结。

方药：失笑散和逐瘀汤加减：蒲黄10g，五灵脂10g，桃仁10g，红花10g，当归10g，生地黄15g，川芎6g，赤芍15g，枳壳10g，鳖甲15g，山慈菇10g，日1剂，水煎服。

加减：局部痛甚者，加延胡索30g，木香10g，以行气止痛；腹部积块明显者，去桃仁、红花，加三棱10g，莪术10g，丹参15g，以消积破瘀散结；伴便血者，加仙鹤草30g，地榆炭30g，三七10g，以止血活血，使血止而不留瘀。

4. 肝肾两虚型

证候：潮热盗汗，腰酸胁痛，痰核累累，质地坚硬，舌头红苔薄黄，脉弦细或细数。

治法：补益肝肾，滋阴解毒。

方药：杞菊地黄汤加味：生地黄 15g，山茱萸 10g，茯苓 15g，牡丹皮 10g，泽泻 10g，山药 20g，枸杞子 15g，菊花 10g，鳖甲 15g，生牡蛎 15g，地骨皮 15g，夏枯草 20g，每日 1 剂，水煎服。

加减：盗汗甚者，加麻黄根 10g，浮小麦 10g，五味子 10g，以敛汗；眠差者，加酸枣仁 15g，夜交藤 15g，以养血安神；纳差者，加山楂 30g，神曲 15g，以健胃助消化；大便干结者，加肉苁蓉 10g，火麻仁 10g，以润肠通便；阴损及阳者，加制附片 10g，肉桂 4g，巴戟天 10g，温肾阳，以收阴阳双补之功。

5. 气血两虚型

证候：面色少华，心悸气短，神疲乏力，人间消瘦，痰核累累，坚硬如石，舌淡苔薄白，脉沉细无力。

治法：益气养血，佐以软坚。

方药：十全大补汤加减：黄芪 30g，党参 15g，白术 10g，茯苓 15g，当归 10g，熟地黄 15g，白芍药 10g，川芎 6g，山楂 30g，夏枯草 15g，海藻 15g。每日 1 剂，水煎服。

加减：食少便溏者，加神曲 30g，山药 15g，薏苡仁 30g，以健脾益胃；盗汗者，加浮小麦 15g，麻黄根 10g，五味子 15g，以敛汗；血虚甚者，加阿胶 10g（烊化），紫河车 10g，何首乌 15g，以养血。

三、名医的中医辨证论治思路

1. 朴炳奎认为：临床辨证应以气血津液辨证为主，结合脏腑辨证、经络辨证等法，初步分为 5 型：①阳虚痰湿型：临床多见颈项、腹股沟淋巴结肿大，或分散或结聚成块，质硬，无痛，头面部或双下肢水肿，舌淡边有齿痕、苔白，脉沉迟而细。治宜温阳化痰、利水祛湿，方选黄芪防己汤或真武汤加减，药用防己、黄芪、党参、薏苡仁、白术、苍术、干姜、陈皮、茯苓、半夏、附子、生姜、升麻、柴胡、仙鹤草等。②毒瘀互结型：临床可见身体各部皮下硬结，无痛，质硬，活动性差，伴见形体消瘦，面色黧黑，皮肤枯黄，舌质暗红、苔多厚腻乏津，脉弦涩。治宜活血化瘀、解毒散结，可选和营软坚丸加减，药用蒲公英、半枝莲、白花蛇舌草、夏枯草、玄参、生地、山慈菇、三七、莪术、三棱、鸡内金、穿山甲、蜈蚣、天龙、猫爪草、露蜂房等。③气滞痰凝型：胸闷不舒、两胁作胀，颈腋及腹股沟淋巴结肿块累累，脘腹结瘤，皮下硬结，消瘦乏力，舌质淡红、苔白，脉弦滑。治宜舒肝解郁、化痰散结，可选逍遥散加减，药用当归、芍药、柴胡、茯苓、白术、贝母、玄参、郁金、麦芽、焦三仙、陈皮、半夏、夏枯草、牡蛎、海藻、昆布等。④血燥风热型：症见颈项部皮下淋巴结肿硬，红斑，皮肤瘙痒，伴见口咽干燥，恶寒发热，大便燥结，小便黄短，舌质红、苔黄，脉细弦。治宜养血润燥、清热疏风，可选防风通圣散加减，药用防风、川芎、当归、芍药、大黄、薄荷、麻黄、连翘、芒硝、石膏、黄芩、桔梗、滑石、荆芥、白术、栀子、生地等。⑤肝肾阴虚型：症见浅表部位淋巴结肿大，临床伴见午后潮热，五心烦热，盗汗，腰膝酸软，倦怠乏力，形体消瘦，舌质暗红、苔少，脉细数。治宜滋补肝肾、解毒散结，可选六味地黄丸加减，药用茯苓、泽泻、丹皮、山药、山茱萸、地黄、枸杞、地龙、山慈菇、夏枯草、玄参、猫爪草等。

2. 吴正翔根据临床实践将恶性淋巴瘤划分为 4 个基本证型，包括气郁痰结型、寒痰凝滞型、血燥风热型、肝肾阴虚型，并分别采取疏肝解郁、温化寒凝、养血润燥、滋补肝肾等治疗原则进行治疗。各证型的临床表现及处方用药具体如下。①气郁痰结型症见胸闷不舒，两胁作胀，颈、腋及腹股沟等处肿块累累，脘腹结瘤，皮下硬结，消瘦乏力；舌质淡暗，苔白，脉弦滑。治以舒肝解郁，化痰散结。临床多选用逍遥散加减，方药：柴胡、白芍、白术、茯苓、生甘草、夏枯草、当归、青皮、浙贝母、漏芦、黄药子、海藻、穿山甲、生石决明等。②寒痰凝滞型症见颈项耳下肿核，不痛不痒，皮色不变，坚硬如石，形寒怕冷，神倦乏力，面苍少华，不伴发热；舌质暗红，苔白，脉沉细。治以温化寒凝，化痰散结。临床多选用阳和汤加减，方药：熟地黄、麻黄、白芥子、肉桂、炮姜、鹿角胶、皂角刺、天南星、夏枯草、山慈姑、壁虎、生甘草等。③血燥风热型症见口干烦躁，发热恶寒，皮肤瘙痒、红斑、硬结，大便燥结，溲黄短；舌质红，苔白黄，脉细弦。治以养血润燥，疏风清热散结。临床多选用防风通圣散加减，方药：防风、连翘、川芎、当归、白芍、栀子、桔梗、黄芩、丹皮、生地黄、玄参、麦冬、石上柏、大黄等。④肝肾阴虚型症见五心烦热，午后潮热，盗汗，腰酸腿软，倦怠乏力，形体消瘦，多处淋巴结肿大；舌质红暗，苔少，脉细数。治以滋补肝肾，解毒散结法。临床多选用和荣散坚丸加减，方药：川芎、白芍、当归、茯苓、熟地黄、陈皮、桔梗、香附、党参、海蛤壳、昆布、浙贝母、红花、夏枯草、蛇六谷等。

3. 周霭祥临证常用归脾汤合右归丸加减健脾温肾，或合左归丸加减健脾滋肾。若寒痰凝滞，伴见形寒肢冷、面色少华、神疲乏力、舌淡、苔薄白、脉沉者，宜温化寒痰、软坚散结，方予阳和汤加减；若热毒壅盛，痰热结滞，症见发热烦躁、口干欲饮、苔黄、脉数者，宜清热解毒、消肿散结，方予仙方活命饮合五味消毒饮加减；若气郁痰结，兼见胸腹闷胀，或胸胁疼痛、纳呆、嗳气、脉弦者，宜疏肝解郁、化痰散结，方予柴胡疏肝散加减；如肝郁化火、实火湿热重者，方予龙胆泻肝汤加减；肝火犯肺、咳嗽气逆者，方予黛蛤散合泻白散加减；痰瘀互结、血瘀瘕积，腹内结块伴腹胀腹痛、纳呆呕恶、大便干结，或有黑便、舌黯、脉涩者，宜活血化瘀、软坚散结，方予鳖甲煎丸加减；若病邪久留不去，耗伤气血阴津，肝肾阴虚，虚火灼津为痰，伴见低热盗汗、舌红、脉细者，宜滋补肝肾、软坚散结，方予杞菊地黄丸加减；若气血两虚，伴见神疲乏力、头晕目眩、面色无华、唇甲色淡、纳呆食少、失眠多梦、舌淡、苔白、脉弱者，宜益气养血扶正，方予八珍汤加减。

4. 许亚梅等根据恶性淋巴瘤全身化疗后常出现骨髓抑制、消化道反应、周围神经症状等，发现治疗中可在化疗前原有证候治疗方药基础上，根据病证情况，减弱原有方药比重，加入针对主症变化的治疗药物。具体兼夹证如下。①痰湿蒙胃证主症变化：化疗后出现胸闷呕恶，食欲不振，口淡乏味，头昏肢倦，苔腻或白滑、脉滑或濡。治法：芳香化浊，和胃降逆。方用旋复代赭汤合平胃散加减。具体药物为旋覆花（包）10g，代赭石10g，姜半夏10g，陈皮10g，白豆蔻6g，枳壳10g，焦谷芽15g，焦麦芽15g，焦神曲15g，党参5g，炒白术10g，茯苓15g，炙鸡内金10g。②阴虚火旺证主症变化：化疗后出现口舌生疮，伴有口咽干燥，或咽喉疼痛，舌红，苔黄或苔少，脉细或数。治法：育阴清热。方用益胃汤合泻黄散加减。具体药物为南北沙参各10g，生地黄10g，炒麦冬20g，制黄精20g，玉竹10g，生石膏（先煎）30g，焦山栀10g，生甘草5g，防风4g，竹叶10g。阴虚甚者，可加重滋阴降火药的剂量。③毒热内结证主症：化疗后出现大便干结不通，腹部胀满，舌红，苔黄，脉弦或弦数。治法：清热解毒，通腹散结。方用仙方活命饮加减。具体药物为金银花10g，当归10g，浙贝母10g，天花粉10g，乳香9g，没药9g，穿山甲3g，焦山栀10g，玄参10g，生地黄10g，生石膏30g（先煎）、生甘草5g。肢麻或手指麻木者，加豨莶草15g，鸡血藤30g，地龙6g。④气血两虚证主症：化疗后面色苍白或萎黄，头昏肢倦，气短懒言，食欲不振，胸闷便溏腰酸，白细胞减少，舌淡苔薄，脉细弱。治法：补益气血。方用十全大补汤加减。具体药物为人参10g，白术10g，茯苓15g，炙甘草5g，熟地黄15g，炒白芍10g，当归10g，川芎6g，生黄芪15g，肉桂4g。脱发者，加制首乌15g，补骨脂10g。⑤肝脾失调证主症：化疗后两胁隐痛，恶心呕吐，厌食油腻肢软乏力，或伴有黄疸，肝脏肿大肝功能异常，舌苔薄腻、质有紫气或瘀斑，脉细弦。治法：调肝和脾，祛瘀解毒。方用柴胡疏肝散加减。具体药用柴胡10g，当归10g，赤芍10g，白芍10g，枳壳10g，炒白术10g，陈皮10g，制香附10g，姜半夏9g，甘草5g，广木香4g，广郁金10g，焦山楂15g。目肤黄染者去柴胡，加黄柏10g，炒栀子10g，茵陈10g，金钱草

30g。便溏者，加炒薏苡仁 20g，草果 6g。

四、专方专药治疗

1. 三棱山慈菇汤　　三棱、莪术、山慈菇、生黄芪、潞党参各 15g，炒白术、玄参、夏枯草、当归各 12g，广陈皮 10g，生牡蛎 30g，象贝母、生半夏、胆南星各 10g，炙甘草 6g。主治：泻火泄热，化痰软坚，治恶性淋巴瘤。用法：每日 1 剂，水煎分 2 次服。

2. 丹参鳖甲煎丸　　丹参 24g，血竭花 9g，川芎 9g，莪术 15g，地鳖虫 9g，蜈蚣 9g，蟑螂虫 9g，赤芍 12g，鳖甲 15g，白花蛇舌草 30g，乌骨藤 55g。主治；活血破瘀，软坚散结，治恶性淋巴瘤。用法：每日一剂，煎汤，分二次服。

3. 参芪扶正汤　　黄芪、太子参、白术、云苓、大枣、党参、当归、生地、麦冬、枸杞、阿胶、川断、牛膝、补骨脂、石韦、半夏、龙胆草、柴胡、白芍、郁金、香附。主治：舒肝解郁，温化阴凝，软坚化痰，补益气血。治恶性淋巴瘤。用法：每日一剂，水煎分二次服。

4. 天葵牡蛎汤　　天葵子 12g，生牡蛎 12g，玄参 12g，黄柏 9g，广皮 6g，条芩 9g，土茯苓 9g，银花 6g，生地 12g，蒲公英 6g，甘草 5g。主治：清热解毒，软坚散结，治恶性淋巴瘤。用法：每日一剂，水煎分二次服。

5. 牡蛎天龙汤　　夏枯草、牡蛎各 15g，天花粉、生地各 12g，川贝、玄参、麦冬各 9g，天龙 2g（焙干研末冲服）。主治：养阴救液，软坚散结。治恶性淋巴瘤。

6. 五味消毒玄参汤　　金银花 30g，蒲公英 20g，天葵子 15g，野菊花 15g，紫花地丁 15g，半枝莲 15g，白花蛇舌草 20g，蚤休 15g，夏枯草 15g，玄参 15g，浙贝母 10g，赤芍 15g，丹皮 10g，郁金 10g，薏苡仁 15g，枳壳 10g。主治：清热解毒，化痰散结，理气活血。治恶性淋巴瘤。用法：每日一剂，水煎分二次服。

7. 玄参黄芪汤　　太子参 15g，玄参 15g，黄芪 30g，麦冬 12g，生牡蛎 20g（先煎），法半夏 10g，昆布 12g，茯苓 15g，僵蚕 10g，浙贝母 10g，天葵子 15g，夏枯草 15g，黄药子 10g，山慈姑 12g，天花粉 12g，莪术 15g，丹参 30g，甘草 6g。主治：益气养阴，化痰散结。解毒消瘀，治恶性淋巴瘤。用法：每日一剂，水煎分二次服。

五、外治法

1. 独角莲　主治：淋巴肿大。功能：解毒化痰。药物：独角莲适量。取上药去粗皮捣成泥状敷于肿瘤部位，或用干品磨成细粉用温开水（忌开水）调成糊状，取贴肿瘤处。

分析：独角莲为天南星科植物独角莲的全草，民间捣烂外敷治疗毒蛇咬伤、瘰疬、跌打损伤，有解毒化痰止痛之功，故用来治疗淋巴肿大。

2. 蓖麻子松香散　主治：恶性淋巴瘤淋巴结转移。功能：消肿拔毒。药物：蓖麻子 49 粒、松香 30g。上药捣细，摊贴患处。

分析：蓖麻子消肿拔毒，松香排脓拔毒止痛，捣和摊贴，可治疗肿毒、瘰疬。

六、药膳疗法

1. 萝卜丝拌海蜇　萝卜与海蜇皮各适量切丝，做菜肴常服。
2. 芋头　食法不拘。可将其加水煮熟后，去皮。蘸糖食；亦可将其刮去皮，切开，置锅内油炒至熟，再加入少许精盐，味精，适量的大蒜叶，做菜吃；亦可将去皮后的芋头切成片或条后，烧豆腐汤；还可将芋头去皮后切开与鸡或猪肉等红烧。
3. 薜荔果　用薜荔果干果焙燥研末，每次用温开水送服 9g，每日 2 次。也可用猪脚爪 1 只与薜荔果 2 个同煨煮食并喝汤。
4. 海带　以海带炒食、烧菜、煮汤，服食。
5. 魔芋　魔芋 9～15g，水煎 2 小时。滤去渣，取汁服，切勿吃渣，以免中毒。

第八章　预后及康复

霍奇金淋巴瘤的预后与组织类型及临床分期紧密相关，淋巴细胞为主型预后最好，5 年生存率为 94.3%；而淋巴细胞耗竭型最差，5 年生存率仅 27.4%；结节硬化及混合细胞型在两者之间。霍奇金淋巴瘤临床分期，Ⅰ 期 5 年生存率为 92.5%，Ⅱ 期 86.3%，Ⅲ 期 69.5%，Ⅳ 期为 31.9%；有全身症状较无全身症状为差。儿童及老年预后一般比中青年为差；女性治疗后较男性为好。

非霍奇金淋巴瘤的预后，病理类型和分期同样重要。弥漫性淋巴细胞分化好者，6 年生存率为 61%；弥漫性淋巴细胞分化差者，6 年生存率为 42%；淋巴母细胞型淋巴瘤 4 年生存率仅为 30%。有无全身症状对预后影响较 HL 小。低恶性组非霍奇金淋巴瘤病程相对缓和，但缺乏有效根治方法，所以呈慢性过程而伴多次复发，也有因转化至其他类型，对化疗产生耐药而致死亡。但低度恶性组如发现较早，经合理治疗可有 5~10 年甚至更长存活期。部分高度恶性淋巴瘤对放化疗敏感，经合理治疗，生存期也能够得到明显延长。

Ann/Arbor 分期系统，（Cotswolds 修订）

分期	累及区域
Ⅰ	累及单一淋巴结区
Ⅱ	累及横膈同侧多个淋巴结区
Ⅲ	累及横膈两侧多个淋巴结区
Ⅳ	多个结外病变或淋巴结病变合并结外病变
X	肿块 >10cm
E	淋巴结外病变的直接侵犯，仅单一结外部位受累
	A/BB 症状：体重减低 >10%、发热、夜间盗汗

病人状况评分

1. Karnofsky 评分（KPS，百分法）

100	正常，无症状和体征，无疾病证据
90	能正常活动，有轻微症状和体征
80	勉强可进行正常活动，有一些症状或体征
70	生活可自理，但不能维持正常生活或工作
60	生活能大部分自理，但偶尔需要别人帮助，不能从事正常工作
50	需要一定帮助和护理，以及给与药物治疗
40	生活不能自理，需要特别照顾和治疗
30	生活严重不能自理，有住院指征，尚不到病重
20	病重，完全失去自理能力，需要住院和积极的支持治疗
10	重危，临近死亡
0	死亡

2. Zubrod – ECOG – WHO 评分（ZPS，5 分法）

0	正常活动
1	症轻状，生活自理，能从事轻体力活动
2	能耐受肿瘤的症状，生活自理，但白天卧床时间不超过 50%
3	肿瘤症状严重，白天卧床时间超过 50%，但还能起床站立，部分生活自理
4	病重卧床不起
5	死亡

修订后的淋巴瘤疗效标准（包括 PET）a

疗效	定义	淋巴结肿大	脾、肝	骨髓
CR	所有的病灶证据均消失	a）治疗前 FDG 高亲和性或 PET 阳性；PET 阴性的任何大小淋巴结 b）FDG 亲和性不定或 PET 阴性；CT 测量淋巴结恢复至正常大小	肝脾不能触及，结节消失	重复活检结果阴性；如果形态学不能确诊，需要免疫组化结果阴性
PR	淋巴结缩小，没有新病灶	6 个最大病灶 SPD 缩小 ≥ 50%，没有其他淋巴结增大。 a）治疗前 FDG 高亲和性或 PET 阳性；原病灶中有 1 或多个 PET 阳性病灶 b）FDG 亲和性不定或 PET 阴性；按 CT 测量淋巴结恢复至正常大小	所有病灶 SPD 缩小 ≥ 50%（单病灶最大横径缩小 ≥ 50%）肝脾没有增大	如果治疗前为阳性，则不作为疗效判断标准；细胞类型应该明确
SD	达不到 CR/PR 或 PD 的标准	a）治疗前 FDG 高亲和性或 PET 阳性；治疗后原病灶仍为 PET 阳性，CT 或 PET 上没有新病灶 b）FDG 亲和性不定或 PET 阴性；CT 测量淋巴结大小没有改变		
疾病复发或 PD	任何新增加的病灶；或者病灶直径增大 ≥ 50%	出现最大径 > 1.5cm 的新病灶；多个病灶 SPD 增大 ≥ 50%；治疗前最小径 > 1cm 的单病灶的最大径增大 ≥ 50% 治疗前 FDG 高亲和性或 PET 阳性者治疗后病灶 PET 阳性	任何病灶 SPD 增大 > 50%	新病灶或者复发病灶

第九章 护理原则及方法

正确护理恶性淋巴瘤患者是家属和病人都非常关心的问题，好的护理能让治疗事半功倍。恶性淋巴瘤起源于淋巴结和其他淋巴组织的肿瘤，可分为霍奇金瘤和非霍奇金淋巴瘤两大类，恶性淋巴瘤在男性人群中非常常见。恶性淋巴瘤的恶性程度不一，多发生在淋巴结内。对恶性淋巴瘤患者进行一些相关的护理，对于病情的康复是非常有利的，所以了解恶性淋巴瘤的护理原则很重要。

一、一般护理

1. 早期患者可适当活动，有发热、明显浸润症状时应卧床休息以减少消耗，保护机体。

2. 给予高热量、高蛋白、丰富维生素、易消化食物，多饮水。以增强机体对化疗、放疗承受力，促进毒素排泄。

3. 保持皮肤清洁，每日用温水擦洗，尤其要保护放疗照射区域皮肤，避免一切刺激因素如日晒、冷热、各种消毒剂、肥皂、胶布等对皮肤的刺激，内衣选用吸水性强柔软棉织品，宜宽大。

4. 放疗、化疗时应观察治疗效果及不良反应。

5. 中药护理　中药联合治疗能够减轻病人在治疗期间遭受的身体伤害，促进身体尽快复原。临床患者反映比较好的是服用人参皂苷 Rh2，能够减轻放化疗毒副作用，增加手术成功率，同时抑制肿瘤生长，对改善患者胃口和睡眠效果也非常不错。

二、对症护理

1. 患者发热时按发热护理常规执行。

2. 呼吸困难时给予高流量氧气吸入，半卧位，适量镇静剂。

3. 骨骼浸润时要减少活动，防止外伤，发生病理性骨折时根据骨折部位作相应处理。

三、心理护理

在患者进行手术、放疗或化疗前，护理人员不仅要向病人宣传进行这种治疗的必要性，也要向病人讲清治疗期间可能出现的不良反应，耐心解答患者提出的问题，多交流关心给与精神上安抚和支持，使病人有足够的心理准备，主动克服困难，积极配合治疗。

四、健康指导

1. 恶性淋巴瘤病人注意个人清洁卫生，做好保暖，预防各种感染。

2. 加强营养，提高抵抗力。

3. 恶性淋巴瘤患者应该遵医嘱坚持治疗，定期复诊。

组织细胞增生性坏死性淋巴结炎

第一章　概　　述

一、概念

组织细胞增生性坏死性淋巴结炎（histiocytic necrotic lymphadenitis）又称坏死性淋巴结炎、病毒性淋巴结炎及亚急性淋巴结炎。最早分别由日本的 Kikuchi 和 Fujimoto 提出，故又名 Kikuchi 病或 Kikuchi – Fujimoto 病，是一种非肿瘤性淋巴结增大性疾病，属淋巴结反应性增生病变。

二、发病情况

本病多见于日本、中国等东方国家，西方国家甚为少见。主要累及青壮年，女性略多于男性。临床上呈亚急性经过，主要症状为持续高热，淋巴结肿大伴白细胞不升高或轻度下降，抗生素治疗无效，发病前常有病毒感染，多数情况下为一种温和的自限性疾病。

三、中医认识

中医学并无组织细胞增生性坏死性淋巴结炎的病名，但根据其临床表现，可将其归属于中医学的"温病""温病伏邪""急劳""热证""血证""痰核凛疬""癥瘕积聚"及"虚劳"等范畴内。如温病发病具有起病急骤，来势凶猛，转变快，变证多，且在临床上多有热势较高，伴有口渴心烦，溲黄便干，舌质红，脉数等表现，与组织细胞增生性坏死性淋巴结炎的发病及临床表现极其相似，正如《素问·评热病论》所言："汗出辄复热……不为汗衰"，十分恰当地描述了恶性组织细胞病的表现特点。犹如《素问·阴阳应象大论》说："冬伤于寒，春必病温"，这便是温病伏邪学说的病论依据，与组织细胞增生性坏死性淋巴结炎的病毒感染学说如出一辙。由于温病变化极速，刚入气分，旋即透气转营。深入营血，热度炽张，损伤血络，迫血妄行，引起出血症状，即为"血证"。至于"急劳"的描述，更为形象，如《圣济总录》中说："急劳者……缘禀受不足，忧思气结，荣卫俱虚，心肺壅热，金火相刑，脏器传克，或感受外邪，故烦躁体热，颊赤心松，头痛盗汗，咳嗽咽干骨节酸痛，久则肌肤销铄，咯涎唾血者，皆其候也。"本病的"癥瘕积聚"在中医学文献中早有论述。如《灵枢·百病始生》指出："夫百病之始生也，皆生于风雨寒暑，清湿喜怒……传合于肠胃之外，募源之间，留着于脉，稽留而不去，息而成积。"《中藏经》所提出的"真气失而邪气并"的发病学说，与本病的正虚复感外邪是一致的。致于疾病的后期，由于恶性组织细胞的广泛浸润，导致脏器衰竭所引起的症状与古文献中的描绘更为相似，如《医门法律》中说："虚劳之征，《金匮要略》叙于血痹之下，可见其势则必劳其精血也，营血伤则内热起，五心烦热，目中生花见火，耳内蛙聒蝉鸣，口舌糜烂，不知正味，鼻孔干灼，呼吸不利，乃至饮食部位肌肤，怠惰喜卧，骨软足酸，营行日迟，卫行日疾，营气为卫气所迫不能内守而脱出于外，或吐，或衄，或处于二阴之窍，出血既多火热并入，逼迫煎熬，漫无休止，营血有上尽而已，不死何待耶？"由此可见，中医学对本病的症状表现及病因病机，疾病的转归早有认识与论述。

第二章　病因及发病机制

一、病因

本病病因尚不明确，根据其临床经过，发病前常有呼吸道感染史，白细胞减少，淋巴细胞百分数增多，淋巴结呈非化脓性炎症，抗生素治疗无效及自限性等特点，提示本病可能与急性病毒感染有关。很多学者对多种病毒，如腺病毒、微小病毒以及人疱疹病毒属的许多成员（CMV、EBV、HHV8）等进行过研究。早期集中在对病毒的血清学研究，后期则倾向于用更特异的分子生物学方法检测本病受累组织中病毒基因组的存在。但至今尚难以说明 EB 病毒、HHV8 病毒在本病中扮演的角色。Huh 等对本病 26 例淋巴结组织进行了检测，在其中的 8 例中发现了 KSHV/HHV8 的 DNA，似乎提示 HHV8 可能与本病的发展也有一定联系，但该研究中未用原位杂交明确有意义的病毒 DNA 阳性细胞数，因此也不能说明本病与病毒感染的直接关系。由此可见病毒感染与本病的联系尚待进一步明确。

二、发病机制

细胞凋亡是近年本病组织学上最重要的发现之一。Takakuwa 等应用 DNA 末端标记法在本病受累组织中发现了细胞核 DNA 断裂的现象，此为凋亡的早期特征。Takano 等在油镜下发现了受累组织中确有凋亡细胞的典型形态学改变，如核染色质的凝聚及凋亡小体的形成等。Kikuchi 病坏死区的原位免疫组化分析显示 Fas 及 FasL 存在于许多组织细胞和某些淋巴细胞中，perforin（＋）的淋巴细胞亦多见。研究显示 CD8 的细胞多表达 Fas 及 FasL，CD4＋则较少表达，而本病损害区以外的组织或反应性淋巴结增生组织中，Perforin 及 Fas 和 FasL（＋）的细胞均难以见到。免疫组化显示 bcl－2 在本病损害区中的表达明显降低，相反 bax 的表达则升高。Bcl－2 能抑制细胞凋亡，而 bax 则有相反作用。

组织病理学改变，受累淋巴结直径 1～2cm，很少大于 3cm，被膜薄。光镜下，可见到多少不等，大小不一的凝固性坏死灶。坏死灶中有数量不等的组织细胞、浆细胞样单核细胞，免疫母细胞浸润，可见到组织细胞吞噬碎片现象，但缺乏中性粒细胞。坏死灶周围也有大量的组织细胞浸润。在损害区中可见到凋亡细胞的形态学特征，如细胞体积缩小，胞质及核染色质凝聚，凋亡小体等。电镜下，可以从超微结构方面获得本病所累及的组织中确有凋亡存在的证据。研究发现，凋亡小体的形成主要在坏死灶周围的区域，同时还可以见到部分组织细胞有吞噬凋亡小体及细胞的现象。

免疫组化染色显示，坏死区中的细胞主要是 CD4、CD8 及 CD68，许多细胞中含有 HLA－1 颗粒，NK 细胞及 B 细胞则少见。用一种特殊识别浆细胞样单核细胞的单克隆抗体 MIP 染色显示，MIP（＋）的细胞与 CD3 及 TCR 无关，而多为 CD4，因此，坏死区中 CD4 主要是 MIP（＋）的浆细胞样单核细胞。本病受影响区 CD45RO＋（＋）细胞多于 CD45RA（B），并呈混合性分布，说明淋巴细胞不是克隆性增生。

三、病理类型

淋巴结被膜完整，大部分结构消失，在非病变区淋巴结窦、索结构完好，部分病例在病变区周围有淋巴滤泡残存；淋巴结内出现形状不规则、大小和数量不等的凝固性坏死灶，部分病例坏死灶互相融合，几乎波及整个淋巴结。坏死灶由坏死崩解的细胞碎片和组织细胞构成，有明显的组织细胞吞噬核碎片现象。坏死灶中心可见坏死的血管残影和不同程度的出血，但极少有中性或嗜酸性粒细胞浸润；按坏死的程度和表现，可分为胞核崩解和凝固坏死两型，后者与前者不仅在坏死程度上有轻重之分，而且后者免疫母细胞及组织细胞增生程度较前者显著，浆细胞反应亦多见，而核分裂数则明显低于前者。胞核崩解型多见于高热期病人的活检标本，它反映的可能是病变的早、中期阶段，而病变中、后期的坏死变化可能与崩解的细胞彻底溶解抑或因血管水肿、供血障碍等因素有关；坏死灶边缘组织可见浆细胞样单核细胞及多形核组织细胞呈灶性及片状增生，这些细胞 AACT 染色全部阳性，AAT 染色部分阳性，少数阴性，可见核分裂象，但无病理性核分裂。有不同程度的"星空现象"；坏死灶边缘可见纤维素样坏死性血管炎，病灶间组织有明显的小血管及内皮细胞增生肿胀、管腔狭窄或扩张、血液淤滞、红细胞溶解破坏现象。免疫组化，采用克隆系为 GP－M1 的 CD68 染色，吞噬碎片的组织细胞和多形核组织细胞显示阳性，而浆细胞样单核细胞为阴性。选用克隆系为 KP1 的 CD68 染色，以上三种细胞均为阳性，着色部位在胞浆和胞膜。CD45RO 和 CD20 染色，以上三种细胞均为阴性。部分散在小淋巴细胞为 CD45RO 阳性，生发中心细胞及散在的淋巴细胞为 CD20 阳性。

四、中医病因病机

1. 邪热炽盛　外感风热毒邪，或温病伏邪，邪在气分，正邪相争，正劫邪进，透气转营，侵入营血，热灼营阴，迫血妄行。

2. 癥积瘀阻　邪毒侵入经络脏腑，热毒煎熬血分，血凝成块，结成有形之块而成瘀血证，瘀血互结，病情顽瘤。

3. 气血两虚　邪毒久恋，耗伤正气，或热毒炽盛，壮火食气，气虚无以生血，或热耗阴血，或血络损伤，血失过多，或癥积不去，新血不生，终成气血两亏之证。

第三章　临床表现

1. 多见于青年女性，以春夏发病较多，部分患者病前常有病毒感染史、咽峡炎史等。

2. 发热　热型不一，可呈弛张热低热或不规则热、最高可达 39～40℃亦可呈间歇性发热，部分患者体温可正常。发热持续 1～2 周，个别患者可持续高热达 1～2 个月或更长，一般可自行消退。

3. 淋巴结肿大　多位于颈部，亦可累及腋下、锁骨上、肺门、腹股沟等部位，质地较软，起病急者常伴疼痛或压痛，局部无明显炎症表现淋巴结常随发热高低而增大或缩小。这与淋巴瘤和恶组等血液系统恶性肿瘤的淋巴结肿大质地韧或较硬进行性增大而无压痛的特点不同。

4. 皮疹　部分患者可出现皮疹，表现为荨麻疹、丘疹、多形红斑，往往为一过性持续 3～10 天后消退。

5. 肝脾肿大　30% 左右的病例可见轻度肝大，50% 的病人亦可呈一过性脾大，发热消退后即可恢复正常。

第四章　西医诊断和中医辨证

一、西医诊断

(一) 诊断标准

目前国内尚缺乏统一的诊断标准。一般根据三大主要表现。

1. 主要表现

（1）轻度痛性淋巴结肿大，以颈腋部淋巴结为主；

（2）发热，抗生素治疗无效，而对糖皮质激素敏感；

（3）一过性白细胞减少，特别有粒细胞减少。

2 次要表现　血沉增快，一过性肝脾肿大，皮疹，难以用其他疾患解释的多脏器损害，结合肿大淋巴结的病理检查可确立诊断。

(二) 临床诊断要点

凡病人持续发热、抗生素治疗无效，结合有轻度疼痛的淋巴结肿大和一过性白细胞减少，应高度怀疑本病。

1. 本病可见于各年龄，以 20～29 岁为发病高峰，小儿以 5～15 岁多见，女性较多，男女比例为女性为多，儿童病例少见。

2. 均有发热，在 38℃ 以上，多为不规则热，持续数周，少数经数月，反复发作。

3. 均有浅表淋巴结肿大，并自觉疼痛或压痛。淋巴结增大常见于颈部，其次为腋下，或可见于腹股沟、锁骨上等部位，也可有全身淋巴结肿大，可伴疼痛，一般无融合。

4. 皮疹常见，约三分之一的病例存在皮肤改变，皮疹常为多形性，多呈风疹样，可表现为丘疹、斑丘疹、多形性红斑、硬结性红斑性损害，甚至出现亚急性系统性红斑狼疮（SLE）样皮疹。发生时间不确定，多为一过性。

5. 少数患者可有肝脾肿大，并可出现多系统受累的表现，具有潜在的致死性。

6. 血和骨髓培养阴性

7. 抗生素无效。

8. 预后大多良好。可伴疲劳、多汗等非特异性全身症状。实验室检查：一般无贫血或血小板减少，但白细胞常下降，血沉增快，C - 反应蛋白上升，血清转氨酶（GOT，GPT）、乳酸脱氢酶等均可升高。

二、实验室检查

1. 血象　多数病例外周血白细胞减少，分类提示淋巴细胞增高，部分患者可见异形淋巴细胞（传染性单核细胞增多症亦可出现异淋，但白细胞总数往往明显升高，异淋比例亦较高，常 > 10%）。本病患者血红蛋白及红细胞、血小板计数多在正常范围内。

2. 骨髓象　多数呈感染性骨髓象伴粒细胞退行性变，个别患者可见到粒细胞生成障碍及反应性组织细胞增多。

3. 其他辅助检查：

（1）淋巴结活检：为本病确诊的依据。①淋巴结正常结构消失，副皮质附近有大片坏死，其内混杂以多数碎片，坏死区周围有大量组织细胞而无粒细胞浸润。组织细胞可吞噬核碎片，亦可见到组织细胞崩解，仅见细胞碎片及完全坏死；②可见变异淋巴细胞（即免疫母细胞）和浆细胞样单核细胞同时出现；③有残存的淋巴小结，免疫组化显示 CD45RO +（T）细胞较 CD45RA +（B）细胞多；CD68 + 和 lysozyme + 细胞主要分布于坏死区，仅见少数散在于交界区和边缘区。CD15 阴性或仅见于嗜酸性粒细胞阳性，提示病灶为非化脓性，同时亦可排除髓系白血病细胞浸润。

（2）X 线、CT 检查除外结核及肿瘤占位性病变。

（3）B 超提示淋巴结、肝脾肿大。

三、中医辨证

本病的治疗宜分清虚实。初期以祛邪为主，针对热毒炽盛，瘀血内结病机，采用清热解毒，滋阴凉血以及活血化瘀、消积散结法治疗。本病常因实致虚，迫血动血成为气阴两伤之证，因此，病程中后期或化疗之后最宜固护正气，治法以益气养阴补血为主。亦即《外感温热篇》所言："热邪不燥胃津必耗肾液。"又如《温热经纬》说："盖热病未有不耗阴者。"故《尚论后篇》说："以故病温之人，邪退而阴气犹存一线者，方可得生。"《西塘感证》也说："治热症大法总以始终照管胃中津液，……热被风而愈炽，阴被劫而速亡，……总始终照顾阴津，以为胜邪回生之本。"可见阴液的存亡衰旺，又常常关系着本病患者的预后和存亡。故有"存得一分津液，便有一分生机"之说。

第五章　鉴别诊断

本病极易误诊为伤寒、传染性单核细胞增多症等传染病；恶组、恶性淋巴瘤等血液肿瘤；女性患者易与 SLE 等结缔组织病混淆，应注意鉴别。

1. 恶性组织细胞病（恶组）　　恶组为一凶险的血液系统恶性肿瘤。临床上常以长期高热伴进行性全身衰竭，淋巴结、肝、脾进行性肿大，还可有黄疸、出血、皮肤损害和浆膜腔积液等，实验室检查常发现全血细胞进行性减少，血涂片可发现异常的组织细胞或不典型的单核细胞；骨髓涂片有数量不等形态不正常的组织细胞及多核巨组织细胞。而组织细胞坏死性淋巴结炎为一良性自限性疾病，全身衰竭及出血较少见，血象异常一般仅限于白细胞伴有粒细胞的减少，而无红系及血小板的异常。恶组与本病的病理特征亦不一样。恶组为组织细胞恶性克隆性增生，而本病为反应性增生。恶组受累组织免疫组化检查 CD68 和 lysozyme（＋），组织细胞呈散在或簇状分布，与本病呈大片状分布在坏死区不同；恶组常伴染色体异常，如 1p11 易位（1qter→1p11）、t（2；5）（p23；q35），尤其是 17p13 异常；而本病鲜有染色体改变。

2. 非霍奇金淋巴瘤（NHL） 临床常以无痛性淋巴结肿大为主，结外可侵犯其他任何脏器。20%～30%的患者出现发热、体重减轻、盗汗等全身症状，是一组异质性疾病。骨髓受累时可发生血细胞减少。组织细胞坏死性淋巴结炎的淋巴结大多伴有轻度疼痛及压痛，一般来说肿大的程度较 NHL 为轻，质地比较软，NHL 的淋巴结质地比较韧，饱满，晚期可融合。结外浸润在 NHL 多见。NHL 的病程呈进行性，一般无自限性，这与本病不同。病理组织活检在两者鉴别中起很大作用。NHL 淋巴结正常结构被破坏，多数淋巴滤泡和淋巴窦消失，恶性增生的淋巴细胞形态呈异形性，多为单克隆性（T 细胞或 B 细胞）淋巴包膜及周围组织亦被侵犯，与本病不同。免疫组化显示 NHL，恶性细胞表现为 T 细胞或 B 细胞标记的阳性细胞一种占绝对优势，而另一种仅少数散在分布，属反应性细胞成分，这与本病 T、B 细胞呈混合性增生而非单一性或单克隆增生明显不同。有无片状坏死也是区别 NHL 与本病的一个重要病理学特征；因此，从临床经过与病理学检查不难将两者鉴别。

3. 系统性红斑狼疮（SLE） 女性病人出现发热、皮疹、白细胞减少、淋巴结肿大、肝脾肿大、尿蛋白及抗核抗体等极易误诊为 SLE。但 SLE 尚有一些其他典型特征，如光过敏、面颊蝶形、盘状红斑及关节炎等，在本病一般不会出现，SLE 患者还有一些特异性化验的异常，如抗 dsDNA、抗 Sm 抗体、狼疮细胞（＋）等。如有淋巴结病理活检，则更易鉴别。SLE 患者淋巴结活检虽偶可见到坏死性淋巴结炎，但无大量组织细胞，可见到中性粒细胞浸润。而本病一般无中性粒细胞浸润，但有大量的组织细胞增生并吞噬碎片。值得一提的是本病若伴有抗核抗体阳性，需警惕为 SLE 的早期表现。

4. 淋巴结结核 患者可出现发热、淋巴结肿大、白细胞减少等非特异性表现，与本病有相似之处。但结核患者 OT 试验或 PPD

试验常呈（+），淋巴结组织切片上有典型的结核结节，免疫组化提示 T、B 细胞混合性增生，组织细胞呈散在性分布与本病大片状分布不同。在机体反应低下时，结核干酪灶周围往往缺乏结核性肉芽肿或仅有上皮样细胞围绕时须与本病仔细鉴别，本病坏死灶周围增生的小核裂样 T 细胞背景，灶内多残留有核碎片具有参考价值。

5. 其他疾病　感染性疾病如伤寒，根据血培养，肥达试验，不难区别；传染性单核细胞增多症根据血涂片、嗜异性凝集试验，抗 EBV 抗体测定可明确。其他尚有药物性坏死性淋巴结炎，有明确的药物史，淋巴结活检提示结构似存在少量组织细胞且散在分布，易与本病区别。

第六章　西医治疗

1. 泼尼松（强的松）30 ~ 40mg/d。
2. 转移因子 10ml，1 ~ 2 次/d，口服或 0.1mg，每周 1 ~ 2 次，皮下注射；干扰素 300 万 U，隔天 1 次，皮下注射。
3. 无明显症状者可不治疗。

第七章　中医治疗

一、治疗原则

中医认为，该病属"痰毒"范畴，病因外感时行疫毒，在人体卫外功能减弱之时，从皮毛、口鼻入侵。邪犯肺卫，营卫失和，故而发热；外邪由表入里，窜注皮里膜外，壅塞气血经络，停聚阻滞，气滞痰凝结块而肿；若热盛者，久则肉腐成脓，故而部分患者局部肿块形成脓肿。本病总属痰毒热盛治以清热化痰解毒。

治疗主要以清热解毒，软坚散结为原则。初期之以清热解毒，消肿止痛。中期之以清热凉血，养阴化瘀。末期宜养阴益气为主。

二、辨证论治

1. 邪热炽盛型

证候：初起发热微恶寒，继之高热而赤，烦渴欲冷饮，大汗出，神情倦怠，头晕乏力，尿赤便结，舌质红，苔薄白，脉洪大；或常见鼻衄、齿衄、吐血、便血；或兼见高热，入夜尤甚，神昏谵语，斑疹隐隐，舌质红绛，脉细数。

治法：清热解毒，滋阴凉血。

方药：犀角地黄汤加味：水牛角 30g，生地黄 24g，芍药 12g，牡丹皮 9g。

加减：方中可加石膏、知母、金银花、连翘、蒲公英、紫花地丁及白花蛇舌草等药以助水牛角清热解毒，使热去毒清，营血得安；若出血症状比较明显，可加茜草、紫草、白茅根、大蓟、小蓟、藕节、三七粉以止血；若出现神昏谵语等神智症状，可加服安宫牛黄丸或紫雪散。

2. 癥积瘀阻型

证候：胁下癥积，按之有块，疼痛位置固定不移，心烦不眠，低热口渴，周身乏力，神情倦怠，舌质暗红或青紫或有瘀斑，脉弦细或结代。

治法：活血化瘀，消积散结。

方药：膈下逐瘀汤加减：当归 12g，川芎 10g，桃仁 12g，红花 10g，香附 12g，鳖甲 15g，赤芍药 12g，牡丹皮 15g，甘草 6g，山慈姑 10g，元胡 12g，五灵脂 12g，乌药 6g，鳖甲 6g，牡蛎 25g，夏枯草 15g，玄参 15g。

加减：若胁下癥积肿大明显者，可加服小金丹或犀黄丸。

3. 气血两虚型

证候：面色苍白，唇甲色淡，头晕耳鸣，心悸气短，失眠，五心烦热，低热盗汗或自汗，腰膝酸软，口干少饮，纳差，形体消瘦，腹中痞块，舌淡红或淡，少苔，脉虚细而数或细弱无力。

治法：益气养阴。

方药：十全大补汤加减：人参 12g，白术 12g，茯苓 15g，炙甘草 9g，当归 12g，白芍药 12g，熟地黄 15g，黄芪 15g，川芎 15g，生姜 3 片，枣 2 枚。

加减：方中可加鸡血藤、阿胶补血活血；加三棱、莪术、地鳖虫以活血祛瘀消积；加半枝莲、山慈姑以解毒祛邪。

三、名医的中医辨证论治思路

1. 黄荣璋　用金银花 24g，连翘 9g，蚤休 9g，野菊花 12g，淡竹叶 12g，牛蒡子 9g，薄荷 9g，茯苓 9g，甘草 3g 等治疗。并认为皮下隐疹加水牛角、丹皮、生地。若伴气虚，佐以玉屏风散。若淋巴结肿痛明显加海藻、浙贝母、海浮石。

2. 赵建宏　用甘连汤：生甘草 30g，连翘 15g，秦艽 20g，蒲公英 15g，柴胡 30g，板蓝根 30g，牛蒡子 15g，浙贝母 15g，僵蚕 10g，牡丹皮 10g，泽泻 15g。甘连汤以生甘草、连翘、板蓝根、牛蒡子等清热解毒、散结消肿；浙贝母、僵蚕、牡丹皮化痰去瘀；泽泻清热消肿、引热下行。

3. 徐大成　在《清热化痰法治疗坏死性淋巴结炎 42 例》中提到气郁痰结可予清热化痰方加减治之。处方：银花 10g，连翘 10g，生甘草 6g，柴胡 10g，生黄芪 15g，黄芩 10g，葛根 15g，薄荷 6g，板蓝根 6g，荆芥 6g，夏枯草 12g，玄参 15g，大贝母 10g，芦根 20g。5 剂，每日 1 剂，水煎服。以银花、连翘、板蓝根治疗以清热解毒为主，化痰散结为辅。内服清热化痰方，以银花、连翘、板蓝根、葛根、黄芩、柴胡、薄荷、荆芥清透太阳、少阳、阳明之热，与黄芪相伍，有利热毒透托达外；以夏枯草、玄参、大贝母化痰散结。诸药合用可获清热化痰之效。临床运用：高热无汗，持续不解，加羌活，重用玄参；口干尿少，加芦根、石斛；大便秘结，加生大黄；下肢关节痛，加独活、秦艽；淋巴结缩小不明显，加昆布、海藻；面背部红色丘疹，加丹皮、生地。

4. 黄子慧　在《中西医结合治疗组织细胞坏死性淋巴结炎 42 例》

中提到也可用消炎散核汤以清热解毒消肿止痛治疗此型。方用金银花15g，蒲公英15g，紫花地丁10g，赤芍10g，天花粉12g，当归10g，夏枯草15g，玄参15g，青皮10g，陈皮6g，甘草3g。以上中药随症加减。

5. 郝建梅、高红梅　在《急性坏死性淋巴结炎辨治体会》中指出暑湿久羁劫灼真阴，以致患者舌质红苔白厚，脉滑数。治以养阴清热，软坚散结，佐以利湿补气为法，方以"青蒿鳖甲汤"合"消瘰丸"加减。具体药用为青蒿、生牡蛎（先煎）各30g；生地、百合、土茯苓各20g；炙鳖甲（先煎）、丹皮、元参、川贝母、薏苡仁各15g；银柴胡、地骨皮各12g；知母、胡黄连、白蔻仁、杏仁各10g加减，以鳖甲滋阴退热，入络搜邪，青蒿清热透络，引邪外出，二者并用，滋阴透邪；生地甘凉滋阴，知母苦寒滋润共具养阴透热；丹皮内清血中伏热；三仁清热利湿；土茯苓解毒等。或予犀角地黄汤养阴益气，涤痰化结。

6. 仝小林　在《仝小林治疗反复发作性坏死性淋巴结炎临床经验》中提到因脾主四肢、肌肉，又主运化，患者患病过程中热邪伤津耗气，耗伤脾气。故患者病后食欲差，无力，责之在脾。治以健脾益气。方用党参、黄芪、云苓、炒白术、陈皮、清夏、荆芥、生姜、党参、黄芪、云苓、炒白术、陈皮、清夏六君子汤益气健脾调胃，荆芥药性升散，用以散毒解热。生姜护胃。此方脾虚胃滞兼顾治疗脾气虚弱之证。

四、专方专药治疗

1. 鳖甲煎丸　（适用于癥瘕积聚，胁下痞块，肌肉消瘦，饮食减少者）。

2. 紫雪丹　（适用于壮热心烦，时有惊惕，斑疹隐现者）。

3. 犀黄丸　（适用于肝、脾、淋巴结肿大明显者）。

4. 小金丹　（适用于癥积瘀阻型）。

五、中西医结合治疗

中医认为应属"痰毒""风温"范畴。病因：外感时邪疫毒在人体卫外功能减弱之时从皮毛口鼻入侵。邪犯肺卫，营卫失和，故而发热，外邪由表入里，窜注皮里膜外，壅塞气血经络，停聚阻滞，气滞痰凝，结块而肿。邪毒循经入里，邪传少阳则表现为寒热往来，口苦咽干，胁肋牵痛。邪入阳明则腹满尿赤便干。本病总属痰毒热盛，治以清热化痰解毒，以消炎散核冲剂辨证加减，配合中药抗病毒颗粒剂、消疬膏、沙参麦冬汤、小柴胡汤及清热，消肿膏外敷。

消炎散核冲剂中金银花清热解毒，前人誉之为"痈疽圣药"，佐以蒲公英、紫花地丁、七叶一枝花、天花粉、夏枯草、玄参则清热解毒、化痰消肿之力倍增；当归、赤芍活血和血，有助核散。

小柴胡汤系医圣名方，清热疏肝，现代药理学研究其具有抗炎抗病毒作用。病久入络，肿块质地坚硬者予内消瘰疬片，方中加三棱、莪术、当归等活血化瘀、散结消肿。消疬膏方：党参、茯苓、白术、怀山药、芋艿共奏益气养胃健脾；

沙参麦冬汤有益气滋阴扶正之功，用于疾病后期邪去阴伤之证。

外科之患，最重外治。痰毒之为病，多见红肿热痛，系热毒阻于经络，血脉瘀阻，久而化热，不通则痛，外用清热消肿膏清热解毒、消肿止痛。

第八章　预后及康复

1. 要求患者要注意饮食调理和起居休息。
2. 禁食辛辣之品，以免加重病情，注意饮食卫生，食用新鲜食物。
3. 起居有节，避风保暖，以免火热燥邪侵袭，注意室内清洁、消毒、空气流通，要经常清洗皮肤、口腔、肛门、外阴，保持这些部位的清洁卫生。
4. 要保持心情舒畅，正确对待疾病，认真配合治疗。

多发性骨髓瘤

第一章 概 述

一、现代医学认识

多发性骨髓瘤（multiple myeloma，MM）是一种以骨髓中单克隆浆细胞大量增生为特征的恶性疾病。克隆性浆细胞直接浸润组织和器官及其分泌的 M 蛋白直接导致临床上的各种症状，其中以贫血、骨骼疼痛或溶骨性骨质破坏、高钙血症和肾功能不全为特征。MM 发病率约占造血系统肿瘤的 10%，多发于中、老年人，中位发病年龄约为 65 岁，男女发病比例为 3∶2。

二、中医认识

由于该病临床表现的多样性，并不能局限于单一中医病证，故古代中医文献对本病没有独立病证对照论述，但根据其主要临床表现可参照"骨痹""虚劳""腰痛""骨蚀""血证""癥积"等病证。《素问·痹论》载："以冬遇此者为骨痹"，"故骨痹不已，复感于邪，内舍于肾"，"痹在于骨则重"。《素问·长刺节论》云："病在骨，骨重不可举，骨髓酸痛，寒气至，名曰骨痹。"《素问·气穴论》曰："积寒留舍，荣卫不居，卷肉缩筋，肋肘不得伸，内为骨痹，外为不仁，命曰不足，大寒留于溪谷也。"《灵枢·寒热病》言："骨痹，举节不用而痛，汗注烦心，取三阴之经补之。"《灵枢·刺节真邪》载："虚邪之中也，……其入深，内搏于骨，则为骨痹""虚邪之入于身也深，寒与热相搏，久留而内著，……内伤骨为骨蚀"。《中藏经·五痹》云："痹者，风寒暑湿之气，中于人脏腑之为也，……入于肾则名骨痹""骨痹者，乃嗜欲不节，伤于肾也，……邪气妄入，……中犯脾胃，则为不充；下流腰膝，则为不遂；旁及四肢，则为不仁"。《诸病源候论·虚劳髀枢痛候》曰："劳伤血气，肤腠虚疏，而受冷故也。肾主腰脚，肾虚弱，则风邪所乘，风冷客于髀枢之间，故痛也。"《千金方》言："百节疼痛，四肢沉滞，骨肉酸痛，身重胫急筋肿不能行，足端如刀刺痛，身不能自任。"《医学入门》载："痹者，气闭塞不通流也，……周身掣痛麻者，谓之周痹，乃肝气不行也。"《证治准绳》云："痹病有风，有湿，有寒，有热，……皆标也；肾虚，其本也。"《杂病源流犀烛》曰："腰痛，精气虚而邪容病也……肾虚其本也。"《临证指南医案·痹》曰："风寒湿邪混入经髓而为痹""初病在经，久病在络，以经主气，络主血""初为气结在经，久则血伤入络"。《医林改错》言："因不胜风寒湿热，邪入于血管，使血凝而为痹。"《血证论》载："瘀血在经络脏腑之间，则周身作痛，以其堵塞气之往来，故滞碍而痛。"《类证治裁》云："痹症久而不痊，必有湿痰败血瘀滞经络。"在祖国医学古籍文献中，虽未见 MM 病名的记载，但对于类似 MM 的临床表现早有论述。MM 起病缓，病程长，临床表现繁多，以贫血、骨痛为主要症状，其中定位较准确的为"骨痹"。

第二章　病因病机

一、西医病因与发病机制

病因尚未明确，可能与电离辐射、化学毒物、遗传倾向性、长期抗原刺激和某些病毒感染有关。目前认为 MM 的发生和进展是一个多步骤过程，期间发生了一系列细胞遗传学或基因改变。

MM 细胞起源于生发中心后，经历过抗原选择的记忆 B 细胞或浆细胞，在骨髓瘤发生早期已存在遗传学改变，包括 IgH 基因易位、多种染色体三体相关的超二倍、13 号染色体序列丢失和 CyclinD1 基因异常表达。这些改变没有明显促进浆细胞增生，但是增加了其对增值刺激的敏感性。MM 的发病和进展还需要经历"二次打击"，包括 MAPK/STAT3 途径（N‑ras、K‑ras、FGFR3）和 NFκB 途径的激活突变、C‑MYC 基因异常表达以及 RB1 途径和 p53 途径的失活突变等。

二、中医的病因病机

（一）病因

1. 起始病因

（1）禀赋薄弱，精气亏虚：禀赋薄弱，肾气亏虚，以致不能化精生髓；肾精亏损，又往往易感受外邪，或七情内伤，更伤精气，邪毒侵入骨髓而引起气血运行不畅，瘀毒内结，发为本病。

（2）烦劳过度，伤及肝肾：本病多见于中老年人，多因烦劳过度伤及肝肾。肾主骨，生髓，藏精；肝藏血，主疏泄；肝肾同源，精血互生。中老年人或因情志所伤而致肝血虚少，或房事过度而致肾精亏损，肝肾俱虚，骨失所养，瘀毒内结，深达骨髓，而致本病。

（3）思虑过度，损伤心脾：脾主运化水谷精微并主水湿运化，脾气亏虚，则有气血不足、痰浊内生等表现，日久痰郁化火；思虑过度可致心脾两虚，心气不足，无以推动血液运行，久病必瘀，出现痰瘀交阻，热毒蕴结，发为本病。

（4）饮食不节，湿热内蕴：过食辛辣厚味醇酒，滋生湿热，湿热内蕴，熏灼血络，迫血妄行；饮食不节，损伤脾胃，脾气亏虚，失其统摄之职，血溢脉外；脾虚气血生化乏源，可致气血亏虚，气虚推动无力而成血瘀，而致本病。

（5）外感六淫，邪毒蕴结：因脏腑亏虚，外感六淫，或理化、生物因素侵袭，邪毒侵入脏腑，留连筋骨间，内搏于骨，毒入骨髓，邪正交争，正虚邪盛，发为本病。

（6）久病体虚，阴阳气血亏损：本病常因慢性感染性疾病或自身免疫性疾病的基础上发病，往往久病失于调理，正气亏损难复。如热病日久，耗血伤阴；如寒病日久，耗气伤阳；如瘀血内结，新血不生，导致气血阴阳损伤，邪毒入侵，而致本病。

2. 继发病因 宿疾正虚，痰瘀内结。素有沉疴宿疾，如久咳、喘证、淋证等，肾虚则气不归元，阴阳不相接续，致气逆于肺而憋闷气喘，复感外邪郁而化热，痰热阻肺，出现咳喘、痰多色黄、胸闷胸痛，久则气阴两虚。痰郁日久化火，久病必瘀，出现痰瘀交阻，热毒蕴结。本病往往多种症状同时出现，或互相转化，反复不愈。

（二）病机

1. 发病 尽管本病原因各异，但根据其临床特点，其病发于里，因由禀赋薄弱，脏腑亏虚，易为病邪所损，不能生精化髓，以致毒入骨髓，遂见脏腑亏损，瘀毒内结；也由后天失调，因劳倦过度，情志怫郁，饮食不节所致者，损及心、脾、肝、肾，阴阳失调，感受邪毒而发热，属正虚受邪，或因五脏功能失调，内生五邪为祸，正邪交争，导致发病。

2. 病位 本病病邪入脏，内搏于骨，故病位应在脏及骨。肾主骨，藏精，生髓，故病主脏属肾，但与心、肺、肝、脾关系密切。本病肾阴亏损，毒蕴骨髓，致气血亏虚，或肝失所养，或肺失滋源，或心火不降，进一步耗损肾阴，可见肝肾亏损，或肺肾同病，或心肾不交；肾阳虚，则脾失温煦，气血精微失其化源，常见脾肾俱损，气血两虚，血虚则肝失所藏，心失所养，而见肝脾同病或心脾两虚，然病本在肾。

3. 病性 本病多为中老年人，以正虚为本，同时见标实，常为本虚标实错杂互见。多以肾阴肾阳亏虚，或阳盛阴亏，或偏于阴盛阳衰，或为阴阳俱虚；同时邪毒内侵，见气滞、痰阻、血瘀、毒结为标，日久更损其本。本病早期以邪实为主，后期以本虚为主。

4. 病势 本病起病徐缓，易漏诊。出现症状时，病史多严重，且病势缠绵，经中医或中西医结合治疗，效果良好，但也有合并脏腑亏损，病情进展，出现精气衰败，邪毒深陷，导致病情恶化。

5. 病机转化 本病多因先天禀赋不足或后天失养，六淫、饮食、情志、房劳等因素，积劳内伤，正气亏损，脏腑功能失调，气血阴阳亏损。是以正虚为主，损及脾肾，累及心、肝、肺俱虚，而伏邪瘀毒在里久病不愈，更伤正气。肾之阴阳亏损，可偏重于肾阴亏损，日久阴损及阳，肾阳不足不能温煦脾阳，导致脾肾阳虚。本病为毒入骨髓，耗竭精气，可加重阴阳虚损，终致阴阳离决，亡阴亡阳而死亡。

第三章　临床表现

一、骨骼破坏

骨髓瘤细胞分泌一些破骨活性分子促进破骨细胞的骨吸收，抑制成骨细胞，减少骨形成。骨痛是最常见的早期症状，见于80%首诊病例。2/3的患者可发生病理性骨折。

二、贫血

见于3/4患者，多为轻、中度贫血，由瘤细胞浸润骨髓、肿瘤细胞因子抑制造血、肾功能损害导致内源性促红细胞生成素生成减少以及红细胞寿命缩短等因素造成。

三、肾功能不全

循环中的大量游离轻链超过近曲小管的重吸收能力，导致肾小管堵塞，发生急性或慢性肾功能衰竭。此外，肾脏病变还与轻链或（和）其降解片段引起淀粉样变性以及高钙血症、高尿酸血症、高黏滞综合征和瘤细胞浸润等多种因素有关。

四、高钙血症

约见于15%患者，主要由于广泛的溶骨性改变和肾功能不全所致。少数患者由于骨髓瘤细胞产生甲状旁腺激素相关蛋白而诱发。

五、发热与感染

主要与正常免疫球蛋白严重减少有关，疾病晚期与粒细胞缺乏有关。

六、出血倾向

以鼻出血、牙龈出血和皮肤紫癜为多见。主要与 M 蛋白吸附于血小板表面、包裹凝血因子以及沉积于血管壁等因素有关。晚期由于骨髓功能衰竭，血小板数量明显减少，可发生严重出血。

七、髓外浸润

瘤细胞可从骨髓外迁移至髓外任何部位生长，累及软组织形成局部肿块称为髓外浆细胞瘤。累及外周血造成外周血浆细胞计数 > $2.0 \times 10^9/L$ 时称为浆细胞白血病（PCL），为本病终末期表现，预后较差。

八、淀粉样变性

系轻链沉积于器官或组织所致，常累及皮肤、舌、心脏等部位。临床上表现为皮肤黏膜出血、舌和腮腺肥大、心肌肥厚、腹泻、关节疼痛以及周围神经病变等。较常见于 IgD 型及 λ 轻链型骨髓瘤。

九、多发性周围神经病变

与 M 蛋白作用于神经鞘膜有关，常为淀粉样变的典型症状，临床上表现为非对称性运动和感觉神经病变，肌肉无力、肢体麻木和痛觉迟钝等。

十、高黏滞综合征

临床症状包括视力模糊、充血性心力衰竭、头痛、眩晕、复视、嗜睡、昏迷等。多见于 IgA、IgM 型和 M 蛋白浓度很高的 IgG 型 MM。

第四章 西医诊断和中医辨证

一、西医诊断

（一）诊断标准

1. MM（必须符合下列三个条件）

（1）骨髓克隆性浆细胞≥10%或经活检证实存在浆细胞瘤。

（2）血清和（或）尿液中存在 M 蛋白：IgG > 35g/L，IgA > 20g/L，IgM > 15g/L，IgD > 2g/L，IgE > 2g/L，尿轻链 > 1g/24h。

（3）存在任何骨髓瘤相关的终末器官损伤（CRAB）。*

2. 冒烟型 MM（必须符合下列两个条件）

（1）血清 M 蛋白（IgG > 35g/L，IgA > 20g/L）和（或）骨髓克隆性浆细胞≥10%。

（2）无骨髓瘤相关的终末器官损伤。*

3. 不分泌型 MM（必须符合下列三个条件）

（1）血、尿免疫固定电泳 M 蛋白阴性。

（2）骨髓克隆性浆细胞≥10%或出现浆细胞瘤。

（3）存在任何骨髓瘤相关的终末器官损伤。*

4. PCL（必须符合下列两个条件）

（1）符合 MM 的诊断条件。

（2）外周血克隆性浆细胞占有核细胞 20% 或以上，或绝对计数≥2×10^9/L

* 血钙 > 正常上限 0.25mmol/L 或 > 2.75mmol/L，肌酐 > 173μmol/L，血红蛋白低于正常下限 20g/L 或 < 100g/L，骨质病变：溶骨性破坏、严重骨质疏松或病理性骨折；其他：高粘滞血症、淀粉样变或反复细菌感染（12 个月中发作 > 2 次）

（二）临床分期

1. Durie – Salmon 分期系统和肿瘤负荷

（1） I 期（符合所有下列 4 项）：瘤细胞数 $< 0.6 \times 10^{12}/m^2$

①血红蛋白 $> 100g/L$

②血清钙正常

③X 线检查无异常发现

④低 M 蛋白量：$IgG < 50g/L$，$IgA < 30g/L$，本一周蛋白 $< 4g/24h$ 尿

（2） II 期：既不符合 I 期又不符合 III 期，瘤细胞数 $0.6 \sim 1.2 \times 10^{12}/m^2$

（3） III 期（符合下列任何一项或以上），瘤细胞数 $> 1.2 \times 10^{12}/m^2$

①血红蛋白 $< 85g/L$

②血清钙 $> 2.75mmol/L$

③X 线检查示溶骨性病灶 > 3 个

④高 M 蛋白量：$IgG > 70g/L$，$IgA > 50g/L$，本一周蛋白 $> 12g/24h$ 尿

（4）分组：

①A 组：血肌酐浓度 $< 173\mu mol/L$

②B 组：血肌酐浓度 $\geqslant 173\mu mol/L$

2. 国际分期系统（ISS）和中位生存期

（1） I 期：血清 $\beta_2 - MG < 3.5mg/L$ 和血清白蛋白 $> 35g/L$. 中位生存期 62 个月。

（2） II 期：血清 $\beta_2 - MG < 3.5mg/L$ 和血清白蛋白 $< 35g/L$；或血清 $\beta_2 - MG \geqslant 3.5mg/L$ 但 $< 5.5mg/L$。中位生存期 44 个月。

（3） III 期：血清 $\beta_2 - MG > 5.5mg/L$。中位生存期 29 个月。

（三）实验室和辅助检查

1. 血象　主要为正细胞正色素性贫血。血片中红细胞常呈缗线状排列。浆细胞 $< 2\%$。晚期呈全血细胞减少。

2. 骨髓象　最明显特征是浆细胞的数量和质量异常。骨髓瘤细胞形态不一，成堆出现。典型的瘤细胞为未成熟、分化较差的浆细胞，其形态为多核，核圆形或不规则，核膜内陷，核内可见空泡，染色质稍疏松，不呈车轮状排列，核仁大而明显。少数病例可见浆母细胞，称为浆母细胞骨髓瘤，是一个独立的预后差的指标。

3. 组织病理学　在骨髓或髓外组织中浆细胞瘤可呈散在、成片、结节或肉瘤样增生。与骨髓涂片比较，骨髓活检更能反映骨髓中浆细胞浸润程度。轻链沉积引起的病变可见于骨髓、皮肤脂肪、胃肠道、舌和肾等组织，刚果红染色阳性，在偏振光下产生苹果绿双折射。

4. 免疫表型　肿瘤性浆细胞的免疫表型特征如下

（1）细胞质中限制性表达单一类型轻链 κ 或者 λ。

（2）正常浆细胞的特征性标记 CD38 和 CD138 常呈较低水平表达。

（3）常 CD19 和 CD20 双阴性。

（4）多数 CD56 阳性而 CD45 阴性或弱表达。

根据上述特征可将其与正常浆细胞和其他 B 细胞肿瘤鉴别。当 MM 进展为 PCL 时，CD56 可由阳性转变为阴性。

流式细胞术（FCM）可检测浆细胞标记指数（PCLI），即测定处于 S 期的单克隆浆细胞占所有单克隆浆细胞的百分比。PCLI 是 MM 的一个独立预后指标，骨髓 PCLI≥10% 提示预后差。

5. M 蛋白鉴定　包括血清和尿中 M 蛋白的定性和定量。常用方法有：血清蛋白电泳（SPE）、血清和尿免疫固定电泳（IFE）、比浊法血清免疫球蛋白测定和 24 小时尿 M 蛋白定量。近年来还推荐应用更敏感的血清游离轻链（SFLC）测定法。其中 IFE 是鉴定血、尿 M 蛋白中最常用和决定性的方法，具有较高的特异性和敏感性，能鉴定 M 蛋白的类型。约 2% 患者的血清和尿中不能检测到 M 蛋白，称为"不分泌型 MM"。SFLC 法可以定量测定血清中不与重链结合的游离轻链，为 MM 的克隆提供了更为敏感的方法。

6. 细胞遗传学分析　荧光原位杂交（FISH）可发现 90% 以上

MM 患者存在细胞遗传学异常，对 MM 预后评估具有重要价值。13 染色体单体、亚二倍体、t（4；14）、t（14；16）或 17p - 均提示预后差。

7. 生化检查

（1）血清白蛋白和球蛋白：血清白蛋白减少，与预后密切相关。IgG，IgA 和 IgM 型 MM 患者，由于存在 M 蛋白，球蛋白明显升高，而其他类型球蛋白可以减少。

（2）肌酐（Cr）和尿素氮（BUN）：伴肾功能减退时可升高。

（3）血钙、磷测定：骨质破坏后钙、磷释放至血液中，M 蛋白与钙结合不易从肾脏排出而使血钙升高。晚期肾功能不全时血磷可升高。

（4）碱性磷酸酶（AKP）：血清 AKP 水平与成骨细胞活性相关，一般正常或轻度升高。

（5）β_2 - 微球蛋白（β_2 - MG）：是细胞膜蛋白成分，当细胞死亡时释放至血液循环并从肾脏排出。如果肾功能正常，血中浓度升高常提示瘤细胞增殖快、疾病进展。

（6）C - 反应蛋白（CRP）和白介素 - 6（IL - 6）：CRP 是肝细胞对 IL - 6 反应后产生的急性相蛋白，与 IL - 6 水平具有较好的关联性。CRP 测定方便，临床上常常用之代替 IL - 6，作为预后指标之一。

（7）乳酸脱氢酶（LDH）：反映肿瘤负荷，有一定的预后价值。

8. 影像学检查 80% 的患者有骨骼损害，脊柱、肋骨、头颅、肩胛、骨盆和长骨近端最常被累及。X 线摄片表现为骨质疏松、溶骨性损害和病理性骨折。溶骨性损害可呈粟粒状、颗粒状或虫咬状，或者典型的圆形或卵圆形穿凿样透亮缺损，边缘清晰，一般不伴新骨形成。病理性骨折常发生于肋骨和脊柱。

对于临床上高度怀疑有骨病的患者，如果常规 X 线检查不能确定或为阴性，可选择 CT 平扫，MRI 或 PET/CT 检查，以增加敏感性。^{99m}Tc 骨扫描主要检测成骨细胞活性，一般不主张用于检测

MM 的骨病。

二、中医的辨证分型

本病属于慢性虚衰的内伤病证，应抓住常见的气血不足或阴精亏虚或气血、阴精俱虚并存的虚证证候，同时又有血瘀、痰阻、血热等标实的特征。

1. 气滞血瘀型　胸胁疼痛，腰痛，低热，纳呆腹胀，乏力，面黄少华，肌衄，舌质淡红或暗红有瘀斑，脉弦或涩。

2. 痰毒瘀阻型　胁痛，肋骨膨出，腰痛，痰核肿大，胁下癥块，神疲乏力，舌红苔腻，脉弦滑。

3. 热毒炽盛型　高热，肌衄发斑，神昏，烦渴，头痛，耳鸣，便秘溲赤，舌红有瘀斑，脉大而数。

4. 气血亏虚型　头晕乏力，心悸气短，动则加剧，胁痛隐隐，面白自汗，皮肤瘀点瘀斑，舌色淡边有齿痕，苔薄白腻，脉小滑重按无力。

5. 肝肾阴亏型　腰部酸痛，乏力，头痛，耳鸣，消瘦，盗汗，颧红，尿频数色深黄，肢体麻木，屈伸不利，眼睛干涩，视物不清，舌质暗红，苔薄黄，脉弦数，重按无力。

6. 脾肾阳虚型　面白无华，形寒肢冷，颜面下肢浮肿，气喘不能平卧，头晕乏力，心悸气短，舌淡苔薄，脉沉微。

第五章　鉴别诊断

一、反应性浆细胞增多症

反应性浆细胞增多症（RP）可由炎症或感染、风湿病如系统性红斑狼疮、慢性肝病和转移癌等引起。鉴别要点在于对浆细胞的克隆性鉴定。

二、其他克隆性淋巴/浆细胞病

（一）单克隆免疫球蛋白血症（MGUS）（必须符合下列所有条件）

1. 骨髓克隆性浆细胞 <10%。

2. 血清 M 蛋白（IgG <35g/L，IgA <20g/L）。

3. 无任何浆细胞病相关的终末器官损伤（CRAB 或其他）。

（二）Waldenstrom 巨球蛋白血症（WM）（必须符合下列所有条件）

1. 血清中存在单克隆 IgM（M 蛋白量不限）。

2. 骨髓中克隆性淋巴样浆细胞 ≥10%。

3. 瘤细胞具有典型的免疫表型（sIgM +、CD5 +/ -、CD10 -、CD19 +、CD20 +、CD23 -），以排除其他淋巴增殖性疾病。

（三）孤立性浆细胞瘤（必须符合下列所有条件）

1. 活检证实孤立性骨或软组织病灶存在克隆性浆细胞。

2. 骨髓正常，无克隆性浆细胞。

3. 除原发孤立性病灶外，骨骼检查（包括脊柱和骨盆的 MRI）正常。

4. 无淋巴浆细胞增殖性疾病相关的终末器官损伤如 CRAB。

（四）系统性淀粉样变（必须符合下列所有条件）

1. 存在淀粉样变相关的系统综合征（如肾、肝、心、胃肠道或周围神经累及）

2. 任何组织（即脂肪、骨髓或器官活检）刚果红染色阳性。

3. 淀粉样物质直接检查（免疫组化染色和测序等）证实为轻链相关。

4. 单克隆浆细胞病的依据（血或尿 M 蛋白、异常游离轻链比率或骨髓克隆性浆细胞）

（五）POEMS 综合征

1. 存在单克隆浆细胞病。

2. 存在周围神经病变。

3. 至少存在下列 7 个特征中之一　骨硬化性骨病、Castleman病、器官肿大、内分泌病、水肿、典型皮肤改变、视神经乳头水肿。

三、其他伴有骨骼破坏的疾病

老年性骨质疏松、骨转移癌、肾小管酸中毒、甲状旁腺功能亢进等。这些疾病均无溶骨性破坏特征，X 线摄片上常伴明显成骨改变，血清 AKP 水平升高。

第六章　西医治疗

一、传统化学治疗

多年以来常用 MP［美法仑（苯丙氨酸氮芥）+ 泼尼松］或 VAD（长春新碱 + 阿霉素 + 地塞米松）为基础的方案治疗新诊断的 MM 患者，总有效率（ORR）最高可达 50% ~ 80%，但完全缓解（CR）率 + 非常好的部分缓解（VGPR）率 < 20%，且不能改善患者生存时间，中位生存期约 3 年。值得注意的是，由于美法仑为烷化剂，对造血干细胞有较大损伤，对于接受自体干细胞移植的患者不宜使用 MP 作为诱导治疗。

二、造血干细胞移植

1. 自体造血干细胞移植（auto – HSCT）　常用大剂量美法仑（200mg/m²）作为预处理方案。新诊断患者在 VAD 或类似方案诱导治疗后接受 HSCT，可以将 CR + VGPR 率提高。一般认为年龄 ≤ 65 岁（年轻）的患者接受 auto – HSCT 治疗是安全可行的。

2. 异基因造血干细胞移植（allo – HSCT）　近年来多应用减低预处理强度的 allo – HSCT 治疗 MM，适用于化疗及 auto – HSCT 疗效不佳者。

三、现代药物

1. 沙利度胺（THAL）　是第一个用于治疗肿瘤的抗新生血管形成的药物。目前发现它可通过多种机制抑制骨髓瘤细胞生长。单药（50～400mg/d，口服）治疗新诊断和复发/难治患者的 ORR 为30%左右。与细胞毒药物联合能明显提高疗效。MPT（美法仑＋泼尼松＋THAL）已成为老年患者标准的一线治疗方案，并可改善生存期。TD（THAL＋地塞米松）已成为 auto－HSCT 前诱导治疗的重要方案。THAL 的主要不良反应为周围神经病变和深静脉血栓形成。

2. 硼替佐米　为蛋白酶体抑制剂，目前已广泛应用于 MM 治疗，对细胞遗传学高危患者同样有效。与地塞米松联合疗效有所提高。主要副作用为周围神经病变、带状疱疹和血小板减少。

3. 来那度胺　系 THAL 的衍生物，目前正在进行各期临床试验，疗效优于 THAL。副作用主要为骨髓抑制和深静脉血栓形成，周围神经病变极少见。

四、并发症的治疗

1. 高钙血症　积极水化和糖皮质激素治疗对大部分患者有效。近年来使用二磷酸盐如帕米膦酸二钠（60～90mg）或唑来膦酸（4mg）可使大部分患者的血钙浓度在1～3天内降至正常。

2. 骨病　对于有溶骨病变的患者，双磷酸盐可以明显减少病理性骨折和脊髓压迫综合征等事件发生，常用帕米膦酸二钠（90mg）或唑来膦酸（4mg）静脉注射，每月一次。脊髓压迫综合征需要急诊处理，静脉注射地塞米松和局部放疗是最常用的方法，严重者需外科手术减压。

3. 肾功能不全　避免应用非甾体类抗炎药物和造影剂以及防止脱水和感染是预防 MM 患者发生急性肾功能衰竭的重要措施。对于已经发生肾功能受损的患者，治疗的关键是使用化疗尽快减少肿瘤负荷，同时可行人工肾透析治疗。

4. 贫血　治疗疾病本身是关键。促红细胞生成素40000U，皮下注射，每周一次，对部分患者有好处。有症状的贫血患者可以输注红细胞。

5. 高黏滞综合征　可进行血浆置换，治疗指征是存在高黏滞综合征症状或体征，而非高血黏度水平。

第七章　中医治疗

一、治疗原则

MM的治疗，目前多采用化疗争取长期缓解，无法根治，比较棘手。且MM患者多年老体弱，全身情况差，兼有体液免疫缺陷，常常不能耐受化疗，故采用中西医结合治疗往往可取得较好疗效。本病本虚标实，以肾虚为本，毒邪侵入骨髓出现气滞血瘀，痰阻血热等为标；治疗以补虚治本为主，活血化瘀、清热解毒、化痰散结、疏肝泄热等治标方法配合。调整阴阳，益气扶正，也是治疗重点，但当邪盛势猛时，则以祛邪为先，邪去则正安。

二、辨证论治

1. 气滞血瘀型

证候：胸胁疼痛，腰痛，低热，纳呆腹胀，乏力，面黄少华，肌衄，舌质淡红或暗红有瘀斑，脉弦或涩。

治法：活血化瘀，清热解毒。

方药：血府逐瘀汤加减。半枝莲15g，桃仁、红花、当归、生地、柴胡、赤芍、牛膝、丹皮、枳壳、丹参、䗪虫、甘草各10g，水蛭、川芎各6g。口苦目赤心烦，加栀子、黄芩，或合用当归龙荟丸；肝郁化火伤阴，头晕、不寐、舌红少津，加枸杞子、菊花、何首乌；耗伤气血，加黄芪、党参、白术。

2. 痰毒瘀阻型

证候：胁痛，肋骨膨出，腰痛，痰核肿大，胁下癥块，神疲乏力，舌红苔腻，脉弦滑。

治法：涤痰散结，化瘀解毒。

方药：涤痰汤合膈下逐瘀汤加减。生牡蛎（先煎）30g，白花蛇舌草、太子参各15g，制半夏、制南星、陈皮、枳壳、石菖蒲、当归、桃仁、丹皮、赤芍、延胡索、浙贝各10g，川芎6g。胁下癥块加鳖甲煎丸，伤及气阴加黄芪、党参、玄参、北沙参。

3. 热毒炽盛型

证候：高热，肌衄发斑，神昏，烦渴，头痛，耳鸣，便秘溲赤，舌红有瘀斑，脉大而数。

治法：清热凉血解毒。

方药：犀角地黄汤合清瘟败毒散加减。水牛角（先煎）30~60g，大青叶、生石膏（先煎）各15g，赤芍、栀子、黄芩、连翘、生地、玄参、知母、丹皮、紫草各10g，黄连、甘草各6g。热甚伤阴，加沙参、石斛，便秘加当归龙荟丸；热盛神昏，灌服紫雪丹、至宝丹或安宫牛黄丸；大便燥结，苔黄垢，加凉膈散。

4. 气血亏虚型

证候：头晕乏力，心悸气短，动则加剧，胁痛隐隐，面白自汗，皮肤瘀点瘀斑，舌色淡边有齿痕，苔薄白腻，脉小滑重按无力。

治法：补益气血，兼清瘀毒。

方药：八珍汤加减。黄芪30g，半枝莲、蒲公英、党参各15g，白术、当归、白芍、茯苓、熟地、黄精、丹参、阿胶（烊化）各10g，炙甘草6g。若舌苔腻，熟地改为砂仁；膀胱湿热下注，加八正散。

5. 肝肾阴亏型

证候：腰部酸痛，乏力，头痛，耳鸣，消瘦，盗汗，颧红，尿频数色深黄，肢体麻木，屈伸不利，眼睛干涩，视物不清，舌质暗红，苔薄黄，脉弦数，重按无力。

治法：滋肾养肝，清热解毒。

方药：三才封髓丹合二至丸加减。半枝莲、石见穿各15g，生地、熟地、天冬、太子参、山茱萸、枸杞子、女贞子、旱莲草、怀牛膝、黄柏、丹皮、丹参各10g，砂仁（后下）3g。精血亏竭，耳聋足痿，加紫河车填精补血，加杜仲、牛膝、桑寄生补益肝肾，强壮筋骨，加黄芪、川断补益气血。肝肾阴虚为主，加一贯煎。

6. 脾肾阳虚型

证候：面白无华，形寒肢冷，颜面下肢浮肿，气喘不能平卧，头晕乏力，心悸气短，舌淡苔薄，脉沉微。

治法：温肾健脾。

方药：右归丸加减。白花蛇舌草15g，熟附子、熟地、山茱萸、淮山药、枸杞子、淫羊藿、杜仲、桑寄生、巴戟天、狗脊、黄芪、益母草、泽兰、桃仁、甘草各10g，肉桂（焗服）1g。肾不纳气，喘促短气，动则加重，加五味子、补骨脂、蛤蚧；浮肿尿少，加茯苓、泽泻、白术、车前子。

三、名医辨证思路

1. 张镜人经验

张氏认为本病的发生不外内因与外因的相互转化，其病因可归为三个方面，一是外邪夹痰瘀阻经络，二是肝肾气阴亏虚，三是热毒炽盛，灼烁营血，流注关节而成痹。根据本病证候分析，肝肾内伤，气血不足为本，外邪侵袭为标，久则本虚标实，虚实交错，病情复杂，迁延难愈。证候是正邪交争的病理反应，正气指人体抵抗力，代表人体内在环境，一旦病邪入侵，破坏"阴平阳秘"的关系，以致发病。治疗要求恢复阴阳正常平衡状态，因此调整阴阳，益气扶正，是治疗的重要环节；但当邪盛势猛时，应以祛邪为先，即所谓邪去则正安。本病在治疗上以骨痛和骨质破坏的恢复最为棘手。中医治疗痹痛，因循《内经》"风寒湿三气杂至，合而为痹"之说，历来偏重祛风散寒利湿。本病用此法治疗往往效果不佳，因本病偏热者居多，顾松园曾提出"又当易辙寻之，宜通经活血疏散邪滞剂中而参以降火清热之品"。同时"不荣则痛",故疼痛与肝肾阴血不足筋脉失养密切相关,因此养阴补血的治法不可忽视,同时通过调补肝肾,亦有利于骨质损害的恢复。因此治疗应适当掌握扶正与祛邪的具体应用。辨证如属肝肾不足气阴耗伤时,当以扶正为主;如属邪毒炽盛瘀热阻络时,当以祛邪为主。

瘀热阻络医案

刘某,女,66 岁。1980 年 6 月 9 日初诊:患者腰痛 6 个月,腰背两胁及骶髂关节疼痛难忍,行动转侧不利,面色苍白,低热神疲,舌红而干,苔薄黄,脉弦数。实验室检查:Hb 65g/L,血清蛋白电泳 γ 球蛋白 62.9%,球蛋白 76.5g/L,IgG 107.5mg/ml。X线摄片:头颅骨、肋骨、髂骨均呈多发性骨髓瘤样改变,并伴肋骨骨折,胸腰椎骨质疏松。骨髓检查:浆细胞增生明显(21.5%)并且形态异常。辨证:年逾花甲,肝肾阴虚,外邪夹瘀热互阻,经络之气失和,属瘀热阻络,本虚标实。治法:清瘀热,通络脉,佐以养肝益肾之品。方药:鸡矢藤、白花蛇舌草各 30g,丹参、赤、白芍、制狗脊、炒川断、白英、徐长卿各 15g,炒桑枝、香谷芽各12g,补骨脂、川石斛、桃仁各 9g,陈胆星 5g。11 月 3 日复诊,低热已退,腰胁及背骶部疼痛明显好转,脉虚弦,舌苔黄腻,仍拟养肝益阴,补肾壮骨,清热通络。药用:白花蛇舌草 30g,蛇六谷(先煎)、炒川断、制狗脊各 15g,香谷芽 12g,孩儿参、炒当归、生白术、赤、白芍、刘寄奴、生薏仁、炒牛膝、补骨脂各 9g,炒陈皮、佛手片各 6g,水炙甘草 3g。患者以初诊方加减,随证选用蛇果草、连翘、川石斛、制乳没、延胡索、地龙等,治疗一个半月后,病情有所改善。实验室检查:Hb 升至 104g/L,血清球蛋白50.5g/L,血清蛋白电泳 γ 球蛋白 54.1%,IgG 50.6mg/ml。低热退尽,骨痛减轻,邪热渐清,于是在复诊方中加补益肝肾之品。至11 月出院,继续在门诊随访,并定期化疗巩固。1 年后 X 线摄片复查提示头颅、骨盆、肋骨等骨质结构已基本正常。继续中药治疗,以复诊加减。于 1983 年来诊,未复发。

肝肾气阴亏虚医案

邓某，女，62岁。1976年7月起两侧腰部胀痛，左胸肋疼痛，尿少，双下肢浮肿，面色苍白，肝肿大，舌质胖大欠润，脉弦。实验室检查：尿蛋白（＋＋＋），Hb 60g/L，血清蛋白电泳β球蛋白40%，尿本周氏蛋白（＋）。骨髓检查：浆细胞43%，其中原浆9%，幼浆24%，成熟10%。骨盆X线摄片见骨质广泛疏松。辨证：气阴亏损，湿热逗留。治法：补气养阴，清利湿热。方药：大蓟根、薏米根各30g，石韦15g，川石斛、南沙参、孩儿参、香谷芽各12g，炒白术、炒山药、炒生地、赤、白芍、二至丸（包）各9g，莲须3g。随证加用延胡索、川断、狗脊等，治疗2个月后病情稳定，出院门诊治疗，1981年随访仍稳定。

热毒炽盛医案

徐某，女，58岁。患者年余来头晕、耳鸣、乏力、纳差，时有胸肋疼痛，近一周来发热，齿衄，反复不愈。苔黄垢，脉弦细。经多次检查拟诊为多发性骨髓瘤。辨证：热毒炽盛，灼烁营血，流注关节。治法：凉营清热解毒。方药：鲜生地、白茅根（去芯）各30g，凉膈散（包煎）15g，全瓜蒌（打）12g，炒丹皮、赤芍、金银花、连翘、大青叶、知母各9g，甘中黄3g。

2. 梁贻俊经验

梁氏认为本病以肾虚为本，复加邪毒内侵，毒瘀互结，病损于肾，涉及心、肝、脾。治疗以补肾培本，解毒抗癌，活血散结，除痹止痛为大法。根据疾病不同阶段，确立治则如下：①病情稳定时以中医治疗为主，以扶正为主，解毒为辅，标本兼治，目的在于增强患者的免疫功能，同时选用抗癌解毒中药，移植骨髓瘤细胞的增殖。②病情严重，骨髓瘤细胞占60%～90%，中药治疗结合联合化疗，此时中药仍以扶正为主，防止化疗对机体的伤害，减少毒副作用，使化疗顺利进行；化疗间歇期，加用解毒之品，攻补兼施，试图改善化疗后正气的损伤，并抑制骨髓瘤细胞的增殖。③病情变化，出现高黏滞综合征、高钙血症、感染、出血、肾功能不全等变证时，当以辨证为主，结合辨病治疗，待病情好转后再治其本。④

病情危急，当采用中西医结合进行抢救，留人以治病。临床分型证治：①毒入骨型（贫血及骨髓损害），治以扶正补益脾肾：党参或太子参、人参、黄芪、茯苓、熟地、何首乌、补骨脂、当归、阿胶、桑葚、女贞子、枸杞子、陈皮，化疗期间加白花蛇舌草、苍耳子、蜈蚣、木瓜。②骨髓瘀毒互结型（广泛严重骨髓损害），治以活血解毒，通痹止痛：当归、丹参、乳香、没药、黄柏、苍术、蜈蚣、木瓜、苍耳子、白花蛇舌草、半枝莲。③痰热扰心蒙蔽清窍型（高黏滞综合征）。治以清痰热，开窍醒神通腑：全瓜蒌、半夏、黄连、石菖蒲、郁金、白蔻、天竺黄、竹茹、生军、枳实。配合牛黄清心丸。④湿热与伏毒互结型（感染、出血），可根据不同症状，分别选用清热化痰止咳、清利下焦湿热以及清营凉血止血等法，分别选用白虎汤合千金苇茎汤、导痰汤合八正散、清营汤合犀角地黄汤及苍玉潜龙汤等方。⑤毒邪排及心肾型（高钙血症），治以滋肾清热，醒神开窍：生地、麦冬、玄参、天花粉、石菖蒲、郁金、竹茹、熟地、山药、山茱萸、益智仁、黄芩等。配合局方至宝丹。⑥瘀毒伤及腑变型（淀粉样变性），治以补气活血行气、软坚散结之法，方以补阳还五汤合小金丹加减。⑦髓竭伏毒猖獗型（MM 并浆细胞白血病），治宜扶正填阴益髓、清肺解毒：西洋参或太子参、青蒿、知母、地骨皮、黄芩、杏仁、龟甲、阿胶、旱莲草、泽泻、白花蛇舌草、半枝莲、龙葵、蛇莓。

3. 章新奇经验

章氏认为本病病机为毒犯肾经，气滞血瘀，经络不通导致肾气虚衰，不能生精生髓，精髓内亏，外感温毒病邪，伤其髓海，破坏了精髓化生之源，髓海空虚，气滞血瘀，阴虚精亏，迁延日久，阴损及阳，肾阳不足，脾肾阳虚，故辨证分为阴虚型和阳虚型，治以贞芪汤加味。基本方组成：生黄芪20g，女贞子10g，党参15g，桑寄生20g，枸杞子15g，菟丝子10g，生地10g，补骨脂15g，骨碎补10g，透骨草10g 阴虚型，治宜滋阴解毒，益气养血，补阴助阳，基本方加黄柏10g，知母10g；阳虚型，治宜温肾壮阳，补骨生髓，补阳助阴，基本方加仙茅10g，淫羊藿10g。随证加减，骨痛不止，加血竭 10g，自然铜 10g；高热不退，加丹皮 10g，地骨皮 10g；蛋白尿，加白术 10g，山茱萸 10g，每日一剂，每周服药 5 天，三个月为一疗程。方中党参、黄芪气血双补，补而不腻；女贞子、枸杞子滋补肝肾之阴；桑寄生、菟丝子、补骨脂、骨碎补补肝肾强筋骨，扶正培本。

4. 李琰经验

李氏根据临床证候辨证论治：①症见胸胁疼痛，腰痛尤甚，轻则俯仰不便，重则痛剧不能转侧，肢体麻木、抬举无力、低热、头晕、口干、盗汗、五心烦热、舌红有瘀斑，苔白或淡黄，脉细数，证属肝肾阴虚并气滞血瘀，治以补益肝肾，活血通络，药用生熟地、山药、茯苓、女贞子、菟丝子、丹皮、赤白芍、延胡索、白蔹、白术、蒲公英、鸡血藤、甘草等；②症见纳呆、食少腹胀、疲乏无力、腰膝酸软疼痛、骨痛甚、面黄少华，舌淡红或暗红有瘀斑，脉弦或沉弱，证属脾肾两虚并气滞血瘀，治以益气健脾补肾，药用人参、白术、茯苓、陈皮、枸杞子、续断、怀牛膝、鸡血藤、补骨脂、丹参、甘草等；③症见咳逆汗出气短，动则加剧，痰稠不易咳出，或吐黄痰，胸中窒闷，胸肋腰部剧痛，活动受限，纳呆、恶心，发热，舌苔黄腻，脉滑，证属脾肾两虚并痰热阻肺，治以益气养阴清热，祛痰定喘，药用生脉散合定喘汤加减，咳喘平息热退后继用健脾补肾活血通络方；④症见除贫血等症外，并有发热或出血，舌淡有瘀斑，苔黄，脉大而散，证属热毒炽盛，治以清热凉血解毒，药用犀角地黄汤、黄连解毒汤合清营汤或清瘟败毒散加减。

5. 游志红经验

游氏诊治肺胃阴虚，气血不足，血脉瘀滞案例：齐某，女，72 岁，主诉：头晕、头痛 3 年，伴乏力、消瘦、鼻衄、反复感冒、咳嗽，Hb 60g/L～80g/L，胸片示肺部感染及活动性结核，经抗感染及抗痨治疗，效果不明显入院。查体：双肺呼吸音粗，右肺闻及少量湿啰音，血象 Hb 60g/L，WBC 10.4×10^9/L，N 69%，L 30%，浆细胞1%，红细胞呈缗线状排列，血浆蛋白 123.4g/L，白蛋白 26g/L，球蛋白 97.4g/L，血沉 170mm/h，IgA 7.6g/L，IgG 14.2g/

L，IgM 1.75g/L，血浆蛋白：A 64.6%，α_1 10.8%，α_2 7.5%，β4.47%，γ12.63%，血尿酸386μmol/L，尿本周氏蛋白（－）全血黏度5.8，全血还原黏度20，红细胞电泳22.6，血沉方程K值106.4骨髓象：增生活跃，异常浆细胞占16.5%，成熟红细胞呈缗线状排列。B超提示肝肿大。CT示左顶骨有一2cm×2.5cm圆形骨缺损。舌红，无苔，脉数。辨证：肺胃阴虚，气血不足，血脉瘀滞。治疗：第一疗程静脉注射刺五加液60ml，清开灵注射液40ml，每日1次，同时服用滋养肺胃之阴，补血活血益气之中药：麦冬、沙参、石斛、玉竹、生地、山药、阿胶、女贞子、旱莲草、丹参、水蛭、地骨皮、黄芪、大枣等。水煎服，每日1剂，共用20天。复查血象Hb 85g/L，WBC 7.1×10^9/L，N 62%，L 38%，血沉13mm/h，全血黏度4.6，全血还原黏度16，血沉方程K值36.2，红细胞电泳19.9，血浆总蛋白68g/L，白蛋白37g/L，球蛋白31g/L，血尿酸140μmol/L，肝肿大消失，舌红，苔薄白，脉缓。之后间断静滴脉络宁、刺五加及清开灵注射液，并坚持口服中药治疗，随访未见复发。

四、其他疗法

（一）中成药

1. 清开灵注射液　由牛黄、水牛角、黄芩、金银花、栀子等组成，每日40ml加入5%葡萄糖注射液500ml中静脉滴注，适用于合并肺炎、发热、上呼吸道感染患者。

2. 黄芪注射液　每日40ml加入5%葡萄糖注射液500ml中静脉滴注，具有补益脾肺，益气升阳之功效。

3. 犀黄丸　由犀牛角、麝香、乳香、没药、黄米饭等组成、为6g重蜜丸，每次1丸，2次/d米醋送服，具有活血化瘀，清热解毒之功效，用于痰火蕴结型。

4. 小金丹　由白胶香、草乌、五灵脂、地龙、制乳没等组成，每日早晚各服1丸，温开水送服，具有温化寒痰，祛瘀通络之效，用于脾肾阳虚型，表现为形寒肢冷，局部疼痛较甚者。

5. 济生肾气丸　由熟地、山茱萸、山药、附子、肉桂、茯苓、泽泻、车前子、丹皮、牛膝组成。该药为蜜丸，每丸重9g，每次服1丸，2~3次/d，温开水送服，具有补肾壮阳，强健筋骨之效，用于表现为多处溶骨性破坏，并有腰膝冷痛，神疲乏力，舌淡苔白，脉沉迟无力者。

（二）中药外治法

1. 镇痛灵　由生草乌、蟾酥、生南星、生半夏、细辛、花椒等各等份，各研细末。将镇痛灵2.5g混入加热软化后的黑膏药内，和匀后敷贴于痛处，隔日换药。连用7天后为1疗程，具有解毒消肿，温阳止痛，化阴寒瘤冷之功效。

2. 癌症镇痛散　由生南星、生附子、生川乌、白胶香、五灵脂、麝香、冰片、蚤休、芦根、黄药子、穿山甲、皂角刺等组成，将上药共研细末和匀，制成散剂密封贮存。寻找痛处或反应于体表的疼痛部位敷药，如感觉模糊不清者，选取痛处周围的穴位敷药。用生理盐水清洁皮肤局部后，取药末5g，以茶水调成糊状外敷，敷药6~8h，12h后可重复使用。

（三）饮食疗法

1. 黄芪银耳汤　黄芪9g，银耳12g，加水300ml，文火煮1h，加冰糖适量，1次/d。治疗MM缓解期，气阴两虚，口渴盗汗，烦躁失眠者。

2. 百合粥　干百合30g（或鲜百合60g），粳米60g，加水1000g，文火煮1h，即可食用。治疗肺阴虚，久嗽无痰，舌红少苔者。

3. 五圆鸽子　肉鸽1只用酒和盐腌制半小时，加入红枣10枚、桂圆肉10g，荔枝肉10g，枸杞子10g，莲子10g，一起煮酥，加生姜、味精，食肉饮汤。治疗化疗后休息期，出现腰酸，头晕乏力，舌淡苔薄者。

4. 虫草全鸭　冬虫夏草10g，青头鸭1只、加水1000ml，文火煮2h，食肉饮汤。治疗气阴两虚，肺阴不足，出现气短、动则加剧，咳嗽无痰，舌红苔光者。

五、急症处理

（一）严重感染

畏寒、咽痛、咳嗽痰多、尿频、尿急、尿痛，根据痰培养、尿常规结果，选用敏感抗生素治疗，配合清开灵 20～40ml，或鱼腥草注射液 40～60ml 加入 5% 葡萄糖注射液 500ml 中静脉滴注，1 次/d，以清热解毒，化痰散结。

（二）出血

肌衄发斑，鼻衄齿衄，烦渴，血小板减少，给予止血药静脉滴注，必要时输注血小板悬液，并予犀角地黄汤清热凉血解毒，合用凉血止血化瘀药物，如紫草、大青叶、茜草根等。

第七章　预后与康复

一、预后

（一）预后因素

1. 肿瘤负荷指标如 β_2 微球蛋白、>3 处的溶骨性破坏、血红蛋白减低、高钙血症和骨髓浆细胞百分比。

2. 肿瘤生物学因素如细胞遗传学异常、PCLI 和 IgA 型骨髓瘤。

3. 患者自身因素如年龄和体能状况以及治疗策略。

（二）生存期

与年龄、分型、分期及治疗措施等相关。未经治疗患者中位生存期为 6 个月，化疗后的中位生存期为 3 年。有 25% 的患者能生存 5 年以上，但只有 5% 的患者生存期超过 10 年。Ⅰ A 期的患者平均生存期为 5 年，Ⅲ B 期的患者为 14.7 个月。IgG 型预后较好。

（三）进展

过去，auto – HSCT 仅能使患者 5 年生存率从 29% 提高至 35%，10 年生存率从 11% 提高至 17%，且多为年轻患者收益。近十年来。随着新药的应用和造血干细胞移植方法的改进，新诊断患者的中位生存期从以前的 30 个月提高至现在的 45 个月，复发患者中位生存期从 12 个月提高至 24 个月。

二、康复

应远离射线，避免电磁辐射，对于接触射线的工作，应严格遵守劳动保护措施，避免不必要的照射；不接触石棉、苯等有毒物质，日常能接触到有毒化学物质人员应做好个人防护。

劳逸结合，尤其中老年人，不可劳累过度；不是卧床不起的患者，可经常散步，接受阳光照射，保持心情舒畅；MM 患者易出现病理性骨折，故应卧床休息，避免负重等劳动或运动；注意保暖，避免着凉，保持室内空气新鲜，定期空气消毒，

第八章 护　理

一、一般护理

多采用内科一级护理，对病情危重者采用特别护理。因患者易于外感，需要保持病室清洁。通风良好，阳光充足，每周 2 次用紫外线灯进行室内杀菌消毒，每次 1 小时；用甲酚皂溶液擦地，限制会客；医务人员检查、治疗时均应洗手；保持眼耳口鼻及二阴的清洁。为防止肾功能衰竭，应鼓励患者多饮水，补液量要充足，保证有足够尿量。保持大便畅通，便秘者可用开塞露或药物灌肠。

二、并发症护理

出血、感染、骨痛、病理性骨折是本病最常见的并发症。发热

患者。要详细观察体温变化，若高热不退，可用酒精擦浴或冰块冷敷。密切观察出血部位和量的多少。皮肤有斑疹者，不要轻易擦洗，如有血疱破溃，以消毒纱布保护。鼻衄齿衄者，用五倍子粉或凡士林纱布充填明胶海绵压迫止血。骨痛剧烈者选择恰当止痛药物并观察其副作用。患者易出现病理性骨折，故应卧床休息，减少不必要的活动，尤其应避免负重。

三、情志护理

该型患者因病程较长、反复发作，往往表现出急躁易怒、悲观绝望、抑郁焦虑等负性情绪，要同情与鼓励病人，帮助其树立战胜疾病的信心。

四、营养护理

应给予患者高蛋白、低脂肪、富含维生素和微量元素、易消化、刺激性小的食物。忌食肥甘厚味及生冷辛辣之品，可适当饮用牛奶并摄入其他增加钙质食物（如鱼、虾、骨汤、豆制品等）。

真性红细胞增多症

第一章 概 述

一、概念

真性红细胞增多症是指外周血液中红细胞数量超过正常高值、血红蛋白、红细胞比积亦相应增高的一种原因不明、慢性进行性骨髓造血活性普遍亢进的疾病、属于骨髓组织异常增生的肿瘤性疾病。

二、发病情况

其年发病率为 0.4～1.6/10 万人，发病高峰集中在 50～60 岁之间，因此是一种中老年性疾病。男性患病稍多于女性。

三、中医认识

中医学中无"真性红细胞增多症"病名记载，根据患者的四诊所见，现代中医学者多将其归于"眩晕""血证""癥瘕"等疾病范畴。因红细胞计数、血总容量绝对性增加、肝脾肿大而被认为属于中医学的"实证"，即营血过实所致。《素问·阴阳应象大论》说："阳盛则热，阴胜则寒"真性红细胞增多症亦可见到唇甲、面色暗红，舌质绛或青紫，肝脾肿大，出血，血栓形成，肢体麻木或疼痛等表现，当属瘀血证。如《金匮要略》所说："病人胸满、唇萎、舌青为有瘀血。"因其瘀血所在部位不同、主症不一可分别诊断为"癥瘕""中风""胸痹"等。真性红细胞增多症患者还可出现眩晕、头痛、目赤、易怒、脉弦数等肝阳上亢、肝火上炎表现，如《血证论·肺腑病论》所说："设木郁为火，则血不和，火发为怒，则血横决……火太甚则颊重面青，目赤头痛。"基于上述认识，现代中医学者认为真性红细胞增多症多属于肝热血滞的实证，以瘀血为本，兼有肝火、营实血热，所以常采用活血化瘀、清热解毒、清肝泻火、平肝潜阳等方法治疗。

第二章　病因及发病机制

一、病因

发病原因尚不十分清楚。PV 系克隆性造血干细胞疾病，源自一个造血干细胞的病态增生。

二、发病机制

2005 年以来，研究者在几乎所有（90% 以上）的 PV、相当一部分（约50%）PT 和 MF、少数 CML 和不典型 MPN、MDS 伴血小板增多患者中，发现了 JAK2V617F 突变的分子学特征，即位于 14 号外显子（编码氨基酸序列的 1849 位氨基酸）上的 JAK2 基因中的 G 变为 T，从而导致密码子 617 上的缬氨酸被苯丙氨酸所取代。该突变是一种酪氨酸激酶基因存在于造血干细胞中的获得性、克隆性突变。JAK2V617F 是一种组成性激活酪氨酸激酶，当其与促红细胞生成素受体、促血小板生成素受体或粒细胞集落刺激因子受体在细胞系中共表达时，可以不依赖细胞因子，有效激活下游的 JAK－STAT 信号通路，从而导致相应细胞过度增殖。动物模型同样支持 JAK2V617F 在 MPN 发病机制中的重要作用。小鼠通过移植方式表达 JAK2V617F 后，发生了 PV 样病变：红细胞增多、血清低 EPO 水平、脾大、髓外造血、粒细胞增多、巨核细胞增生以及延缓的 MF 和贫血。此外，在几乎所有的 JAK2V617F 阴性的 PV 患者中都被检测发现 JAK2 第 12 外显子的基因突变。

尽管体内体外的研究结果都显示 JAK2V617F 突变可能足以导

致 PV 的发生，但是，也有证据说明可能有其他的遗传事件与 PV、PT 和（或）MF 的发病机制有关。真性红细胞增多症伴随的血栓并发症主要是由于血细胞比容增加，白细胞及血小板的活化和血液粘滞度增加所致。

三、中医病因病机

1. 血瘀气滞　若情志抑郁，导致肝气郁结，血行不畅；或忧思日久，气血不和，皆可致瘀血不停。瘀血积滞日久则可见腹部积块，痛有定处，舌质暗红，脉涩。正如宋代严用和《重订严氏济生方·症瘕积聚门》所说："有如忧思喜怒之气，人之所不能无者，过则伤乎五脏，传克不行，乃留结而为五积"清代尤在泾在《金匮要略·积聚统论·气积篇》亦说："气滞成积也，凡忧思郁怒，久不得解者，多成此症。"两人均指出情志因素可导致积证的发生。

2. 血瘀气滞夹肝经实火　肝郁日久，由气及血，血瘀日久化热化火；或肝阳化火，肝火循经上炎则见面红目赤、头痛眩晕；瘀热互结形成积块则见肝脾肿大；瘀血阻络，瘀热破血妄行则见衄血。正如《类证治裁·眩晕》说："肝胆为风木之脏，相火内寄，其性主动主升，或由身心过动，或由情志郁结……以致目昏耳鸣，震眩不定。"《医林改错》亦说："无论何处皆有气血，气无形不能结块，血受热则煎熬成块。"总之，该病源于肝郁而出现血瘀，气郁而至肝火，瘀热互结又加重瘀血，故引起多种瘀血夹肝火证。

3. 血瘀气滞兼热入营血　因素体内热；或阴虚内热之体；或嗜食肥甘辛辣之品，郁热内生；或邪毒侵入人体蕴于血分等皆可导致郁热内停，热入营血，热扰心神及热迫血行而出现一系列热入营血之证，如身热心烦，神昏谵语，出血等。

总之，真性红细胞增多症的病位在肝，以情志内伤、外感邪毒或内外合邪而致肝郁，气郁日久化热化火，迫血妄行；或肝郁日久导致血瘀，郁热内结又加重瘀血而见诸瘀血证候。

第三章　临床表现

病人可无明显症状，很多在偶然查血象时发现。症状多与血容量及血液粘滞性增加有关。患者感觉头晕、头胀、头痛、疲乏无力、耳鸣、视力模糊、怕热、出汗等。以后可有不同部位的静脉血栓形成或出血。消化性溃疡发生率较高。可有全身瘙痒，但国内并不多见。检查皮肤及粘膜呈暗红色，以口唇、鼻尖、耳垂，手掌和眼结膜最为明显，两颊发红，四肢远端或末端呈紫红色。皮下可有瘀点及瘀斑。约半数以上患者有高血压。大部分患者有脾肿大，1/3～1/2 有肝肿大。

第四章　西医诊断及中医辨证

一、西医诊断

1. 我国标准

①临床

a. 皮肤、黏膜绛红，尤以两颊、口唇、眼结膜、手掌明显。

b. 脾大。

c. 高血压或病程中血栓形成。

②实验室检查

a. 男性多次红细胞 $\geq 6.5 \times 10^{12}/L$、Hb$\geq 180g/L$、Hct$\geq 0.54$，女性分别为红细胞$\geq 6 \times 10^{12}/L$、Hb$\geq 170g/L$、Hct$\geq 0.50$。

b. 红细胞容量 >39ml/kg（男）或 >27ml/kg（女）。

c. 无感染及其他原因白细胞多次 $>11 \times 10^9/L$。

d. 血小板多次 $>300 \times 10^9/L$。

e. 外周血 NAP 积分 >100。

f. 骨髓增生明显活跃，红、粒、巨核系均增生，以红系为主。

③能除外继发性或相对性红细胞增多症。

确诊 PV：具备①类中任何 2 项。加②类中 a、b，再加③或具备②类中 a 及 c 至 f 项中任 3 项，再加③均可。

2. WHO 标准（2007 年）

（1）主要标准

①Hb > 185g/L（男），> 165g/L（女），或有其他红细胞量增加的依据（Hb 或 Hct > 当地居民同年龄、性别参考值的 99%；或较基础水平持续增加 Hb ≥ 20g/L，男 > 170g/L，女 > 150g/L，不是因补铁所致；或红细胞量 > 正常平均值 25%）。

②JAK2V617F 突变或其他功能相同的 JAK2 外显子 12 突变。

（2）次要标准

①BM 活检示三系血细胞明显增生。

②血清 Epo 低于正常。

③体外内源性红系集落形成（EEC）。

2 项主要标准加 1 项次要标准或第①项主要标准加 2 项次要标准均可确诊 PV。

3. McMullin 等诊断标准（2007 年）

①JAK2V617 + PV：具备以下 2 点即可诊断

a. Hct 男 > 0.52，女 > 0.48，或红细胞量 > 正常值 25%。

b. JAK2V617F +。

②JAK2V617FPV：需具备下列 Al，A2，A3 加其他 A 项 1 项或 B 项中 2 项。

A$_1$　红细胞量 > 正常值 25%，或 Hct 男 > 0.60，女 > 0.56。

A$_2$　JAK2V617F 阴性。

A$_3$　无继发性红细胞增高病因。

A$_4$　脾大可触及。

A$_5$　有除外 BCR – ABL 的其他异常。

B$_1$　血小板 > 450 × 10^9/L。

B$_2$　ANC 增高，不吸烟者 > 10 × 10^9/L，吸烟者 > 12.5 × 10^9/L。

B$_3$　影像学检查脾大。

B$_4$　EEC 阳性或 Epo 低。

4. PV 后骨髓纤维化诊断标准

（1）主要标准

①符合 WHO 诊断 PV 标准。

②BM 活检有 2～3 级纤维化（0～3 级法）。

（2）次要标准

①贫血或不需放血或降细胞治疗。

②PB 幼红幼粒血象。

③脾大（左肋缘下＞5cm）或新出现。

④盗汗，无名热（T＞37.5℃），体重 6 个月内下降≥10% 中任 1 项。

二、实验室检查

（一）血液

血液黏滞性约为正常的 5～8 倍。红细胞计数为（6～10）× 10^{12}/L，血红蛋白可高达 170～240g/L，为小细胞低色素性红细胞增多（由于缺铁）。网织红细胞大多正常。血中可有少数幼红细胞，约 3/4 的患者有白细胞增多，大多在（1～3）× 10^9/L，核左移，常有 1%～2% 的中幼及晚幼粒细胞，多数患者中性粒细胞碱性磷酸酶活性显著升高。2/5 的病例有血小板升高，大多为（300～1000）× 10^9/L，有巨形和畸形血小板。出凝血时间正常。

（二）生化

多数患者血尿酸增加，维生素 B$_{12}$ 结合力增加，血清铁降低，血液和尿中红细胞生成素减少，动脉血氧饱和度在正常范围。

（三）骨髓

1. 多血期　PV 的多血期主要是骨髓呈红细胞性增殖，外周血正色素性正细胞性红细胞过度增多的表现。如存在出血性缺铁，红细胞可能是小细胞低色素性的。血涂片示中性粒细胞和嗜碱性粒细胞增多，偶见幼稚粒细胞，但一般不见原始粒细胞，>50%的病例伴血小板增多。骨髓增生程度在 35% ~ 100%，中位增生程度为 80%，但骨髓活检增生极度活跃是其特征，并随年龄变化。红系、巨核系和粒系增殖（全髓增殖）导致骨髓增生极度活跃，但最突出的是大量红系前体细胞和巨核细胞增生。红系、粒系增生的细胞形态是正常的。原始粒细胞比例不增多。即使骨髓增生程度正常，巨核细胞也是增生明显的，常呈簇状贴近血窦和骨小梁，呈多型性，即常为小到巨大巨核细胞成群聚集分布。核分叶多，无发育异常表现。70%网状纤维增生正常，其余的网状纤维不同程度增生。20%可见反应性淋巴细胞结节。95%的骨髓涂片可染铁缺乏。Pv 增殖期，脾、肝主要表现为充血，多血期髓外造血轻微。

2. 消耗期、多血后期骨髓纤维化与髓样化生（PPMM）　在 PV 晚期，红细胞容量正常，然后减少，脾进一步增大。偶尔出现骨髓增生极度活跃并有微量纤维化。但是最常见的进展期特点是多血后期骨髓纤维化和髓样化生，外周血有幼稚粒细胞及泪滴样异型红细胞，并有髓外造血所致的脾肿大。此期的显著标志是骨髓网状纤维和胶原纤维增生。在 PPMM 期骨髓增生程度是变化的，常见增生减低，呈簇的巨核细胞核染色质丰富，核异型明显。粒、红系细胞数量减少，扩张的血窦内见粒、红系细胞和巨核细胞。也可伴骨髓硬化。在 PPMM 期由于髓外造血引起的脾肿大，脾窦内充有粒系、红系和巨核细胞。此时骨髓和外周血可见幼稚细胞数量增多，但原始细胞 >10% 或有显著的骨髓发育异常并不常见，并且很可能是转化为骨髓增生异常综合征（MDS）或急性白血病的信号。

（四）分子生物学

PV 特异基因标志：JAK2 - V617F 基因点突变。JAK2 蛋白氨基酸位点 617 位置上缬氨酸被苯丙氨酸取代（即 G→T 点突变），在 PV 中阳性率高达 65% ~97%（平均 76%），但如应用等位基因特异 PCR 等技术阳性率更高（97%），并且已证实 JAK2 突变与 EEC、PRV21 过度表达等密切相关。就像 BCR/ABL 基因是 CML 高度特异的诊断指标一样，JAK2 对 PV 有极其重要的诊断价值。当然，由于部分 ET 和 IMF 等 MPD 中也有发现，因此在诊断时必须排除 ET、IMF 等 MPD 疾病。

三、中医辨证

1. 气滞血瘀

证候：面色暗红，口唇紫暗，肌肤甲错，心下痞满，胁下积块，痛有定处，舌苔薄白，舌质暗红，脉弦或涩。

证候分析：七情内伤，肝气郁结，血行不畅，面色暗红，气结于胸，则心下痞满，气血失和，皆可致瘀，瘀积日久，则胁下积块，痛有走处，舌质暗红脉涩。

2. 肝经实火

证候：口苦目眩，胁痛易怒，头晕头痛，耳鸣目赤，苔薄黄、稍腻，舌质暗红，脉弦数有力。

证候分析：肝经蕴热或肝阳化火，而致头痛眩晕、目赤、脉弦数有力诸症。

3. 血热妄行

证候：心烦身热，衄、便、尿血或子宫出血，苔黄，舌质红，脉滑数。

证候分析："心主血"，心火旺则心烦身热，血热迫血妄行，则衄、便、尿血由生，苔黄脉数舌红，皆血热之象。

第五章　鉴别诊断

一、相对红细胞增多症

1. 暂时性红细胞增多症：任何原因导致液体明显丢失发生脱水，同时摄取水量不足，引起血浆容量减少，红细胞相对增多。有时高热、甲状腺功能亢进、糖尿病性酸中毒等失水；严重烧伤血浆丢失也可引起血液浓缩。还有某些循环衰竭，血浆迁移至组织间隙，也可导致红细胞增多，但时间短暂，仅数小时或数天根据病史和查体即可确诊，补充适量的液体与电解质后即可恢复。另外应用较大剂量利尿剂，或长期服用小剂量利尿剂也可引起血浆容量减少，相对红细胞增多。

2. 应激性红细胞增多症：有研究认为这不是独立的疾病，还有人认为是一种良性的疾病，其发病机制不明。本病常见于男性，发病平均年龄为 50 岁。患者常较胖，大多有吸烟史，且每日吸烟量较大。常见症状有头痛、头晕、焦虑、神经衰弱等。面、唇及口腔黏膜呈红紫色，血压增高，无脾肿大。红细胞数、Hb 及 Hct 增高，白细胞和血小板数量正常，骨髓象无明显异常。虽常有胆固醇异常，但红细胞生成素在正常范围。本病易并发血栓性疾病，常不需要静脉放血，也不需要化学治疗。但应停止吸烟、饮酒，控制饮食，增加运动。同时可服用降脂药物。

二、继发性红细胞增多症

1. 生理适应性红细胞增多症

（1）新生儿红细胞增多症：常见于低体重或早产儿。在出生后 48/小时可出现激惹、嗜睡、惊厥、呼吸窘迫等症状，体检时皮肤黏膜呈红紫色，心脏扩大。实验室检查显示 Hb $>220g/L$。Hct >0.165，排除先天性心脏病引起皮肤黏膜发绀后即可诊断。本病常采用交换输血治疗。即以一定量的血浆或 5% 白蛋白等量置换血液，换血量可按（20 ± 10） ml/kg 计算。

（2）高原性红细胞增多症：是指在高原地区时，红细胞数和 Hct 高于同地区正常人群。一般指海拔 3000m 以上，Hb $>200g/L$，红细胞数 $>615 \times 10^{12}/L$，Hct >0.165，伴有头晕、头痛、乏力、心悸气短、胸闷、失眠、记忆力减退，有时有少量鼻出血和牙龈出血。排除真性红细胞增多症和其他心肺疾病引起的继发性红细胞增多症诊断即可成立。此病的发病机制尚不完全清楚，最好的治疗方法是离开高原地区，移居低海拔地区。应用静脉放血治疗可减轻症状，但不能治愈。也有用己烯雌酚治疗者。

（3）慢性肺疾病中慢性阻塞性肺疾病、弥漫性肺浸润、慢性肺源性心脏病、多发性肺栓塞等疾病，由于循环血液通过肺部时氧化不充分，继发红细胞增多。以治疗本病为主。

（4）心血管疾病中先天性心脏病、大血管完全移位、法洛四联症等可继发红细胞增多。发病是由于血液循环发生短路，使动脉血氧饱和度降低，红细胞生成素增加，刺激红细胞生成。患者有明显发绀，心肺功能紊乱，杵状指，可有脾大。经手术后，血氧饱和度恢复正常，红细胞数即可降至正常。

（5）遗传性血红蛋白异常：大多异常血红蛋白病伴红细胞增多症者，有家族遗传史，为常染色体显性遗传。也有个别病例散发。国内尚未见此种病例报道。红细胞增多起代偿作用，一般无明显症状，大多病例不需要治疗。少数红细胞明显增多，高血黏度者可采用静脉放血治疗，但不宜将血红蛋白量降至正常范围。

2. 生理非适应性继发性红细胞增多症

（1）肿瘤、囊肿或血管异常伴红细胞增多症已有报道。其中以肾上腺样瘤、肝癌、小脑或血管细胞瘤、肾癌、肾囊肿、肾盂积水、子宫肌瘤为常见。其他还有嗜铬细胞瘤、胃癌、肺癌、前列腺癌、卵巢癌、乳腺癌等癌症伴有红细胞增多症也有个例报道。有人认为与肿瘤导致红细胞生成素异常生成有关。

（2）甲状旁腺功能亢进伴红细胞增多症：现认为甲状旁腺可通过造血祖细胞直接刺激，影响造血生成。患者除有甲状旁腺功能亢进的症状和体征外，还有真性红细胞增多症的临床表现。有的病例先有红细胞增多症，后有甲状旁腺功能亢进；也有的相反；也有的两者同时发现。患者经手术切除甲状旁腺瘤后，血象可以恢复正常或保持稳定。

第六章　西医治疗

一、静脉放血

可在较短时间内使血容量降至正常，症状减轻，减少出血及血栓形成机会。每隔 2~3 天放血 200~400ml，直至红细胞数在 6.0 $\times10^{12}$/L 以下，红细胞压积在 50% 以下。放血一次可维持疗效 1 个月以上。本法简便，可先采用。较年轻患者，如无血栓并发症，可单独放血治疗。但放血后有引起红细胞及血小板反跳性增高的可能，反复放血又有加重缺铁倾向，宜加注意。对老年及有心血管疾患者，放血要谨慎，一次不宜超过 200~300ml，间隔期可稍延长。血细胞分离可单采大量红细胞，但应补充与单采等容积的同型血浆，放血时应同时静脉补液，以稀释血液。

二、化疗

1. 羟基脲　系一种核糖核酸还原酶，对真性红细胞增多症有良好抑制作用，且无致白血病副反应，每日剂量为 15~20mg/kg。如白细胞维持在 3.5~5 $\times10^9$/L，可长期间歇应用羟基脲。

2. 烷化剂　有效率 80%~85%。环磷酰胺及左旋苯胺酸氮芥（马法仑）作用较快，缓解期则以白消安及苯丁酸氮芥为长，疗效可持续半年左右。苯丁酸氮芥副作用较少，不易引起血小板减少，为其优点。烷化剂也有引起白血病但较放射性核素为少。烷化剂的用量和方法：开始剂量环磷酰胺为 100~150mg/d，白消安，马法仑及苯丁酸氮芥为 4~6mg/d，缓解后停用 4 周后可给维持剂量，环磷酰胺为每日 50mg，白消安等为每日或隔日 2mg。

3. 三尖杉酯碱　国内报告应用本品 2~4mg，加于 10% 葡萄糖液中静脉滴注每日一次，连续或间歇应用到血细胞压积及血红蛋白降到正常为止。达到缓解时间平均为 60 天，中数缓解期超过 18 个月。

三、α干扰素治疗

干扰素有抑制细胞增殖作用，近年也已开始用于本病治疗，剂量为 300 万 U/m^2，每周 3 次，皮下注射。治疗 3 个月后脾脏缩小，放血次数减少。缓解率可达 80%。

四、放射性核素治疗

32P 的 β 射线能抑制细胞核分裂，使细胞数降低。初次口服剂量为 $11.1 \times 10^7 \sim 14.8 \times 10^7 Bq$，约 6 周后红细胞数开始下降，3 ~ 4 个月接近正常，症状有所缓解，约 75% ~ 80% 有效。如果 3 个月后病情未缓解，可再给药一次。缓解时间达 2 ~ 3 年。32P 有可能使患者转化为白血病的危险，故近年已很少应用。

五、真性红细胞增多症若出现一些并发症应该对症治疗

1. 继发性痛风性关节炎　服别嘌呤醇、消炎痛治疗。
2. 瘙痒　赛庚啶 4mg，3 次/d，口服；或息斯敏 10mg，2 次/d，口服；或西米替丁 300mg，3 次/d，口服。
3. 对伴有肢端或脑缺血表现者，可短期应用抗血小板聚集药物　阿斯匹林、潘生丁。

第七章　中医治疗

一、治疗原则

真性红细胞增多症属于中医学中的"蓄血证""瘀证"和"症积"等范畴。古代也有类似本病的记载，如《温疫论补注·蓄血》云："邪热久羁，无由以泄，血为热搏，留于经络，敷为紫血。与现代临床所见颇为相似。

真性红细胞增多症是一种原因不明的慢性进行性骨髓活动普遍

亢进的血液病。本世纪初开始确定为一种独立的疾病。本病的发病率不高，但具有一定的危害性，如不经治疗可于 1~2 年内因血栓形成、出血、心力衰竭等严重并发症而致死亡。部分病人可在晚期转变为急性白血病。西医治疗副作用较大，有一定的难度。譬如静脉放血，有些患者往往不愿接受；放射性核素对肝、肾有较严重的损害；造血抑制性药物可抑制骨髓的造血功能等。

中医药治疗本病有一定疗效，有的病人经过一段时间治疗，痊愈的病例也不少，且没有明显的副作用。综合 20 年来研究的科研临床报道来看，本病的病因主要有嗜酒和恣食肥甘等。其主要病机为"血瘀"，而导致血瘀的因素，各家的临床所见、认识也不相一致，但归结起来无外痰热、肝火、热毒诸方面。（1）痰热、肝火：痰热嗜酒及恣食肥甘，痰湿偏盛，与热搏结，化燥灼津，以致血行不畅，脉络受阻而成瘀血。肝火肝气郁结，肝阳上亢，血受熏灼，凝结瘀塞，津液亏耗不能载血运行；肝郁化火，火灼津液致瘀证，肝热与血瘀互结而成。证候：头晕，目眩，目赤，日苦胁痛，口渴引饮，肢体麻木，齿鼻时衄。舌暗红，有瘀斑，苔黄，脉弦涩。（2）热毒：热毒火邪，蕴伏营血，阳明热盛，弥漫三焦，津液被劫，营阴受损，肝风内动，导致气血两播之候。症见：面色潮红，目赤神烦，口干不欲饮，胸闷，便秘，皮肤有热颈胸部皮肤有红丝赤缕。脉洪数，苔黄起刺；舌质红。除上以外，临床上还可见有气虚、阴虚等兼证之病例。

临床上主要以上述两型多见此外，还有湿热血瘀及气虚血淤诸型，但不多。除头身红紫夹有瘀魔外，湿热血瘀型兼有头昏作胀，大便不畅，纳差，苔黄厚腻，舌红绛，脉滑数等证；气虚血瘀型兼有眩晕，身困乏力，精神倦怠，脉象沉细等证，临证时应注意鉴别。

二、辨证论治

1. 肝火血瘀
治法：清肝泻火，活血化瘀。

处方：龙胆草、栀子、黄芪、柴胡、生地、泽泻、木通各10～15克，甘草10克，鸡血藤15克，青黛12克（后下）。

加减：瘀血明显加桃仁、红花、川芎；重度瘀血加三棱、莪术；阴虚加玄参、麦冬；气虚乏力加黄芪、党参；大便干结加大黄（泡茶饮）；口渴烦躁加金银花、地丁草、紫河车；治疗后红细胞下降而白细胞仍高加紫河车、连翘、白花蛇舌草。

用法：每剂药除青黛外，其他药先煎2次，去渣，然后混合2次药液，加入青黛，再煎15分钟左右，约300毫升，1日内分3次服，每次100毫升，每日1剂。

常用成方：龙胆泻肝汤、当归龙荟丸、大黄䗪虫丸等加减。

2. 热毒血瘀

治法：清热凉血解毒，活血化瘀。

处方：当归15克，赤芍10克，丹皮15克，生地15克，红花12克，桃仁10克，金银花30克，大黄10克，青黛10克，甘草6克。

加减：热盛伤阴加玄参、麦冬；热毒甚加白花蛇舌草、半枝莲、蒲公英；兼有湿热加川朴、佛手、半夏、茯苓；热入营血，紫斑较重加广角（或水牛角）、黄连、栀子、黄芩；腹部痞块（脾脏肿大）加鳖甲、柴胡、穿山甲。

用法：每日1剂，水煎，早晚2次分服。

常用成方：清瘟败毒饮、桃红四物汤，卷柏鳖甲煎等。

至于湿热血瘀一型，可用桃红四物汤加清热利湿之品（如银花、萆薢等；气虚血瘀可用香砂六君子汤加活血化瘀之品（如大黄、丹参、赤芍等）治疗，均有满意疗效。

三、名医的中医辩证论治思路

真性红细胞增多症（以下简称真红）多以面红如醉酒状、头痛、眩晕、耳鸣、脾大、皮肤紫红、出血、血栓形成等为主症。中医学一般将其归属于"蓄血证""瘀证"等范畴。如《温疫论补注·蓄血》云："邪热久羁，无由以泄，血为热搏，留于经络，败为紫血"，与现代临床所见颇为相似其病因主要为嗜酒与恣食肥甘、情志内伤、外感邪毒等，其病机主要为血瘀，而导致血瘀的因素归结起来不外痰热、肝火、热毒诸方面。此外，临床还可兼见气虚、阴虚等证，现将近年来中医治疗真红的研究进展概述如下：

1. 瘀血内停　真红患者初期以血瘀表现为主。荣福祥等采用复元活血汤、膈下逐瘀汤合海藻玉壶汤化裁治疗真红，结果患者病情缓解，随访3年，血象基本正常。郑金福等认为真红以血瘀为主。兼有气滞、肝胆实火及热入营血。故治疗以活血化瘀为主。合用行气止痛、清肝泻火及凉血止血法，选用血府逐瘀汤、桃红四物汤、龙胆泻肝汤及犀角地黄汤加减，结果获效满意。冯纯初采用化瘀通络兼清热利湿（当归尾、川芎、黄柏、桃仁、赤芍、柴胡、金银花、生地黄、甘草）治疗真红1例，取得较好疗效。吕奎杰采用活血化瘀兼养阴清热（丹参、当归、赤白芍、牡丹皮、红花、益母草、大黄炭、三七根、生地黄、玄参、生牡蛎、龙胆草、青黛、茯苓、甘草等）治疗真红，取得较好效果。徐敬才等以活血化瘀、软坚散结为大法，药用夏枯草、生牡蛎、龙骨、山慈菇、薤白、泽泻、玄参、赤芍、生地、菊花、三棱、莪术等治疗真红，取得较好疗效。在上述活血化瘀的基础上，亦有人提出结合临床辨证分型，则疗效更为显著。如郑氏等辨证治疗6例真红，均以活血化瘀为主法。辨证分（1）血瘀气滞型，治宜活血化瘀，行气止痛。（2）血瘀气滞兼肝胆实火型，治宜活血化瘀，泻肝胆之火；（3）血瘀气滞兼热入营血型，治宜活血理气，凉血清热。瘀血明显者加服大黄䗪虫丸；脾大显著者服用当归芦荟丸。待病情缓解后，即改用归脾汤或保元汤加桃仁、红花、三棱、莪术等以巩固疗效。结果症状明显好转。吕氏也以活血化瘀法为主治疗7例，辨证为血瘀气滞兼湿热伤阴者居多，同时兼见肝胃失调，肺胃失调等表现。治疗分别采用（1）活血化瘀、养阴清热：药用丹参、当归、赤芍、丹皮、红花、益母草、大黄炭、三七根、生地、元参、生牡蛎等；（2）活血化瘀，理气和胃：药用丹参、当归、赤芍、蒲黄、五灵脂、大黄炭、砂仁、川朴、佛手、半夏等。两组方药根据病情可以单独应用，亦可交替服用。结果 7 例中除 1 例 6 年后因患肺癌死亡外，余 6 例均健在。他认为：活血化瘀与理气和胃或养阴清热相伍，乃是求本之法。

2. 肝胆火盛　真红病程中见到肝阳、肝火、肝经实热等症，翁维良等以加减龙胆泻肝汤为主方，并随证化裁治疗真红 9 例，结果患者红细胞均有不同程度下降，且与治疗前比较有显著性差异。陶云卿用龙胆泻肝汤合犀角地黄汤加减治疗真红患者，结果使其血红蛋白由 176g/l 降至 135g/l。吴翰香等认为真红属营气过实、肝阳上扰者，治宜平肝潜阳、凉血清热。药用石决明、珍珠母、羚羊角粉、牡丹皮、赤芍、丹参、白芍、生地/地骨皮、当归、三棱、苦胆草片等，结果治疗 4 个月后，患者血象恢复正常，骨髓象好转。

3. 邪热内蕴　真红患者若见血热实证。吴翰香等选用广犀角、鲜生地、牡丹皮、赤芍、白芍、桃仁、当归、丹参、木通、生甘草、地骨皮、珍珠母、生牡蛎、苦胆草治疗真红，结果 1 个月后患者血红蛋白从 195g/l 下降至 170g/l。邢月朋等选用夜交藤、山萸肉、丹参、麦门冬、玄参、石斛、山栀子、黄连、川芎、炒枣仁等，并配合牛黄解毒丸，治疗真红 1 例。结果 5 个月后患者血红蛋白由 236g/l 下降至 120g/l。梅九如用水牛角、生地、牡丹皮、丹参、玉泉散、黄连、山栀、大黄、人中白、赤芍、黄柏、紫草、大青叶治疗真红 1 例，结果 6 个月后患者血红蛋白降至正常水平。

4. 痰浊内阻　真红病程中出现痰火见证时，马景智等以半夏白术天麻汤加祛风痰、清热之品治疗真红 1 例，结果取得较好疗效。

5. 气血不足　真红患者晚期可表现为脾气虚弱，阴火内扰，乔成林等以补中益气汤加丹参、紫草、益母草治疗真红 1 例，连续服用 2 个月后，患者病情改善，以补中益气丸调理善后，随访 2 年，病情稳定。

6. 自拟验方治疗

韩继诚等自拟真红缓解汤（卷柏、紫草为主，血瘀者加赤芍、川芎、红花、莪术、桃仁；血热者加牡丹皮、知母、麦门冬、茜草、生石膏；中风者加夏枯草、龙胆草、栀子、红花、水蛭）治疗真红11例，结果均好转。刘大同自拟降红方（白花蛇舌草、知母、半枝莲、赤芍、川芎、虎杖、漏芦、丹参、黄柏、三棱、莪术、黄药子、青黛、雄黄粉）治疗真红2例，结果症情均获缓解。陈一驹等自拟加味青蒿鳖甲汤（青蒿、鳖甲、生地、知母、丹皮、桃仁、太子参、山茱萸、麦冬、牛膝、丹参）治疗真红34例，结果1例流失，另33例服药3月后复查，临床缓解17例，显效3例，好转9例，无效4例。

四、专方专药治疗

1. 绛红汤

组成：白花蛇舌草30克，知母30克，半枝莲25克，赤芍25克，川芎20克，虎杖20克，漏芦50克，丹参50克，黄柏15克，三棱15克，莪术15克；黄药子15克，青黛5克，雄黄粉1克（分冲）。

用法：每日1剂，水煎，早晚2次分服。

（2）加味四物汤

组成：当归15克，生地15克，赤芍15克，桃仁15克，川芎15克，红花10克，蟅虫10克，水蛭3克。

用法：每日1剂，水煎，分3次服。

（3）卷柏鳖甲煎

组成：鳖甲10克，甲珠10克，蟅虫10克，赤芍10克，丹皮10克，红花10克，柴胡10克，当归10克，桂枝10克，厚朴10克，枳壳10克，卷柏30克，青黛10克，甘草6克。

用法：每日1剂，水煎，分3次服。

五、真性红细胞增多症中医针灸疗法

取穴：①复溜、阴谷；②大敦、太冲；③足三里、太白；④行间。

操作：均取双侧穴位。

第一组针刺用补法；第二组针刺用泻法；第三组用艾条灸。按子午流注纳子法，每日戌时（19～21时）治疗1～3组穴位，每日1次。并嘱患者每晚丑时（1～3时）自疗行间穴5分钟，用泻法。

第八章　预后及康复

本病如无严重并发症，病程进展缓慢。经治疗起效较为缓慢，患者可生存10～15年以上。不治疗者平均生存期仅为18个月。主要死亡原因为反复血栓形成、栓塞及出血，部分病例晚期可转化为白血病或发生骨髓纤维化、骨髓衰竭等。

第九章　护理原则及方法

平时应劳逸结合，适当运动，增强体质，保持良好的情绪，多食新鲜蔬菜、水果，对无症状或轻症的病人要定期复查血象，必要时作骨髓检查，将血小板控制在相对较低水平或正常范围内，以防出血、血栓形成。出血时应卧床休息，忌食辛辣食物。消化道出血时应遵医嘱禁食；皮肤出血时禁止热水浴及搓澡以防止出血加重。另外，要调整情志，消除紧张情绪。血栓形成时要防止坏疽。

原发性血小板增多症

第一章　概　　述

一、概念

原发性血小板增多症，亦称特发性血小板增多症、出血性血小板增多症，为造血多能干细胞克隆性增殖性疾病。其特征是外周血小板计数显著持续性增多且功能异常，骨髓中巨核细胞过度增殖，不伴有红细胞增多或幼粒幼红细胞性贫血，临床上还常伴有出血及血栓形成，脾大。

二、发病情况

本病较少见，好发于中老年人，女性略多于男性。本病发病率低，过去认为本病为所有骨髓增殖性疾病中最少见的一种。但近年的研究发现本病并非少见，甚至高于真性红细胞增多症。据 Phekoo 报道的一组 826 例慢性骨髓增殖性疾病病例本病约占慢性骨髓增殖性疾病的 36%。1999～2000 年度欧洲标准人口统计（ESP）和世界标准人口统计（WSP）报告的 PT 在所有人群中的标准发病率分别为 1.65/10 万和 1.13/10 万。

三、中医认识

中医认为本病应属于"血瘀""积症""血症""脉痹"等范畴。早在《灵枢·百病始生篇》就有："阳络伤则血外溢，血外溢则衄血；阴络伤则血内溢，血内溢则后血"的记载，指出了皮肤黏膜脉络损伤，可导致衄血及便血。唐容川在《血证论》阐明了瘀血和出血之间的关系，提出治血四法，认为祛瘀与生新有着辩证关系，强调"血，急以祛瘀为要。"《难经·五十六难》说："肝之积名曰肥气，在左胁下，如覆杯，有头足……脾之积名曰痞气，在胃脘覆大如盘……"与原发性血小板增多症脾肿大的表现相似。

第二章　病因及发病机制

一、病因

PT 的直接原因并不清楚。

目前认为本病是一种多能干细胞的克隆性疾病。血小板增多的原因可能与：①骨髓干细胞的异常导致巨核细胞系持续性过度增殖致使产板率显著增多，并释放血小板数量增多。②血小板寿命大致正常。出血原因与血小板的数量、质量异常关系密切：①血小板过度增加阻碍了凝血活酶形成。②血小板质的异常使血小板功能有改变。③血栓部位组织坏死引起血管壁的破坏。④血栓形成过程中凝血因子的消耗以及纤溶亢进等。血栓形成的机理：①血小板过度增加可合并血管壁退行性改变乃至血栓形成。②血栓素的存在可引起血小板强烈聚积和释放反应，形成微血管栓塞，进一步发展为血栓。脾脏肿大为脾脏充血所致。

二、发病机制

1. 对病因的研究：病因不明。

（1）通过对 G6PD 同功酶的研究发现原发性血小板增多症患者的红细胞、中性粒细胞和血小板仅有一种同功酶，而非造血细胞如纤维母细胞则具有 A 型和 B 型两种 G6PD 同功酶，呈杂合型表现。因而认为本病是一种多能干细胞的克隆性疾病。另外，本病与其他骨髓增殖性疾病有密切的关系，可共同存在和互相转化，亦提示本病的病变发生在多能干细胞水平。由于多能干细胞的异常，导致骨髓中的巨核细胞持续增殖，血小板产率平均可为正常人的 6 倍，加上过多的血小板从脾和肝脏储存部分释放入周围血液，且本病患者的血小板寿命大多在正常范围，因此，导致血小板计数明显增高。

（2）对酪氨酸激酶的分子学研究：新近的研究表明，JAK2作为具有酪氨酸激酶活性的激酶系统，在骨髓增殖性疾病的发病中具有十分重要的作用。当发生JAK2V617F突变时，JAK2V617F作为一种组成性酪氨酸激酶，激活JAK-STAT信号传导系统，导致骨髓细胞产生异常增殖，特别是当JAK2V617F与促红细胞生成素受体（EPOR）、血小板生成素受体（MPL）或粒细胞集落刺激因子受体（G-CSFR）共表达时，这种激活作用更强。JAK2V617F突变在原发性血小板增多症患者中发生率为23%～72%，平均约为50%左右。通过使用不同的方法可检测到这种突变基因的存在，如常规DNA测序法，焦磷酸测序法，解离曲线分析法，等位基因特异PCR方法以及BasXI限制性酶切分析法等均可得到不同程度的良好结果，其中以定量PCR方法为首选。

2. 对出血机制的研究：本病的出血发生率约为3.6%～37%，多数出血事件较轻，其发生机制不明。可能原因有①血小板功能缺陷，血小板黏附及聚集功能减退，释放功能异常，血小板肾上腺素受体及前列腺素D2丢失，Fc受体数目增加，血小板糖蛋白（CD36）总含量及表面表达增加，血栓烷A2生成增多，血小板第三因子有效性下降，5-羟色胺减少等。②凝血机制异常，在血小板计数 >1,000～1,500×10^9/L 以上时出血症状相对多见，可能与von Willebrand因子的获得性缺陷（AvWS）有关。在MPD患者中，AvWS表现为von Willebrand因子多聚体的缺失，导致蛋白功能缺陷，血小板计数持续升高。这种现象也存在于反应性血小板增多症患者，提示出血为血小板数值的绝对升高而非克隆性血小板功能异常所引起。一旦血小板计数降至正常，血浆中von Willebrand因子多聚体水平随之恢复，出血倾向好转。但高血小板计数和AvWS之间的关联的确切机制目前仍不清楚。凝血因子的消耗也是引起出血的原因之一。③血管内血栓形成，造成血管末端梗塞，梗塞区破溃出血。④药物因素，在进行抗血栓、抗凝或抗血小板治疗的过程中，也可能触发严重出血。

3. 对血栓形成机制的研究：本病的血栓发生率约为 11% ~ 25%，机制不详。血栓形成事件较出血事件为重。动脉血栓多于静脉血栓，血栓可累及大动脉。可发生腹腔血栓事件、红斑性肢痛和一过性神经事件等。可能的机制有①促凝性循环因子的作用，如活化的血小板产生不稳定的因子 - 血栓素，引起血小板强烈聚集及释放反应，形成微血管栓塞，进一步发展为血栓形成。②血小板的作用：通过对红斑性肢痛症的组织学研究发现该病存在富含 vWF 和少量纤维蛋白的血小板为主的动脉微血栓，以及本病对阿司匹林高度敏感表明血小板在血栓形成中具有重要作用，然而，仅仅控制血小板数量并不足以防止大多数血栓并发症。③血小板受体和血小板活化：血小板的止血反应与血小板表面受体的数量和质量相关，MPD 时存在多种血小板膜蛋白和受体异常，如 GPIIb/IIIa、GPIb、GPIV、GPVI、肾上腺素受体、TPO 受体 cMPL 等。有研究表明血小板糖蛋白多态性与血栓形成相关；另外，本病患者血小板活性增加，如 P - 选择素、血小板反应蛋白和活化的纤维蛋白原受体 GPIb/IIIa 表达增加，并与血栓形成有不同程度的相关性；血小板活化特征还包括与促凝活性相关的血小板微粒的形成；血小板活化的精确机制尚不清楚，可能由于患者存在脂氧合酶缺乏，增加内过氧化物 TXA_2 产生效率，或是由于 JAK2 激活性突变、异常 HCT 的作用、湍流或 TPO 水平增加等。④血小板与白细胞和内皮细胞的相互作用：测定 ET 患者的中性粒细胞、内皮损伤（TM 和 vWF 抗原）、凝血酶活化的标志物水平（TAT 复合物、F1 + 2 和 D - 二聚体）结果表明，与对照组相比本病存在中性粒细胞活化、内皮损伤和高凝。ET 患者 VEGF 水平增加，使内皮活化增加。活化的白细胞通过颗粒内容物释放，与血小板聚集而促进血液凝固。有微血管血栓事件者其血小板 - 白细胞聚集百分率增加，这种聚集在触发单核细胞 TF 表达以及超氧化阴离子和炎性细胞释放引起的内皮活化和损伤中具有致病作用；同时这种聚集还与活化指标 CD11b 和 CD62P 的表达相关。另外，血小板上 CD62P 和中性粒细胞上的 P

－选择素糖蛋白配体－1 结合而形成一种粘附链，并随着 CD11b 与血小板 GPIb 或结合于血小板 GPIIb/IIIa 上的纤维蛋白原的结合而形成更稳固的黏附。⑤红细胞压积的作用：HCT 是体外全血粘度的主要指标，但在体内血流动力和动脉氧合也对流变学有影响。HCT 可以影响血小板活化和血小板与白细胞和血管壁的作用机会，其增加将造成血浆/血小板区域缩小，进一步加剧促凝效应。

三、病理类型

1. 骨髓中巨核细胞系增生、幼稚巨核细胞增多，血小板数量增加，有巨大血小板，血小板积聚成堆。2. 脾脏充血、可有广泛栓塞，少数病例有脾纤维化和脾萎缩。3. 骨髓外浸润、髓外组织主要肝脾等组织内出现髓外巨核细胞系为主的增生灶。

四、中医病因病机

（一）病因

禀赋不足，先天不足或后天失养为本病的主要病因。外感六淫、内伤七情或劳倦过度均为本病的诱因。肾阴不足，阴虚阳亢，瘀血阻络为本病的主要机制。随血瘀部位不同而出现积块、眩晕、胸痹、脉痹及血症表现。肾阴不足为本，瘀血内阻为标，本病属于本虚标实之证。

1. 情志内伤　情志过极，气机阻滞，气行则血行，气滞则血瘀，从而出现头胀，头痛，胁下积块等症。《灵枢·百病始生篇》说："若内伤忧怒则气上逆，气上逆则六输不通，温气不行，凝血蕴里而不散"表明忧思恼怒，气行不畅可导致瘀血为患。

2. 感受寒邪　寒为阴邪，具有凝聚收引的性质，感受寒邪之后，血流缓慢，血液凝聚则成瘀证。《圣济总录·冻烂肿疮》说："经络气血，得热则淖泽，得寒则凝涩。"

3. 感受热邪　温热毒邪侵袭，灼伤津血，血受熏灼则易凝结瘀塞；津液亏耗则不能载血运行，均可导致瘀证。《重订广温热论·清凉法》说："因伏火郁蒸血液，血被煎熬而成瘀。"

4. 正气亏虚　先天不足或后天失养均可导致正气亏虚，无力推动血液运行而发生血瘀之症。

（二）病机

脉络瘀阻而致血瘀为本病主要病机，由于外感六淫、七情所伤、劳倦过度等原因皆可致血瘀。由于肾虚，阴液亏损以致血行不畅；或气虚，气不帅血，血行不畅而致血瘀，积久成块出现胁下痞块。脉络瘀阻血不循经或阴虚火旺，迫血妄行而致出血。热伤阳络则血外溢，热伤阴络则血内溢，因而有不同部位的出血如便血、尿血、呕血、衄血、皮肤瘀斑等。本病为本虚标实，阴虚为其本，血瘀为其标，在治疗中多以标本兼治之法取效。

第三章　临床表现

一、临床表现

过去一直认为原发性血小板增多症是一种较为罕见的骨髓增殖性疾病，发病年龄集中在 50~70 岁的老年人群。随着广泛普及使用自动化血细胞分析仪，并对血小板计数也列入常规检查项目以后，越来越多的无症状性患者被发现．原发性血小板增多症已经不再是一个罕见疾病，年轻个体所占比例也明显增加，偶尔儿童也有发病报道。在全身性症状方面，原发性血小板增多症明显不同于其他类型的骨髓增殖性疾病，高代谢相关性症状，如发热、体重减轻及夜间盗汗等极为罕见。体格检查多数患者也都只限于有轻度的脾大（约40%左右的患者有脾大）。出血和血栓是最主要的表现，也是最常见的死亡原因之一。ET 的主要临床表现见下表。极少数患者的疾病终末期可以转化为急性白血病或骨髓增生异常综合征，也可以演进为骨髓纤维化。

二、实验室检查

1. 血常规检查

PT 血常规检查的主要特点是血小板数持续明显增加，$> 600 \times 10^9/L$，MPV 增大，血小板比积也明显增加。在脾切除后或脾萎缩的患者血涂片中豪周小体、靶形红细胞较易见。少数真性红细胞增多症的患者血小板也可 $> 600 \times 10^9/L$。有的患者由于出血较明显而缺铁，导致小细胞低色素性贫血（即 MCV、MCH、MCHC 均下降）。

2. 骨髓常规检查

增生明显活跃或增生活跃；粒系、红系及巨核系均增生，以巨核系增生为明显；巨核细胞可有形态异常如胞体体积巨大、颗粒减少、核分叶过度等；血小板极易见，呈大堆、大片分布，可见巨大血小板；粒、红系形态无明显异常。由于 PT 患者骨髓象无特异性表现，故通过骨髓检查不能明确诊断，但结合临床表现及其他检查可做出符合性诊断意见。临床上该类患者做骨髓检查的主要目的是与其他骨髓增殖性疾病、继发性血小板增多症等鉴别。

3. 细胞化学染色

（1）NAP 染色：其阳性率及积分一般增加或正常，有的患者减少。因此，如果患者的 NAP 积分增加可辅助 PT 的诊断，因此可将它作为怀疑 PT 患者的常规检查项目；（2）铁染色：正常，所以一般不做。但对于个别出血较明显而怀疑伴有缺铁的患者可选择该检查，其细胞外铁阴性，细胞内铁阳性率明显下降甚至为 0%。

4. 骨髓活检

显示增生活跃或明显活跃，多数粒系、红系及巨核系均增生，巨核细胞多形性较明显，巨核细胞常定位于静脉窦窦壁四周，其他血细胞陷入巨核细胞胞质的"伸入运动"较易见。骨髓切片中无纤维组织增生或呈局限性增生（一般 $< 1/3$ 活检切片区），少数患者在疾病末期转变为骨髓纤维化型。

5. 细胞遗传学及分子生物学检查

少数 PT 患者有染色体异常，如 del（13q）、del（21q）等，也有遗传性常染色体显性遗传的家族病例报道。费城染色体及 BCR－ABL 融合基因呈阴性，这明显不同于慢性髓细胞白血病（CML），所以它是鉴别两者非常重要的实验室检查项目。

6. 止凝血检查

有多项检查异常，但缺乏特异性，其中血小板聚集功能等检查有助于与继发性血小板增多症的鉴别。

7. 其他检查

血小板寿命正常或略缩短，骨髓祖细胞培养有自发的巨核细胞或红细胞克隆形成，这有助于与继发性血小板增多症的鉴别。此外，PT 患者血清尿酸、乳酸脱氢酶及溶菌酶可增高，部分病例因大量钾离子自破坏的血小板中释放至血中而引起假性高钾血症，但这些检查无助于本病的诊断。

原发性血小板增多症患者的实验室检查缺乏特异性，无法根据实验室检查明确诊断，而是要密切的结合临床并要综合多种试验检查结果进行分析，尤其是血常规检查、骨髓常规检查、骨髓活检、血小板聚集功能检查等，还要其他疾病的可能性。

第四章　西医诊断及中医辨证

一、西医诊断

1. 血小板计数持续 $\geqslant 450 \times 10^9/\text{L}$

2. 骨髓活检标本显示主要为巨核系增生，体积增大且成熟的巨核细胞数增多；中性粒细胞和红系生成无显著增加或左移。

3. 不满足 WHO 诊断 PV、PMF、CML、MDS 或其它髓系肿瘤的标准。

4. 证实有 JAK2V617F 或其它克隆标志或无反应性血小板增多的证据。

诊断要求满足全部 4 项标准：在检查期间；要求在有血清铁蛋白降低时，补充铁剂治疗不能使血红蛋白水平增加至真性红细胞增多症的范围。真性红细胞增多症的排除依靠血红蛋白和红细胞比容的水平，不要求进行 RCM 测定；要求无相应的网状纤维化、胶原纤维化、外周血幼红幼粒细胞血症或就对应年龄来说显著增高的骨髓增生，伴有 PMF 典型的巨核细胞形态变化，即巨核细胞体积小到大，核浆比例异常和高嗜性，空泡、或不规则折叠核和致密丛集；要求 BCR – ABL 阴性；要求无红系和粒系增生异常；l 反应性血小板增多的原因包括缺铁、脾切除、手术、感染、炎症、结缔组织病、转移癌和淋巴增殖性疾病。但是，只要符合前三条标准，伴有反应性血小板增多的疾病时并不排除 ET 的可能性。

二、中医辨证

本病的辩证关键在于分清寒、热、虚、实，而瘀血内停为其共同见症，故应从兼症来鉴别，兼见胸闷、胁痛、头颅、颈项拘束不舒者属气滞血瘀；兼见腰膝酸软，口干咽燥，五心烦热者属肝肾阴虚；兼见壮热不已，口渴，脉数者证属邪热温毒致瘀；兼见畏寒肢冷，手足麻木，疼痛，遇寒加剧者证属瘀证。另应注意辨病之深浅，初期常以气滞血瘀为主要见症，随病情进展可损伤阴津出现阴虚证。病程中可因瘀血阻络、阴虚火旺、迫血旺行出现各种出血表现。

（1）气滞血瘀型

证候：胁下痞块、胀多于痛、痛有定处或拒按，舌质暗，脉沉涩。

证候分析：气机阻滞，脉络不和，气血郁滞，积而成块，故胁下痞块，固定不移，气滞血阻，血行不畅，故胀多于痛。脉沉主病在里、脉涩，舌质紫暗主血瘀。

（2）阴虚血瘀型

证候：五心烦热，口干咽燥，多梦或不寐，心悸健忘，腰酸膝软，胁下痞块固定不移，隐隐作痛，面色紫暗，舌质红紫，脉弦细数。

证候分析：肾水亏则阴血不足，虚火上炎故五心烦热，口干咽燥；心肾不交则多梦不寐，心悸健忘；腰为肾之府，肾虚则腰膝酸软；舌质红、脉细数、为阴虚内热之征。阴液亏损，血行不畅而瘀滞，故面色紫暗，舌质红紫，血瘀于胁下，脉络不通，故胁下痞块，隐隐作痛。

（3）血热妄行型

证候：五心烦热，口干咽燥，腰膝酸软，少寐多梦，心悸，便血，尿血或皮下瘀斑，或齿龈出血、咳血等，舌质红，脉细数。

证候分析：肾阴不足，内热由生故腰膝酸软，五心烦热，口干咽燥。水不济火，心火亢盛则不寐多梦，心悸。热迫血妄行，血不循经故出血，热伤阳络血外溢，故皮下瘀斑等。热伤阴络血内溢，故便血、尿血等。脉细数，舌质红，为阴虚内热之症。

第五章　鉴别诊断

本病的诊断必须要排除继发性（即反应性）血小板增多症和其他类型骨髓增殖性疾病。对于血小板增多而言，大部分患者出现血小板增多是继发性所致，其原因很多，下表列举了临床上常见的一些病因。继发性和克隆性血小板增多的鉴别见下表，即使血小板数极度增高（ $> 1000 \times 10^9/L$ ）并不能排除是反应性可能性。所以，掌握这样一条原则很重要：即在没有完全排除可能原因引起的反应性（继发性）血小板增多症之前，不要轻易诊断为原发性血小板增多症。

鉴别点	原发性	继发性
病因	不明	继发于某种病理或生理状态
病程	持续性	常为暂时性
血小板计数	$\geqslant 450 \times 10^9/l$	一般 $< 450 \times 10^9/l$
血小板生存时间	正常或轻度缩短	一般正常
血小板形态和功能	常不正常	一般正常
骨髓巨核细胞	显著增多,并可见幼稚巨核细胞	轻度增多
白细胞计数	常增多	一般正常
脾大	常有	常无
血栓和出血	常见	少见
染色体	常异常	正常
基因突变	JAK2V617F 或其他	阴性

第六章　西医治疗

一、抑制血小板数量的药物

1. 急症处理　每日氮芥 0.3mg/kg,静脉滴注 5～8 天,10～12 天后大多数病例血小板降至适当水平然后施血小板分离术。病情缓解口服苯丁酸氮芥,每日 0.1～0.15μg/kd 或放射治疗。

2. 骨髓抑制性药物

①马利兰 4～6mg/日分次口服。②瘤可宁 0.1～0.15mg/kg 日分次口服。③环磷酰胺 50～15mg/日分次口服。以上三种药物开始时剂量不必过大,长期服用至病情好转,血小板下降逐渐减量,缓解停用或用维持量后再停用,复发时再用,使用时注意白细胞数,下降并可相应减少药量出现白细胞减少时必须停用。④羟基脲 15mg/kg/日分次口服。

二、血小板功能抑制药物

1. 阿司匹林 0.3g/次，3～4 次/日，口服。潘生丁 200～300μg/日，分三次服。二者合用更有效

2. 氟联苯丙酸 50mg/次，2 次/日用于阿司匹林无效的自然凝集阳性者。

3. 氯苄塞哌啶 300mg/日，分次服 ADP 凝集反应亢进者。

4. 克冠卓 50μg/次，3 次/日，口服。

适应证：①血小板数量 > 1000×10^9/L，②血小板功能亢进。③血栓症状：尤其是微动脉性闭塞症状。④伴动脉硬化高脂血症及长期卧床病人。另外对有出血无血栓形成、血小板功能低下和凝血因子显著低下者不宜使用。

三、其它

干扰素 100～300 万 U/日，或隔日一次肌注。

四、血小板分离术

可迅速降低血小板数量，改善症状，但需与骨髓抑制性药物联合应用使血小板维持在相对低水平。

第七章　中医治疗

一、治疗原则

本病为本虚标实，阴虚为其本，血瘀为其标，在治疗中多以标本兼治之法取效。

二、辨证治疗

1. 气滞血瘀型

证候：头晕，头痛，头颅、颈项拘束不舒，胸闷胁痛，或胁下

痞块，面色紫黯，口唇、爪甲青紫，舌质紫黯，有瘀点或瘀斑，脉弦。

治法：滋养肾阴，活血化瘀。

方药：滋肾活血方：生地 30g，玄参 30g，川芎 15g，赤芍 15g，红花 15g，三棱 9g，桃仁 9g，水蛭 6g，水煎服。

加减：湿热重者加茵陈 30g，黄芩 12g。栀子 12g，厚朴 6g，银花 30g；阴虚火旺者加知母 9～12g，丹皮 12～18g，黄柏 9～12g；为加强活血化瘀可加丹参 30～60g，川芎 9～15g，益母草 18g，紫草 12～18g；口干加葛根 9～12g；胸闷加降香 12～15g；四肢酸软加伸筋草 18～30g，桑枝 15～30g。

2. 寒凝血瘀型

证候：身疲乏力，畏寒肢冷，手足麻木，疼痛，遇寒加剧，舌质暗红或暗紫，舌苔薄，脉沉迟或细数。

治法：温阳散热，消瘀散结。

方药：消癥化瘀汤：丹参 30g，赤芍 10g，桃仁 10g，红花 10g，当归 10g，鳖甲 30g，三棱 10g，莪术 10g，大黄 5g，青皮 10g，泽兰 10g，黄芪 15g，青蒿 15g，水煎服。

加减便血好转减大黄 3g；为加强清热散结软坚之力，加连翘 30g，玄参 30g，黄药子 10g，水蛭 10g；补虚加党参 15g，熟地 30g，鱼鳔胶 30g。

3. 正虚血瘀型

证候：头晕耳鸣，疲乏无力，五心烦热，腰膝酸软，皮肤紫斑，鼻衄，齿龈衄血，口干舌燥，大便干燥，盗汗，舌质红，少苔，舌有瘀点或瘀斑，脉细数。

治法：疏肝理气，活血化瘀。

方药：降板汤：忍冬藤 25g，连翘 20g，柴胡 15g，丹皮 15g，夏枯草 15g，当归 10g，川芎 7.5g，生地 30g，白芍 15g，地骨皮 15g，知母 15g，甘草 5g，鳖甲 20g，水煎服。另用犀角末 1.5g 单煎。

加减：症情改善稳定，服知柏地黄丸以巩固疗效。

4. 邪热湿毒致瘀型

证候：壮热不已，口渴引饮，可见鼻衄、齿衄、肌衄、尿血、便血及吐血等症，肝、脾淋巴结肿大，舌质红，苔黄或瘀斑、瘀点，脉数。

治法：凉血止血，清热解毒。

方药：犀地桃仁汤：广角粉 0.9~3g，丹皮 9g，生地 30g，白芍 15g，桃仁 9~15g，藏红花 1.5g，苡米 15~30g，紫草 15g，水煎服。

加减：腿痛，全身有小丘疹作痒，头痛时加川芎 9g，徐长卿 30g，炒枣仁 15g，白芷 9g。

三、名医的中医辨证论治思路

1. 热盛血瘀型，症见：自述觉身热、口干、咽干，皮肤碰撞后易青紫，舌暗红苔白或黄，苔少或无苔，脉弦。治当清热解毒，活血化瘀。

丘和明以自拟方（生地黄 15g，白花蛇舌草 30g，莪术 12g，牡丹皮 15g，黄芩 15g，连翘 15g，甘草 6g，鸡血藤 30g，桃仁 15g，板蓝根 30g，红花 9g，赤芍 15g）为基本方，随证加减，治疗一例，随访五年，效可。

唐由君以自拟紫白丹地饮（紫草、生地各 18g，赤芍 24g，丹皮 15g，白花蛇舌草 30g）治疗一例辩证属邪毒壅滞，瘀阻肝肾的患者，随访十余年，病情稳定，未有复发。并认为紫草具有"入肝经血分""清热解毒"之功，辅以白花蛇舌草，可以增强其活血凉血、清热解毒之功效。

2. 湿热血瘀型，症见：形体消瘦、肌肤较热，头昏乏力，四肢酸楚，手足麻木不适，胸腹胀满，纳谷不香或默默不欲食，胁肋及腰背部疼痛偶有，晨起有齿衄，视物模糊，舌青紫有齿痕，苔白厚腻，脉弦细或数。治宜疏肝和脾，清热燥湿佐以活血化瘀。

史亦谦等以下方为基本方治疗一例：银柴胡 9g，枳壳 9g，郁金 12g，当归 12g，丹参 18g，木香 6g，茯苓 15g，白术 9g，沉香曲

6g，地骨皮 15g，藤梨根 30g，随证加减，效果显著。

杨学爽以当归芦荟汤合青黛为主方治疗两例：当归 10g，芦荟 3g，黄芩 20g，黄连 10g，川柏 10g，山栀子 10g，青黛 20g，丹参 20g，沙参 20g，寸冬 20g，赤芍 10g，川芎 10g，陈皮 10g，焦三仙 30g。热象较重酌加公英、地丁等，随证加减。治疗三个月，血小板计数控制在正常范围，患者病情稳定。

胡斌以柴胡疏肝散、小柴胡汤、三仁汤加减（柴胡 6g，炒炽壳 10g，酒白芍 15g，赤芍 15g，白蔻仁（后下）6g，杏仁 10g，生苡薏仁 30g，丹参 30g，青陈皮各 10g，制玄胡 15g，广金钱草 20g，鸡内金 10g，炒黄芩 10g，姜半夏 6g，太子参 10g）治疗一例辩证为气滞湿阻，肝脾失调的患者，诸症皆瘥，精神转佳，寐安，纳食二便调，血小板控制于 $250 \times 10^9/L$ 左右，随访一年，而未复发。

3. 阴虚血瘀型，症见：患者消瘦，面色晦暗，素喜热饮，五心烦热，身倦乏力，舌红无苔或舌质暗红有瘀癍，脉弦涩或数。治以益气养阴，活血化瘀。

米丰年等拟下方为基本方治疗治疗三例：人参、黄芪、当归、赤芍、川芎、丹皮、知母、紫草、三棱、文术、甘草。瘀血较重，酌加桃仁、红花、水蛭、丹参等；阴虚较重，改赤芍为白芍，并加玉竹等，血小板计数控制在正常范围。

4. 气虚血瘀型，症见：患者头晕头痛，耳鸣，神疲乏力，气少懒言，唇甲、耳廓、手掌紫暗，左胁下胀满，周身皮肤麻木、干涩，便溏溲赤，舌质暗红，有裂纹，苔白而干，脉沉细。治当益气活血。

梁贻俊选用补阳还五汤加减：黄芪 30g，赤芍 20g，川芎 15g，当归 10g，地龙 10g，红花 10g，丹参 20g，牛膝 15g，炒白术 30g，石斛 15g，郁金 10g。随证加减，水煎服，日一剂。治疗一例，随访一年，效果显著，患者病情控制稳定。并分析本病为因瘀致虚，故化瘀为主佐以益气，一防活血耗气；二则少用黄芪可防补气药量大复致出血。方中加入破血逐瘀之品有助瘀滞消散、稳定病情。其病本在髓，故渐加入益肾之品，扶正逐瘀共施。

宋茂美等以益气活血、化瘀通络法治疗一例辨证属气虚血瘀、瘀血阻络型患者，方选补阳还五汤加味，随访半年，病情稳定，血小板计数稳定在（315～430）×10^9/L。

第八章　预后及康复

根据血小板病增多的程度，病程不一。大多数病例进展缓慢，其中部分病例临床呈良性过程。中位生存期常在 10～15 年以上。有反复出血或血栓形成者，预后较差，是本病主要致死的原因。少数患者转化成其他骨髓增殖性肿瘤。

第九章　护理原则及方法

平时应劳逸结合，适当运动，增强体质，保持良好的情绪，多食新鲜蔬菜、水果，对无症状或轻症的病人要定期复查血象，必要时作骨髓检查，将血小板控制在相对较低水平或正常范围内，以防出血、血栓形成。出血时应卧床休息，忌食辛辣食物。消化道出血时应遵医嘱禁食；皮肤出血时禁止热水浴及搓澡以防止出血加重。另外，要调整情志，消除紧张情绪。血栓形成时要防止坏疽。

原发性骨髓纤维化

第一章 概 述

一、概念

骨髓纤维化（症）简称骨纤（MF），是一种起源于造血干细胞的克隆增殖性疾病，引起细胞因子的不适当释放，导致骨髓弥漫性纤维组织增生，定向造血祖细胞释放到外周，常伴有髓外造血（或称髓外化生），主要在脾，其次在肝、淋巴结等。本病可以表现为原发性骨纤，即特发性骨纤；或者由前期的真性红细胞增多症（PV）及原发性血小板增多症（PT）转化而来。典型的临床表现为幼粒、红细胞血症，脾显著增大，不同程度的骨质硬化，骨髓常干抽。

二、中医认识

在祖国医学经典中，"骨髓纤维化"按其临床表现基本属于"积聚""虚劳"范畴。本病的发生主要与劳倦过度、七情内伤、饮食失节、外感邪毒等因素有关。一般认为其病机为劳倦过度、七情内伤，饮食失节致脏腑功能失调，正气虚衰，邪毒乘机侵袭，扰乱气血，邪蕴血瘀，或气滞血行不畅而致血瘀，脾肾受损则水湿内停，湿聚为痰，痰瘀互结，邪毒痰瘀阻于经络脏腑之间，留而不去，日久发为"积聚"；上述病因更伤脏腑。气血、阴阳，且血瘀于内，新血不生，脾肾益损，遂成"虚劳""血虚"。若先天脾肾不足，加之后天复感外邪则更易罹患本病。

第二章　病因及发病机制

一、病因

本病的病因目前尚不明朗。

二、发病机制

纤维组织增生发生在骨髓及脾、肝髓外造血灶的周围。在本病初期，骨髓增生明显活跃时，脾、肝内髓外造血灶已同时存在，说明髓外造血不是骨髓功能衰竭的代偿反应。纤维组织增生和髓外造血是原始间质细胞异常增殖，向不同系细胞分化的结果。最近发现，骨髓内纤维组织增多与血小板衍生生长因子、巨核细胞衍生生长因子、表皮生长因子和转化生长因子 β 的释放有关。它们在巨核细胞中合成，贮存于巨核细胞的 α 颗粒中，当细胞破坏和（或）血小板聚集时释放出来。其中以血小板衍生生长因子（PDGF）的作用最为重要。这些因子协同刺激成纤维细胞的增殖、分泌胶原。但由于仅有50％的骨纤病例有血小板衍生生长因子（PDGF）水平的增高，难以用该机制解释。故推测可能还有介质参与骨髓纤维组织增生的形成。但巨核细胞过度增生及其释放的各种细胞因子在原发性骨纤（PMF）发病学上有重要意义。

近来，在超过半数的原发性骨纤（PMF）患者和继发于原发性血小板增多症（PT）的骨纤（MF）患者，以及几乎所有继发于真性红细胞增多症（PV）的骨纤（MF）患者中，均检测到JAK2V617F突变。原发性骨纤（PMF）的许多临床表现与具有该突变基因的造血细胞克隆扩增程度有关。不论突变基因的水平如何，均更容易出现高浓度的血红蛋白以及水源性瘙痒；杂合的突变基因水平较低，常出现高血小板计数；纯合的突变基因水平较高，与细胞高增殖性正相关，表现为高白细胞计数，严重脾脏增大等。

三、中医病因病机

1. 病因

（1）外因：外来邪毒入侵，包括气候反常、药物及有害毒性物质等，损伤人体正气而致病。

（2）内因：七情内伤、饮食不节，劳倦过度等导致脏腑功能失调而发病。

2. 病机

本病以虚为主，可见虚实夹杂之证。初期以实证为主，晚期以虚证为主，往往是虚中夹实，实中夹虚。故临证时首先应详辨虚实，初期以实证为主，正气尚未大虚，临床表现为积块较小，质地较硬，并出现头晕，乏力，心悸，气短，低热，盗汗等症状；末期多以虚症为主，正气消残，邪气更盛，积块巨大、坚硬，伴消瘦，纳呆，浮肿都症状。临证时还应据不同的伴随症状辨病性：兼有头晕乏力，心悸，气短，面色苍白着为气血两虚；兼畏寒肢冷，腹胀便溏，腰膝酸软者为脾肾阳虚；兼见低热，盗汗，形体消瘦者属肝肾阴虚；兼见高热，便秘，舌红，苔黄，脉数者为邪毒内盛。

本病多因七情内伤或饮食不节导致脏腑功能失调，尤其是肝、脾，其次是肾的功能失调所致。肝主疏泄，郁怒伤肝则肝失疏泄，气机不畅，气滞则血瘀。脾主运化，思虑伤脾则运化失司，水湿内停，日久化痰成浊，痰瘀内结则成癥积，症积日久则可伤肾。脾为生血之源，脾虚则气血生化乏源，肾主骨，生髓，藏精，精可化血，脾肾两虚则可致气血两虚，出现乏力、心慌、气短、面色苍白等症候。

第三章　临床表现

具体临床特点如下：

原发骨髓纤维化的患者有四分之一可以没有症状，因体检发现脾大或血细胞计数异常而就诊。如出现症状一般与贫血、脾大、高代谢状态、髓外造血、出血、骨骼变化、门静脉高压和相关免疫异常。

贫血可以是无效造血、红细胞发育不良和脾功能亢进的结果。贫血可以导致易疲劳、虚弱、呼吸困难和心悸。

脾脏肿大可以导致早饱、左上腹不适。脾梗死、脾周围炎或包膜下血肿可以造成严重的左上腹或左肩疼痛。偶尔，患者可以出现结肠压力相关的腹泻。

高代谢状态可以造成体重减轻、盗汗、低热。可以出现痛风和尿酸肾结石。

原发骨髓纤维化患者四分之一都可以出现出血症状。严重程度各异，从皮肤瘀点到威胁生命的消化道大出血都有发生。血小板功能障碍、获得性 V 因子缺乏症、血小板减少症、弥散性血管内凝血（DIC）、食管静脉曲张、消化性溃疡等都是导致出血的可能原因。

髓外造血引起的症状根据受累器官不同而不同，包括：消化道出血、脊髓压迫、癫痫发作、血尿、腹水、心包积液、胸腔积液、咯血、呼吸衰竭等。

门静脉高压症可能会显著增加脾门静脉血流，降低肝血管的顺应性。可以发生腹水、食道胃底静脉曲张、消化道出血和肝性脑病。肝门静脉血栓形成也是可以出现的并发症。

原发骨髓纤维化的患者也可以出现骨质硬化，有可能会引发严重的关节和骨骼疼痛。

半数原发骨髓纤维化的患者存在体液免疫异常。可以检测到许多自身抗体和循环免疫复合物，有淀粉样变的报道。由于免疫缺陷容易发生感染，最常见的感染部位是肺。

第四章　西医诊断及中医辨证

一、西医诊断

多数发病 50～70 岁，起病缓慢，早期多症状或症状不典型，约 30% 临床患者仅表现有乏力，多汗，消瘦，体重减轻等高代谢表现，或脾肿大引起上腹闷胀感，左上腹疼痛，纳差等，部分患者偶然发现脾肿大；病情进展的主要症状为贫血和脾肿大引起的压迫症状，代谢增高所致低热、出汗、心动过速等表现加重；严重贫血和骨痛为本病晚期表现，严重患者有发热，出血，高尿酸血症，个别患者因耳骨硬化可导致听力减退。发热多数由感染引起，可有原因不明腹泻。由于髓外造血引起相应器官的症状，几乎所有患者均有脾肿大，约 50% 患者就诊时脾大已达盆腔，脾大与脾血流量增加，肝内血流阻力增高及脾髓外造血有关，质多坚硬，表面光滑，无触痛，少数患者无脾肿大。约 30% 患者有肝大，多为轻到中度肿大，个别病例可达脐下，质坚而不痛，表面光滑，多为肝脏髓外造血的表现。约有 10%～20% 病例合并肝硬化，可能由于肝窦周围血管血栓性阻塞及肝窦内髓外造血所致。因肝静脉或门静脉血栓形成可导致 Budd - Chiari 综合征，胸骨压痛少见。无效性红细胞生成可有轻度黄疸，因为淋巴结极少有髓外造血，故肿大不明显。

二、实验室检查

1. 外周血

（1）慢性骨纤：1/2～1/3 患者在初次就诊时已有轻度或中度正细胞正色素性贫血。早期少数患者有轻度红细胞数增高、髓纤病变严重时，患者可出现严重的顽固贫血。血片中成熟红细胞常呈现大小不一及畸形，有时见到泪滴状、椭圆形、靶形或多嗜性红细胞。外周血片出现泪滴状红细胞、幼红细胞、幼粒细胞及巨大的血小板是本病外周血实验室特征之一。上海50例中有36例的外周血片中，于每数100个白细胞的同时可见到有核细胞1~21个。在脾脏已切除的病例中，有核红细胞更显著增多。网织红细胞轻度增高至3%~5%。白细胞总数高低不一，诊断时多在（4~10）×10⁹/L，约有半数病例白细胞可增高到（10~20）×10⁹/L，虽有个别的白细胞总数高达100×10⁹/L，但一般极少超过（60~70）×10⁹/L，部分病例15%~25%的患者在诊断时白细胞总数正常，少数白细胞总数减少。约70%病例外周血发现中幼及晚幼粒细胞，甚至1%~5%的原粒细胞，但如短期外周血及骨髓中原粒细胞迅速显著增多，则应警惕慢性骨纤已转为急性白血病。部分患者的血嗜酸性粒细胞或嗜碱性粒细胞增高，少数病例的白细胞出现Pelger-Huět核异常。血小板计数高低不一，早期病例血小板数可增高，个别高达1000×10⁹/L，但随病情发展而减少。血小板大而畸形，偶见到巨核细胞碎片，患者血小板的功能可能有缺陷。

（2）急性骨纤：急性型髓纤的外周血以全血细胞减少或白细胞数偏低伴显著贫血或血小板减少者占多，网织红细胞数多偏低，一般见不到泪滴状红细胞，可不出现幼红细胞，但也可出现较多的原始细胞、早幼粒细胞或幼红细胞酷似急性白血病。骨髓多呈增生减低或干抽。有报告骨髓活检或超微结构可见到原巨核细胞明显增多。

（3）儿童型骨纤：儿童型患者外周血白细胞偏高者占多，血小板数则大多偏低。

2. 组织化学 染色约2/3慢性病例的粒细胞碱性磷酸酶积分异常增高，少数正常，个别减低，因而有时可以此点和慢粒相鉴别，而急性型病例的积分大多正常。如慢性骨纤已合并或转化为白血病时，则其粒细胞可呈相应类型白血病的组织化学染色表现。如患者骨髓出现的原始细胞呈现血小板过氧化物染色阳性，抗血小板糖蛋Ⅱb/Ⅲa或Ⅰb的单克隆抗体阳性，则说明已转化为巨核细胞白血病的可能。

3. 骨髓涂片检查 抽吸骨髓液时出现干抽现象是本病典型表

现之一。所谓干抽是指因患者骨质坚硬，虽多次改换部位穿刺，仍不易抽得骨髓液的现象。在病变早期，骨髓的造血细胞特别是巨核细胞仍见到增生，但随着髓纤病变加重，骨髓除巨核细胞有时仍可增生外，其他的造血细胞就趋向增生低下。当转为急性白血病时，骨髓的原始细胞就显著增多。

4. 骨髓活检　具有典型的骨髓病理变化，是诊断本病不可缺少的重要依据，似乎所有病例的骨髓网状纤维及胶原纤维均可见增多，严重的还可见骨质增生。但应注意在病变早期可能仅见到散在梭形纤维细胞而还没有见到明显的胶原纤维组织，有时连梭形细胞也难找到，如单用苏木精－伊红或吉姆萨染色，网状纤维就不易显色，但加用银染色才能显示网状纤维显著增多。在髓纤早期骨髓的有核细胞数、粒细胞及巨核细胞均增生，红系细胞则增生正常或减低，除巨核细胞可见到畸形外，粒细胞的核可能有过多或过少分叶、获得性 Pelget－Huĕt 异常、核浆发育不同步等现象。

5. 染色体检查　1994 年 Reilly 报告慢性原发性髓纤 63 例中的 29 例（其中 3 例用过免疫抑制剂）有染色体异常的表现，最常见的为 13 号、20 号染色体长臂的缺失［del（13q），del（20q）］及 1 号部分三体型异常；在本病转为急性白血病时染色体核型的异常就显著增多，并认为如在诊断时就出现染色体异常，可提示预后不太好。

6. 生化检查　血清尿酸、血及尿溶菌酶含量可能增高，血清维生素 B_{12}、维生素 B_{12} 结合蛋白值亦可见增高，基础代谢率增高，红细胞沉降率可轻度增快。

7. 其他辅助检查

（1）X 射线检查：30%～70% 病例行 X 射线检查有骨质硬化的征象；典型的 X 射线表现是骨质致密度呈现不均匀性的增加，并伴有斑点状透亮区，形成所谓"毛玻璃样"现象。可见到骨小梁变粗或模糊，骨髓腔狭窄、边缘不规则，骨膜呈不规则样增厚等。B 超检查，肝脾肿大。

（2）放射性核素骨髓扫描：用 99mTc－硫胶体、99mTc－植酸钠能满意显示骨髓的单核巨噬系，正常人躯干骨、长骨远端、脾脏及肝脏均能显影，在髓纤患者可见脾及肝脏等髓外造血部位积聚了大量 99mTc。

（3）B 超：示肝脾肿大。

（4）祖细胞培养：以体外半固体培养基培养，发现部分髓纤患者外周血中粒 CFU－g，CFU－MM、CFU－GEMMeg 的生成数可能增高。

三、中医辨证

（1）肝肾阴虚型：

证候：头晕目眩，低热盗汗，五心烦热，腰膝酸软，面色苍白，舌质瘦，色淡红，苔白或少苔。

证候分析：郁怒伤肝，气机不畅，气滞血瘀，日久伤及肝肾，气血生化无源，故见头晕目眩，面色苍白，腰膝酸软；阴虚则生内热，故见低热盗汗，五心烦热，舌质瘦，色淡，为阴虚血虚之象。

（2）脾肾阳虚型：

证候：身倦乏力，食少便溏，腰膝酸软，畏寒肢冷，面色㿠白，舌质淡，苔白，脉沉细或滑。

证候分析：思虑易伤脾，脾失健运，水湿内停，故见身倦乏力、食少便溏。脾为气血生化之源，脾虚则导致气血两虚，四肢失养，肾阳虚损，则见胃寒肢冷、腰膝酸软，血虚不能上荣头面，则可见面色㿠白。

（3）气血两虚夹瘀型：

证候：积块坚硬，疼痛不移，神疲乏力，头晕心慌，不思饮食，面色无华，舌淡或暗，脉弦细或沉细。

证候分析：脾为气血生化之源，脾虚则气血生化乏源，导致气血两虚，不能上荣头面，则头晕、面色无华；心失所养则见心慌、神疲乏力。脾虚运化失司，故不思饮食。气为血帅，血为气母，气虚日久，则导致气滞血瘀，瘀血内停，脉络不通，久积成块，导致瘀血疼痛。

（4）气滞血瘀型：

证候：脘腹胀满，肋下有块，软而不坚，固定不移，或疼痛，痛处不移，舌暗红或舌边有瘀斑，苔白，脉弦紧或涩。

证候分析：七情内伤，导致肝气不舒，疏泄失司，气机不畅，气滞则血瘀，瘀血阻滞，久积成块，脉络不通，不通则痛，故见肋下痞块，且固定不移或痛处不移。肝气横逆犯胃，胃失和降，则见脘腹胀满。

第五章　鉴别诊断

本病由于肝脾肿大、外周血象的异常等须与下列疾病相鉴别。

1. 慢性粒细胞白血病　两者均可以有巨脾、巨核细胞计数升高，周围血出现中、晚幼稚粒细胞增多等。

2. 骨髓转移癌　常伴幼红、幼粒细胞血象，可有贫血，一般病程短，脾肿大较轻。骨髓中可找到癌细胞。部分患者可以找到原发病灶。有时癌症转移后可产生继发性骨髓纤维化，但纤维化往往较局限。

3. 低增生性急性白血病　外周血可出现幼稚细胞，可伴全血细胞减少，骨髓增生减低。但通常起病较急，肝脾肿大不显著，骨髓穿刺和活检可见大量幼稚细胞。

4. 骨髓增生异常综合征　病程可长可短，外周血象检查可见贫血或全血细胞减少，可有幼稚细胞。但肝脾通常肿大不显著。骨髓穿刺检查可见病态造血细胞和较高比例的幼稚细胞。骨髓活检可有骨髓幼稚前体细胞异常定位（Abnormal Localization of Immature Precursor，ALIP），也可有异常染色体发现。

5. 再生障碍性贫血　原发性骨髓纤维化晚期可发生全血细胞减少，易与再生障碍性贫血混淆。但再障病人无脾肿大，血中无幼稚粒、幼稚红细胞，且骨髓活检与骨纤明显不同，再障有时可呈增生状态，但绝无纤维组织和巨核细胞增生。

6. 肝硬化脾功能亢进　具有明确的病毒性肝炎病史且相关病毒学检查阳性发现。严重者可有门静脉高压、腹水等肝功能失代偿表现。骨髓检查正常。

7. 多毛细胞白血病　具有全血细胞减少，外周血和骨髓中出现多毛细胞，免疫表型为 B 细胞，CD11 +、CD25 +、CD38 +，多伴有髓纤，脾巨大质硬，骨髓穿刺经常干抽，碱性磷酸酶阴性，一般无淋巴结肿大。

8. 脾边缘区 B 细胞淋巴瘤　老年男性多见，脾大质硬为主要体征，可有肝和淋巴结肿大，外周血全血或一系或两系减少，骨髓造血一般正常，外周血和骨髓淋巴细胞明显升高，可见绒毛淋巴细胞，免疫表型 SmIg +、CD22 +、CD5 -、CD23 -、CD79b +、FMC7 +，骨髓无网状纤维增多，常有单克隆免疫球蛋白血症。

9. 急性淋巴细胞性白血病　年轻人居多，贫血、感染和出血症状较重，胸骨压痛阳性，浅表淋巴结肿大，脾脏质软，轻、中度肿大。外周血可见幼稚淋巴细胞，骨髓增生极度活跃，原始和幼稚淋巴细胞≥30%，巨核细胞明显减少。

第六章　西医治疗

目前尚缺乏治疗骨髓纤维化的有效措施，治疗应根据骨髓纤维组织的病变程度及临床表现予以相应的处理，治疗目的是减轻症状，阻止骨纤进展。主要包括纠正贫血，改善骨髓造血功能及缓解脾大所引起的压迫症状。

一、纠正贫血

1. 雄激素及蛋白同化激素：雄激素能够促进幼红细胞分化。常用丙酸睾丸酮 50 ~ 100mg/d，肌注。口服司坦唑醇 2mg tid，安特尔 40mg tid，达那唑 200 mg tid 等，需至少服用 3 ~ 4 月以上见效。如患者合并溶血或血清中找到免疫复合物或自身抗体者需给泼尼松，剂量 20~30mg/d，1~2 月后逐渐减量，可增加感染率。

2. 输血：贫血严重及耐受性低的患者需输红细胞悬液，晚期患者输血量大，应控制输血次数和量，避免发生血色病，必要时可加用祛铁治疗。

二、化学治疗

通过抑制髓系克隆性增生，抑制骨髓纤维细胞增生，抑制细胞因子合成，减轻纤维化程度，减轻髓外造血，多用于脾大、骨髓增生活跃，周围血细胞多的患者，少数患者疗效良好。目前多用羟基脲及泼尼松，羟基脲剂量不宜过大，开始剂量是 250mg/d，加量至 1000~1500mg/d，泼尼松 5~15mg/d，可小剂量长期维持，可抑制胶原纤维合成，使脾脏缩小，血象正常时改维持量。此外苯丁酸氮芥，白消安或 6-巯基嘌呤等目前临床应用较少。

三、α-干扰素

可抑制正常粒系、红系祖细胞和巨核细胞增殖，抑制巨核细胞分泌血小板衍生生长因子，减少 β 转化生长因子浓度，减少胶原纤维产生，但仅少数患者临床症状及体征取得一定程度缓解。剂量为 300 万~500 万皮下注射，每周 3 次，对于晚期患者，疗效更不明显。由于副作用较明显，很多患者耐受性差

四、沙利度胺

作为一种抗血管生成剂和免疫调节剂，其机制尚不明确，可能也具有抑制肿瘤坏死因子，纤维生长因子，血管内皮生长因子，白介素，干扰素，下调粘附分子表达，调节淋巴细胞亚群，临床疗效尚需观察。

五、1，25 二羟维生素 D

体外试验可以抑制巨核细胞的增殖并诱导髓细胞向单核及巨噬细胞转化，从而促使胶原纤维减少及裂解增加，剂量 0.25~1μg/

d，临床疗效不佳。

六、脾切除术

脾脏是本病主要髓外造血器官，约有 10%～25% 患者切脾后可引起肝脏迅速肿大，血小板显著增多，故脾切除术一般仅限于：(1)巨脾有明显的压迫症状后出现反复脾梗塞，引起的持续性疼痛。(2)由于脾功能亢进引起顽固性溶血或血小板减少，药物治疗无效且需长期反复输血但造血功能尚未完全丧失者。(3)伴有门静脉高压并发食管静脉破裂出血者。对血小板偏高者，术后容易发生静脉内血栓，一般视为手术禁忌症。晚期骨髓纤维化合并活动性肝病者，因术后死亡率高达 7.5%～25.7%，亦不应考虑脾切除术。

七、脾区照射

仅用于脾脏显著增大，脾区疼痛剧烈，骨髓尚有部分造血功能，外周血象没有明显减低，药物等治疗无效患者可试用，照射后脾肿大可缩小，症状减轻，但疗效短暂，且有使周围血象进一步降低的副作用。

八、骨髓移植

文献报道异基因骨髓移植治疗骨髓纤维化，个别患者移植成功后骨髓纤维组织消失，且不受纤维组织增生程度的影响，但由于移植相关不良反应，应慎重考虑。

第七章　中医治疗

一、治疗原则

MF 病位主要在肝、脾。初起气滞血瘀，邪气壅盛，正气未虚，病性属实，积聚日久，病势较深，正气耗伤，可转化为虚实夹杂证病至后期，气血衰少，则转化为正虚为主。正气亏虚是积聚发病的内在因素，积聚的形成及演变，均与正气的强弱密切相关。积聚是在正虚感邪、正邪斗争而正不胜邪的情况下，邪气踞之，逐渐发展而成。积聚的发生主要系到肝、脾两脏，气滞、血瘀、痰结是形成积聚的主要病理基础。其中聚证以气机阻滞为主，积证则气滞、血瘀、痰结三者均有，而以血瘀为主。

MF 聚证日久不愈，可以由气转化为积证。癥积日久，瘀阻气滞，脾运失健，生化乏源，可导致气虚、血虚，甚或气阴并亏。若正气愈亏，气虚血涩，则癥积愈加不易消散，甚至逐渐增大。由于正气亏虚，易于感受邪气，正邪相争，则发热；脾气亏虚，失于统血，或热毒内蕴，波及血分，血溢脉外，或瘀血内阻，血不归经，或上溢于口鼻诸窍，或下泄于前后二阴，或溢于肌肤而发生各种血证。积聚的病理演变与血证、黄疸、鼓胀等病症有较密切的关系。上述变证，反复发生，影响虚劳、积聚的本证之治疗，本证难复，经久不愈。

MF 的本质是正虚邪实，治疗应根据病程的不同时期及机体内正邪消长进行辨证论治。《医宗必读·积聚》指出了积聚分初、中、末 3 个阶段的治疗原则，初期属邪实，应予消散；中期邪实正虚，消补兼用；后期正虚为主，应养正除积。另外，又要注意整体观念的原则，采用不同的方法，体现急则治其标，缓则治其本，或标本兼治的原则。

二、辨证治疗

1. 肝肾阴虚型：

治法：滋补肝肾，益气生血。

方药：左归丸加味。左归丸重在滋补肾阴，主治真阴不足，精髓虚损所致的头目眩晕、腰膝酸软、低热盗汗诸证。方中重用熟地滋肾以填真阴，枸杞益精明目，山茱萸涩精敛汗。龟鹿二胶，为血肉有情之品，鹿胶偏于补阳，龟胶偏于滋阴，两胶合用，阴阳双补，有阳中求阴之义。菟丝子配牛膝，强腰膝、健筋骨。山药滋益脾肾。共收滋肾填精、育阴潜阳之效。

2. 脾肾阳虚型：

治法：温补肾阳，填精补血。

方药：右归丸加味。右归丸重在温补肾阳，主治肾阳不足，命门火衰。方中桂、附及鹿角胶有温补肾阳，填精益髓之功；熟地、山茱萸、山药、菟丝子、枸杞、杜仲均有滋阴益肾、养肝补脾作用，加当归补血养肝，有阴中求阳之义，以达补肾中元阳之效。

若阳衰气虚明显者，宜加人参，则能捷效。亦可加党参。黄芪以加强补气之功。

3. 气血两虚夹瘀型：

治法：益气养血、活血祛瘀。

方药：八珍汤加味。本方力气血双补之剂。方中用参、术、苓、草补脾益气；归、芍、地滋养心肝，加川芎入血分而理气，则归地补而不滞；加姜、枣助参、术入气分以调和脾胃。本方再配以青黛清热解毒，莪术活血化瘀，以达攻补兼施之功。

若偏阴虚者可加麦冬、生地以滋阴。

4. 气滞血瘀型：

治法：活血祛瘀，行气止痛。

方药：膈下逐瘀汤。本方主治瘀在隔下，形成积块，或肚腹疼痛，痛处不移。方中五灵脂、当归、川芎、桃仁、红花、丹皮、赤芍均有活血祛瘀之功，佐以乌药、枳壳、延胡索、香附等疏肝行气以止痛，甘草解毒，调和诸药。气功疗法具有增强体质，强身防病作用。

三、名医的中医辨证论治思路

1. 热瘀阴亏

黄世林教授基于骨髓纤维化之病热瘀伤阴或即毒热内蕴、精亏髓损的基本病机，辨证为热瘀阴亏，治疗以清热解毒、补肾养阴、益精添髓，兼以活血软坚。治疗原发性骨髓纤维化患者 12 例，坚持系统治疗 1 年以上，治愈 4 例，好转 6 例，进步 2 例，总有效率达 100%。

2. 热毒蕴肝、瘀血阻滞

采用分阶段治疗，在疾病早期以清热解毒、活血散结、驱邪为主；疾病后期扶正祛邪、补肾填精、清热解毒、活血化癥。蔡寅宵运用其研制的"乾坤胶囊""再生胶囊""消瘤散结膏"等纯中药制剂，治疗原发性骨髓纤维化 12 例，结果好转达 1 例，进步 8 例。并证实，中药可以抑制纤维组织增生、缩小肿大的肝脾、恢复骨髓造血功能、改善贫血症状。

3. 肾虚

根据"肾藏精""肾主骨生髓"'肾精亏损则骨髓不充、髓虚则精血不能复生。确立了治疗原发性骨髓纤维化之大法为补肾活血化瘀法，标本同治以达填精益髓滋其生化之源。肾阳虚瘀血型，治宜补阳益肾、益气养血、活血化瘀；肾阴虚瘀血型，治宜滋阴补肾、益精生血、活血化瘀。治疗原发性骨髓纤维化患者 5 例，获得较好疗效。

4. 肾虚痰瘀内积

治疗当标本兼顾，确立补肾养血、消瘀化积治则。即以滋养气血、温阳补肾为主，药用党参、黄芪、当归、阿胶、菟丝子、熟地、五味子，又配合消瘀化积、祛痰除湿药物丹参、半枝莲、白花蛇舌草、白术、云苓等药。酌情化裁，浓煎长期服药。杨艳萍拟方：黄芪24g，五味子、菟丝子、丹参、当归、炒山楂、炒神曲各15g，阿胶（烊化）、白术各10g，茯苓、熟地各12g，泡参、白花蛇舌草各30g，山慈菇、半枝莲各20g，甘草3g。有出血倾向者加仙鹤草30g，藕节10g；脾区胀痛者加郁金9g，元胡10g，10 天为一个疗程。全部观察病例均坚持服用 2～4 个疗程。治疗 9 例骨髓纤维化患者，8 例一般状况明显改善。

5. 瘀血内停型

因瘀血内停贯穿本病的始终，故整个疗程的治疗均注重活血化瘀疗法，再据不同辨证

分型，确立不同治法及方药。痰瘀阻滞型治宜活血化瘀，健脾

化浊。方用血府逐瘀汤合甘姜苓术汤加减。药用：干姜 3g，猪苓 30g，茯苓 30g，白术 9g，白豆蔻 6g，当归 12g，桃仁 9g，红花 6g 川芎 13g，牛膝 12g，王不留行 15g，枳壳 12g，柴胡 12g。气血亏虚型治宜活血养血、调补肝肾。方用补檀生血汤；仙鹤草 30g，生黄芪 15g，党参 15g，熟地黄 12g。当归 12g，川芎 12g，鸡血藤 15g，黄精 12g，补骨脂 12g，肉从蓉 12g，生何首乌、制何首乌各 15g，制女贞子 12g，墨旱莲 12g. 蒲公英 15g，焦山楂、焦神曲各 15g。

6. 脾肾亏虚、肝郁血瘀

代喜平等依据"肾主骨髓"和"肝主疏泄"的中医理论，认为本病既有面色苍白、心悸气短、倦怠乏力、低热汗出、腰腿酸软等"髓劳"之脾肾精气亏损，气血虚衰的表现，也有胁下积块、坚硬不移、脘腹胀满等"瘀积"之肝气郁滞，淤血内结征象，其辨证总属本虚标实，虚实错杂之证。治疗应以补肾健脾、疏肝化淤为大法，以滋其源泉，散淤消积，标本兼顾。拟方：人参 15g，炙黄芪 20g，仙灵脾 15g，补骨脂 15g，鸡血藤 30g，柴胡 15g，紫丹参 30g，莪术 30g，三棱 30g，红花 15g，桃仁 15g 等。治疗骨髓纤维化 20 例中好转 6 例，进步 11 例，无效 3 例，总有效率 85%。

四、中西医结合治疗

1. 中医辨证西医辨病结合治疗

骨纤初起，仅表现脾肿大，轻度贫血，而无明显临床症状时，可按辨证分型单纯服用中药汤剂治疗。随病程进展，发生感染或出血症状时可加用西药如抗生素、止血药物等，贫血重者，必要时应输血，出血重者可输浓缩血小板。巨脾、白细胞和血小板计数过高者，可加用化疗药物马利兰或羟基脲等，但应注意剂量与疗程，防止剂量过大造成骨髓抑制。

2. 中成药治疗

（1）大黄䗪虫丸，2 丸，每日 2 次。用于气滞血瘀型。十全大补丸，2 丸，每日 2 次，用于气血两虚为主型。河车大造丸，2 丸，每日 2 次，用于阴虚型为主者。

（2）阿魏化痞膏外敷，用于脾肿大或脾区疼痛者有一定疗效。

第八章　预后及康复

本病进展缓慢，病程长短不一，中位数生存期 2～5 年不等，少数可生存 10 年以上。常见的死因为严重的贫血、感染、心衰和出血，约 20% 患者最后可转化为急性粒细胞白血病。急性型患者病情进展迅速，病程多 <1 年。

原发骨髓纤维化患者的中位生存时间是 3.5～5.5 年。5 年生存率是年龄和性别相匹配的一般人群的一半。10 年生存率不到 20%。原发骨髓纤维化患者常见的死亡原因是感染、出血、心功能不全、脾切除术相关并发症以及白血病转化。20% 的原发骨髓纤维化的患者会在 10 年内发生白血病转化。

高龄和贫血是生存的不良预后因素。肾功能不全、肝功能不全和血栓形成也是死亡的常见原因。其他不良预后的因素还包括：高代谢症状、白细胞增多（白细胞计数范围 10000～30000/μL）、白细胞减少、外周血可见原始细胞、幼稚粒细胞数增多、血小板减少（血小板计数 <100000/μL）、染色体核型异常。原发骨髓纤维化患者骨髓中血管明显增多。研究报道约 70% 的患者骨髓内微血管密度增加，并且是患者生存独立的不良预后因素。

第九章　护理原则及方法

注意饮食、起居，保持情绪稳定，加强体育锻炼，增强体质，避免与化学及放射性物质接触。

特发性血小板减少性紫癜

第一章 概 述

一、现代医学认识

特发性血小板减少性紫癜（idiopathic thrombocytopenic purpura，ITP）也称免疫性血小板减少性紫癜，是临床上最常见的一种血小板减少性疾病。主要由于抗自身血小板抗体与血小板结合，引起血小板破坏增加。ITP 的人群发病率约 1/10000，女性：男性比例约 2~3：1。临床上分为急性型和慢性型，慢性型多见于成人。

二、中医认识

由于该病临床表现的多样性，并不能局限于单一中医病证，故古代中医文献对本病没有独立病证对照论述，但根据其主要临床表现可参照"葡萄疫""伏气温病""癍""血证""中风""崩漏""虚劳""紫癜风""伤损出血""瘀血泛注"等病证。《外科正宗》载："葡萄疫多生小儿，感受四时不正之气，郁于皮肤不散，结成小大青紫斑点，色若葡萄，发在遍体头面，乃为腑症，邪毒传胃，牙根出血，久则虚人，斑渐方退。"《温热论》云："营分受热，则血液受劫，心神不安，夜甚无寐，或斑点隐隐。"《临证指南医案·癍痧疹瘰》中载"斑者，有触目之色，而无碍手之质，即稠如锦纹，稀如蚊迹之象也。或布于胸腹，或见于四肢，总以鲜红起发者为吉，色紫成片者为重，色黑者为凶，色青者为不治。盖有诸内而形诸外，可决其脏腑之安危、邪正之胜负也。殆伤寒、瘟疫诸症，失于宣解，邪蕴于胃腑，而走入营中，每有是患耳。"《医宗金鉴·失血总括》曰："九窍一起出血，名曰大衄。鼻出血，为鼻衄。鼻出血如泉，曰脑衄。耳出血，曰耳衄。目出血，曰目衄。皮肤出血，曰肌衄。齿牙出血，曰齿衄，又名牙宣。此皆衄血随所患处而命名也。若从口出则为内衄，……尿血从精窍而出，淋血从膀胱而出。呕吐之分，呕则有上逆漉漉之声，吐则无声也。"《素问·厥论》云："太阳厥逆，僵仆呕血、善衄"，"阳明厥逆……善惊衄，呕血"。《诸病源候论》指出："血非时而下，淋漓不断，谓之漏下"，"忽然暴下，谓之崩中"。《医宗金鉴·杂病心法要诀》曰："虚者，阴阳、气血、营卫、精神、骨髓、津液不足是也；损者，外而皮、脉、筋、骨，内而肺、心、脾、肝、肾消损也。成劳者，谓虚损日久，留连不愈，而成五劳、七伤、六极也。"《医宗金鉴·紫白癜风》载："紫癜风发在遍身色紫暗者。"《医宗金鉴·伤损出血》载："伤损之证，或患处或诸窍出血者……""凡伤损而犯劳碌，或怒气肚腹胀闷，或过服寒毒等药物致伤阳络者，则为吐血、衄血、便血、尿血；伤于阴络者，则为血积、血块、肌肉青黑，此皆脏腑亏损，经遂失职，急补脾肺二脏自愈矣"。《医宗金鉴·瘀血泛注》载："伤损瘀血泛注之证，乃跌仆血滞所致。盖气流而注，血注而凝，或注于四肢关节，或留于胸腹腰臀，或漫肿，或结节，初起皆属肝、脾郁火"。由此可见，古代医家尤其重视的ITP 皮肤、黏膜出血表现，如"血证""癜"等病名，从一定程度上反映了 ITP 的特征性表现。较之病名，古人更加重视 ITP 病因病机和辨证的阐述，多依据具体的发病时令、节气、环境、病人体质、生活状态及感邪因素。古人对本病的认识较之现代更加全面、细致、灵活、变通，是全面考虑的个体化辨证。

第二章 病因病机

一、西医的发病机制

(一) 血小板抗体

ITP 的发病与血小板特异性自身抗体有关。约 75% 的患者可检测出血小板相关性自体抗体，自体抗体的免疫球蛋白类型多为 IgG 或 IgA 型抗体，少数为 IgM 型抗体。这类抗体通过其 Fab 片段与血小板膜糖蛋白结合。与血小板自身抗体结合的血小板膜糖蛋白抗原类型包括血小板 GP Ⅱ b/Ⅲ a，GP Ⅰ b/Ⅸ，少数情况下，也可与 GP Ⅳ 和 Ⅰ a/Ⅱ b 结合。结合了自身抗体的血小板通过与单核 - 巨噬细胞表面的 Fc 受体结合，而易被吞噬破坏。在一些难治性 ITP，抗血小板抗体对巨核细胞分化抑制作用可影响血小板的生成。

(二) 血小板生存期缩短

用 ^{51} 铬或 ^{111} 铟标志 ITP 患者血小板，测定血小板体内生存期，发现在 ITP 患者，血小板生存期明显缩短至 2～3 天甚或数分钟，并且静脉血血小板计数与其生存期呈密切相关性。血小板生存期缩短的主要原因是脾脏对包裹抗体的血小板的"扣押"。脾在 ITP 的发病机制中有两方面作用：①脾脏产生抗血小板抗体；②巨噬细胞介导的血小板破坏。由于大部分接受脾切除的 ITP 患者血小板计数在术后快速上升，因此认为血小板在髓外破坏增加是 ITP 血小板数量减少的主要原因。

二、中医的病因病机

(一) 病因

1. 起始病因

(1) 外邪所伤：由于外邪侵袭，损伤脉络而引起出血。其中尤以感受风、热、燥邪所致者为多。如邪犯肺卫，上炎清窍，可致鼻衄；如灼伤皮肤脉络，可致肌衄；热犯下焦则致尿血；热邪侵及肠道则引起便血。

（2）七情所伤：恼怒伤肝，肝气郁结，气郁化火，肝不藏血；思虑伤脾，脾不统血；恣情纵欲，耗损肾阴，虚火妄动，皆可引起出血。

（3）饮食所伤：过食辛辣厚味醇酒，一可滋生湿热，湿热内蕴，熏灼血络；二可损伤脾胃，脾胃虚弱，失其统摄之职，以致血溢脉外而发生血证。

（4）劳倦过度：心主神明，神劳伤心；脾主肌肉，体劳伤脾；肾主藏精，房劳伤肾。劳倦过度，可致心、脾、肾气阴损伤。若损于气，则气虚不能摄血；若损于阴，则阴虚火旺，迫血妄行，均可导致肌衄、鼻衄、齿衄，甚至尿血、便血。

2. 继发病因

（1）久病或热病后：久病或热病使阴津亏耗，以致阴虚火旺，迫血妄行而致出血；久病或热病使正气亏损，气虚不摄，血溢脉外而致出血；久病入络，血脉瘀阻，血行不畅，血不循经而致出血。

（2）瘀血内阻：久病不愈，正气日衰，气虚则无以行血，甚则阳虚，脉失温煦而血涩为瘀；或邪热入血，伤津耗阴，熬血为瘀，内有瘀血，血脉阻滞，血行不畅，致血不循经而致出血。如瘀血不去，出血亦不会停止。

（二）病机

1. 发病 尽管本病的发病原因各异，但不外乎内外两因。内由于劳倦过度，情志不舒，饮食不节，损伤心、肝、脾、肾，以致脏腑功能失调而致出血；或耗气伤阴而致出血。外由于六淫为患，损伤脉络而致出血。

2. 病位 脾为气血化生之源，统血之脏，主肌肉四肢；肝藏血，主疏泄；肾为真阴所居，藏精生髓，精血同源。故本病与脾、肝、肾关系最为密切。脾之运化失职，水谷精微不能输布以奉养他脏，日久可累及肾脏。肾阳虚，无以温养脾土，使脾阳亦虚而成脾肾阳虚证。肝气郁结，日久化火，可耗损肾阴，终致肝肾阴亏，而肾阴虚，肝木失荣，亦可出现肝肾阴亏。

3. 病性　病性不外虚实两端。由火热亢盛所致者属于实证，而由阴虚火旺及气不摄血所致者则属于虚证。但在疾病的发展过程中，又常见实证向虚证转化，从而出现虚实夹杂，寒热互见证候。热邪不仅伤津，而且耗气，故临床常见气阴两虚证候。也有因正虚邪干于内，以致瘀血内结，而成本虚标实之候。

4. 病势　成人患者以慢性者居多，因七情所伤，饮食不节，或劳倦过度，致肝脾肾功能失调，统血、藏血失司，血溢脉外而为紫癜。也有病久体弱，复感外邪，临床出现急性表现。急性型以儿童多见，起病急骤，是因外感热毒之邪，或风寒湿邪入里，郁而化热，因而发病。

5. 病机转化　慢性者，因由饮食、劳倦伤脾，则以脾虚为主；或由房劳伤肾，则以肾虚为主；或初因感受外邪而发病，病久不愈，邪实伤正，则转化为虚实夹杂，或正虚为主，或邪实为主，或虚实并重；若因七情所伤，则先导致肝脏功能失调。脾虚可及肾，或致命门火衰，或致肾阴亏耗，相火妄动。命门火衰，脾失温煦，阳气虚衰无以化精，渐见脾肾气血阴阳俱虚。凡久病不愈，均可致正虚血瘀，但以正虚为主。初起为急性患者，多因外感热毒之邪，或风寒湿邪入里化热，其病机转化取决于邪正盛衰和辨证治疗是否得当，若失治则致邪热弥漫三焦，可致阴阳离决重证，邪盛必伤正。后期还可出现气血亏虚、阳气虚衰、脾肾俱虚等证候。

第三章　临床表现

一、起病情况

急性型 ITP 多见于儿童，起病突然，多在发作前 1～3 周有感染病史。包括病毒性上呼吸道感染、风疹、水痘、麻疹病毒或 EB

病毒感染等，也可见于接种疫苗后。常有畏寒、发热等前驱症状。慢性ITP起病隐匿，以中青年妇女多见。

二、出血症状

ITP的出血常常是紫癜性，表现为皮肤黏膜瘀点、瘀斑。紫癜通常分布不均。出血多位于血液淤滞部位或负重区域的皮肤，如手臂压脉带以下的皮肤，机体负重部位如踝关节周围皮肤，以及易于受压部位包括腰带及袜子受压部位的皮肤。皮损压之不褪色。黏膜出血包括鼻出血、牙龈出血、口腔黏膜出血以及血尿；女性患者可以月经增多为唯一表现。严重的血小板减少可导致颅内出血，但发生率<1%。急性ITP病情多为自限性，一般4～6周，95%的病例可自行缓解。慢性ITP呈反复发作过程，自发性缓解少见，即使缓解也不完全，每次发作可持续数周或数月，甚至迁延数年。

三、其他表现

除非有明显的大出血，一般不伴有贫血。ITP患者一般无脾大，脾大常常提示继发性血小板减少症或其他疾病。

第四章　诊　　断

一、西医诊断

（一）排除诊断

1. 根据多次化验证实血小板数量减少（技术上排除了假性血小板减少症）；脾不增大；骨髓巨核细胞数增多或正常伴成熟障碍，可考虑ITP的诊断。

2. ITP的诊断做出以前，需仔细排除是否存在使血小板减少的其他疾病或因素，如先天性血小板减少、脾功能亢进、系统性红斑狼疮、甲状腺疾病、炎症性肠病、肝炎、药物性血小板减少症、

HIV 感染、淋巴增殖性疾病（淋巴瘤、慢性淋巴细胞白血病）等。妊娠期妇女需排除妊娠期血小板减少症及妊娠高血压病合并血小板减少，老年病例需慎重排除骨髓增生异常综合征。

3. 少数情况下，ITP 可同时伴有 Coombs 试验阳性的自身免疫性溶血性贫血，称之为 Evans 综合征。总之，ITP 的诊断除了结合该病的自身特点外，仍以排除诊断法为主。

（二）实验室和辅助检查

1. 血象　外周血血小板数目明显减少，急性型发作期血小板计数常 $< 20 \times 10^9/L$，甚至 $< 10 \times 10^9/L$；慢性型常为 $30 \sim 80 \times 10^9/L$。血小板体积增大（直径 $3 \sim 4 \mu m$）。当用自动血细胞计数仪测定，平均血小板体积增大，血小板分布宽度增加，反映了血小板生成加速和血小板大小不均的异质程度。红细胞计数一般正常，如有贫血，通常为正细胞性，并与血液丢失程度平行。白细胞计数与分类通常正常。

2. 止血和血液凝固试验　出血时间延长，血块退缩不良，束臂试验阳性见于 ITP。而凝血机制及纤溶机制检查正常。

3. 骨髓　骨髓巨核细胞数目增多或正常，形态上表现为体积增大，可呈单核，胞浆量少，缺乏颗粒等成熟障碍改变。红系和粒系通常正常。

4. 抗血小板抗体　大部分 ITP 患者的血小板或血清，可检测出抗血小板膜糖蛋白复合物的抗体，包括抗 GP Ⅱ b/ Ⅲ a、Ⅰ b/ Ⅸ、Ⅰ a/ Ⅱ a、Ⅴ、Ⅳ 抗体等。抗血小板抗体的检测通常是基于"抗原捕获"原理。如单克隆特异性捕获血小板抗原试验（MAIPA）可用于检测抗原特异性抗血小板自身抗体。该方法具有较高特异性，对鉴别免疫性与非免疫性血小板减少有帮助，但仍不能鉴别。特发性（免疫性）血小板减少性紫癜与继发性（免疫性）血小板减少症，即使采用此类敏感的检测方法，仍有 20% 的典型 ITP 无法检出血小板抗体。而且在继发于其他疾病引起的血小板减少，如系统性红斑狼疮、肝病、HIV 感染等，抗血小板抗体也可阳性。由于血小板抗体分析存在假阴性和假阳性结果，加之现行抗体分析技术复杂、繁琐，临床应用不广泛，故 ITP 的诊断目前仍应以临床排除诊断为主。

二、中医的辨证分型

ITP 的主要临床症状包括皮肤黏膜瘀点或瘀斑、鼻衄、齿衄、尿血、便血、女性月经量多。辨证应注意区别病证的不同、病变脏腑的不同以及证候寒热虚实的不同。

（一）热盛迫血型

皮肤瘀点或瘀斑，颜色鲜红或紫红，量多成片，鼻衄齿衄或尿血便血，月经量多，初起有寒热，发热头痛，口渴烦躁，尿赤便秘，舌红绛，苔黄燥。

（二）阴虚火旺型

紫癜散在，时隐时现，色紫红，鼻衄齿衄，头晕耳鸣，低热盗汗，五心烦热，舌红少苔，脉细数。

（三）气不摄血型

紫癜色暗淡，稀疏不显，时发时现，遇劳加重，反复发作，面色萎黄，神疲乏力，头晕心悸，纳呆，腹胀，便溏，舌淡苔薄白，脉细弱无力。

（四）瘀血内阻型

瘀点瘀斑青紫，衄血吐血，便血，血色紫暗，月经夹血块，面色黧黑，下眼睑青黯，毛发枯黄无泽，舌色紫暗或有瘀点瘀斑，脉细涩。

第五章　鉴别诊断

一、再生障碍性贫血

再生障碍性贫血（AA）是一种获得性骨髓衰竭综合征，以全血细胞减少及其所致的贫血、感染和出血为特征。血象特点是全血细胞减少，多数患者呈三系减少，网织红细胞计数降低，贫血一般为正色素性，淋巴细胞计数无明显变化。骨髓穿刺涂片显示脂肪滴增多，骨髓颗粒减少，多部位增生不良，三系造血有核细胞均减少，早期细胞少见，非造血细胞成分增多。

二、骨髓增生异常综合征

骨髓增生异常综合征（MDS）是起源于造血干细胞的一组高度异质性克隆性疾病，以一系或多系血细胞病态造血及无效造血，高风险向急性白血病转化为特征。常以贫血、感染、出血为主要临床表现。血象特点为全血细胞减少，也有一系或两系血细胞减少。骨髓象多为增生活跃，少部分增生减低。外周血和骨髓象有病态造血表现。

三、脾功能亢进

脾功能亢进是指各种疾病引起脾脏肿大和血细胞减少的一种综合征。临床多见继发性脾亢，可由脾脏疾病、充血性脾大、感染、血液系统疾病、结缔组织病、脂质贮积病等引起。脾明显增大可产生左上腹沉重感，及因胃肠受压而出现消化系统的症状。血细胞减少可累及三系，进而产生贫血、感染、出血等症状。骨髓象呈增生活跃或明显活跃。

四、血栓性血小板减少性紫癜

血栓性血小板减少性紫癜（TTP）是一种弥散性血栓性微血管病。临床以典型三联征多见：血小板减少、微血管病性溶血性贫血、多变的神经系统症状和体征；若同时伴有肾损害和发热，则为TTP经典的"五联征"。其经典病理损害是终末小动脉和毛细血管内血栓形成。血象特点为红细胞异常表现有微血管性红细胞破坏，以血管内溶血为特征。骨髓检查示增生性骨髓象，巨核细胞数目增加。

第六章　西医治疗

一、糖皮质激素

为成人 ITP 治疗的一线药物。可用泼尼松，剂量为 1～2mg/（kg·d）口服；对治疗有反应的患者，血小板计数在用药一周后可见上升，2～4 周达到峰值水平。待血小板数量恢复正常或接近正常，可逐渐减量，小剂量（5～10mg/d）维持 3～6 个月。对成人 ITP，也可一开始即用小剂量泼尼松［0.25mg/（kg·d）］口服，其缓解率与常规剂量相似，而激素的副作用减轻。当足量的泼尼松应用长达 4 周仍未完全缓解者，需考虑其他方法治疗。出血严重者，可短期使用地塞米松或甲泼尼龙静脉滴注。激素治疗 ITP 的反应率约 60%～90%，取决于治疗强度、期限和所界定的反应标准。激素治疗 ITP 的作用机制包括：①减少抗体包被的血小板在脾脏和骨髓中的消耗；②抑制脾脏抗血小板抗体的生成；③可能通过抑制骨髓巨噬细胞对血小板的吞噬作用，促进血小板生成；④降低毛细血管通透性，改善出血症状。

二、脾切除

ITP 患者脾切除的适应症包括：①糖皮质激素治疗 3～6 个月无效；②糖皮质激素治疗有效，但减量或停药复发，或需较大剂量（15mg/d）以上维持者；③使用糖皮质激素有禁忌者。由于有些患者对激素的治疗效果呈延迟反应，故判断对糖皮质激素治疗反应应该个体化，以确定脾切除的最佳时间。>50% 的 ITP 患者切脾后血小板持续升高至正常水平。通常在切脾后 24～48 小时，血小板计数快速增加，手术后 10 天左右，血小板计数可达到峰值，甚至达到 1000×10^9/L。约 1/3 的患者脾切除后不久或数年后复发，可能与存在副脾有关。故在脾切除术前，应用 99m 锝扫描技术，或 CT

扫描技术确定有无副脾，术中仔细探查副脾存在与否并予切除非常重要。脾切除后的感染发生率极低，尤其在术前应用了多价肺炎球菌疫苗者。

三、免疫抑制治疗

该疗法仅适用于对糖皮质激素及脾切除疗效不佳或无反应者。常用药物有环磷酰胺，1.5～3mg/（kg·d）口服，疗程需要数周，为保持持续缓解，需持续给药，治疗反应率约16%～55%。副作用包括白细胞减少、脱发、出血性膀胱炎等。也可用长春新碱每次1～2mg，静脉滴注，每周一次，给药后一周内可有血小板升高，但持续时间较短。也有使用硫唑嘌呤口服者。由于这类药物具有较严重的副作用，使用时应慎重。

四、静脉用免疫球蛋白

适用于以下情况：①重症 ITP：血小板计数 < 10 × 10^9/L，广泛皮肤黏膜出血和（或）内脏出血者；②难治性 ITP：泼尼松和切脾治疗无效者；③不宜用糖皮质激素治疗者，如孕妇、糖尿病、溃疡病、高血压、结核病等；④需迅速提升血小板的 ITP 患者，如急诊手术、分娩等。其标准方案为 0.4g/（kg·d），连用 5 天。起效时间约 5～10 天，总有效率 60%～80%。治疗 ITP 的机制是：①封闭单核巨噬细胞 Fc 受体，以及阻断抗体依赖性细胞毒作用的细胞效应；②增加 IgG 的分级代谢率，因此相应增加了抗血小板 IgG 的破坏；③通过抗特指型效应可增加抗血小板 IgG 的清除率。

五、抗 CD－20 单抗

由于抗 CD－20 单克隆抗体—利妥昔单抗具有选择性的免疫抑制作用，已被用于脾切除术后复发的 ITP 或脾切除有禁忌或拒绝脾切除的难治性 ITP 患者。该药治疗效果类似于其他的免疫抑制剂。用药后 30% 的病例可达到完全缓解，反应率 63%。

六、达那唑

多与其他免疫抑制剂合用治疗难治性 ITP，剂量范围为 50～600mg/d，需较长期给药，副作用包括头痛、恶心、乳胀、皮疹和肝功能损害等。

七、促血小板生成素（TPO）

属于"研究性"治疗的选择，主要机制是促进血小板生成而抑制血小板破坏。对于内源性 TPO 缺乏或血小板生产率降低的 ITP 可有一定效果，一般用于难治性 ITP 的治疗。

第七章　中医治疗

一、治疗原则

本病的治疗应首先分清急性型、慢性型、缓解期和急性发作期。急性型 ITP 和慢性型 ITP 的急性发作期，多因外感热毒或热伏营血，以致火盛动血，临床以实证为主，治疗以清热解毒、凉血止血为根本大法。部分实证病例随着病情发展，火热之邪伤阴耗气，可转为慢性。多数病例开始发病即为慢性，肝脾肾亏损为其发病基础，本虚标实为其临床特点，治疗以滋补肝脾肾为主，但不忘清热凉血。

二、辨证论治

1. 热盛迫血型

证候：皮肤瘀点或瘀斑，颜色鲜红或紫红，量多成片，鼻衄齿衄或尿血便血，月经量多，初起有寒热，发热头痛，口渴烦躁，尿赤便秘，舌红绛，苔黄燥。

治法：清热解毒，凉血止血。

方药：犀角地黄汤加减。水牛角30g（先煎），生地20g，大青叶、金银花、紫草各15g，赤芍、连翘、玄参各12g，生甘草10g，丹皮9g。鼻衄加黄芩、牛膝、丹皮，齿衄加生石膏、黄连、知母，便血加槐角、地榆，尿血加大小蓟、藕节。

2. 阴虚火旺型

证候：紫癜散在，时隐时现，色紫红，鼻衄齿衄，头晕耳鸣，低热盗汗，五心烦热，舌红少苔，脉细数。

治法：滋阴降火，凉血止血。

方药：大补阴丸加减。生地、龟板、旱莲草各15g，茜草、侧柏叶、地骨皮、女贞子各12g，黄柏、知母各10g。出血严重加白茅根、藕节、仙鹤草、土大黄，阴虚阳亢加龙牡、龟板，潮热明显加青蒿、白薇。

3. 气不摄血型

证候：不摄血：紫癜色暗淡，稀疏不显，时发时现，遇劳加重，反复发作，面色萎黄，神疲乏力，头晕心悸，纳呆，腹胀，便溏，舌淡苔薄白，脉细弱无力。

治法：健脾益气，摄血止血。

方药：归脾汤加减。生黄芪、太子参各30g，龙眼肉、酸枣仁、茯苓、仙鹤草各15g，阿胶12g（烊化），当归、白术各10g，甘草6g，大枣5枚。湿滞中焦，脘腹胀满，加陈皮、木香、制半夏；血不养心，心悸明显，加川芎、麦冬；月经淋漓不尽，加山茱萸、五味子；肾气不足，腰膝酸软，加补骨脂、菟丝子、杜仲。

4. 瘀血内阻型

证候：瘀点瘀斑青紫，衄血吐血，便血，血色紫暗，月经夹血块，面色黧黑，下眼睑青黯，毛发枯黄无泽，舌色紫暗或有瘀点瘀斑，脉细涩。

治法：活血祛瘀，止血。

方药：桃红四物汤加减。鸡血藤20g，熟地、仙鹤草各15g，赤芍、茜草各12g，当归、川芎、桃仁、红花各10g，三七粉3g（吞服）。若兼见肾虚或脾肾两虚，加熟地、枸杞子、补骨脂、菟丝子；偏脾虚者，加生黄芪、党参；鼻衄齿衄重者，加黄连、白茅根。

三、名医辨证思路

1. 颜德馨经验

颜氏认为急性型 ITP 多由营血热毒或胃热灼络，迫血妄行，多属热证、实证；慢性型 ITP 多由脾虚不能统血，以致血不循经溢于络外，亦有肾阴虚火旺，扰乱营血而离经妄行者。辨证论治：血热妄行者，乃热毒郁于营血，蕴蒸络脉，外溢肌肤，出现紫癜，治以清热解毒，凉血止血，常用鲜生地、丹皮、赤芍、带心翘、大青叶、紫珠草、生地榆、土大黄、升麻等，热甚加石膏，便秘加大黄，加强止血加景天三七、苎麻根、竹节三七等；阴虚火旺者，乃邪热久郁，必耗阴液，阴虚阳扰，灼伤脉络，迫血妄行，血瘀肌肤，治以滋阴降火，凉血散血，常用熟地、龟甲、知母、黄柏、茜草、地骨皮、丹皮、阿胶、女贞子、旱莲草、银柴胡、升麻等，热甚加石斛、紫草、带心翘、茅根等；脾虚气弱者，乃心脾亏损，气血不足，而失于统摄，血溢于肌肤之间而发斑，治以补气益损，引血归脾，常用党参、黄芪、白术、茯苓、当归、龙眼、熟地、白芍、炙草、枣仁、升麻等，病甚可加入人参，以防血脱，酌加炮姜、水牛腮、白及等。

急慢性多有瘀滞窍络，血行障碍，血不归经反复出血。活血化瘀治愈者也有不少，习用化瘀药物有生蒲黄、参三七、赤芍、大黄、桃仁等。颜氏在辨证论治基础上，还习用下列处方：①升麻、熟地、阿胶、红枣、当归；②红枣、连翘；出血严重者加生槐花。

2. 宋祚民经验

宋氏认为 ITP 无非虚与实，或虚不摄血，或迫血妄行。只须扶正摄血，清热凉血。热毒去则血自调，正气旺则血自止，其虚火自灭，其瘀血自化，无须治斑则斑自消。病情迁延日久，必损其正气，故日久之紫癜自当扶正，扶正之法非大补之法，调中健脾益胃亦为扶正之法。外感时邪，多化火热，但火热之邪易聚易散，很少久聚。病情迁延不愈，其中必有湿邪，因湿邪为病黏腻缠绵，攻之不可，散之不去，是为难去之邪。

湿热内蕴，迫血离经型，方用宋氏消癜Ⅰ号：苍术 10g，生薏米 10~15g，丹皮 10g，土茯苓 10g，青黛 10g，黄柏 6~10g，牛膝 6~10g，苦参 6~10g，凌霄花 10g，白鲜皮 15g，蛇床子 6~10g，地肤子 15g，连翘 10~15g。热重紫癜鲜红者加紫草、白茅根、茜草，湿重大便溏薄者加冬瓜仁、白术、生牡蛎、伏龙肝，关节肿胀疼痛者加忍冬藤、忍冬花、桑枝、防己，痒甚加防风、蝉衣，呕吐者加法半夏、竹茹、藿香、苏梗，腹痛者加香附、陈皮，纳差者加鸡内金、砂仁，尿浊者加萆薢、木通、甘草梢。

脾虚血亏，血不归经型，方用宋氏消癜Ⅱ号：生芪 30g，当归 10g，山药 10g，黄精 30g，白芍 30g，仙灵脾 10g，阿胶 10g，鸡内金 6~10g，天花粉 24g，乌梅 10g，砂仁 3g，牛膝 6g。紫癜量多伴出血者加杜仲炭、汉三七粉、藕节、仙鹤草、云南白药，面白唇淡血虚重者加龟甲、菟丝子，纳差者加蔻仁、炒谷芽、炒稻芽、山楂，夜寐不实加枣仁、夜交藤、合欢皮、生牡蛎，手足心热盗汗者加女贞子、旱莲草、石斛。

3. 马明经验

马氏认为 ITP 的治疗应遵循张景岳"动血之由，惟气惟火"之说，提出治疗 ITP 五大法则：①益气摄血法：适用于脾气虚弱，统摄无权者，常用黄芪、党参、白术、山药、茯苓、当归、阿胶、仙鹤草、蒲黄炭、陈皮、大枣等。此型是慢性 ITP 中最多见的证型，约占所有病例的 1/3~2/5 左右。马氏认为病程越久此型越多，可能与患者长期慢性失血而继发缺铁性贫血有关。用药后往往自觉症状明显改善，血小板计数上升，但劳累后常易复发。②滋阴降火法：适用于阴虚火旺，伤及血络者，常用生地、紫草、茜草、女贞子、旱莲草、知母、黄柏、玄参、天冬等。此型也是慢性 ITP 常见类型，多见于青壮年，尤其是年轻女性，有些病例则是应用激素治疗后血小板上升但不稳定，波动性大，有的尚受情绪因素影响。③清热凉血法：适用于火热炽盛，迫血妄行者，常用水牛角粉、生地、生石膏、土大黄、丹皮、大青叶、黄芩、白茅根、侧柏叶、小蓟等。此型主要是急性 ITP，多见于儿童，其病势急但治疗后效果明显，血小板计数恢复满意，且多不易复发，只有极少数缠绵难愈。④补益肝肾法：适用于肝肾不足，精血亏损者，常用生熟地、山萸肉、枸杞子、菟丝子、何首乌、仙灵脾、赤白芍、阿胶、仙鹤草、藕节等。此型多见于老年 ITP 患者，虽以肝肾阴虚为主要临床表现，但亦可有阳虚征象，所谓阴损及阳，阳损及阴之意。有些病例则有骨髓增生不良而需温肾壮阳以刺激骨髓造血，所以在临证时需把握好滋阴与补阳的尺度。⑤活血止血法：ITP 虽无单纯的血瘀证型，但许多患者往往兼夹瘀血征象，如皮下或舌质瘀点、瘀斑等。瘀血既是 ITP 出血的病理产物，而瘀阻脉络又使血不循经更加重出血，故化瘀亦可止血。另外髓海瘀阻不利于血液的生成，单用止血之品也有留瘀之弊。故马氏强调止血与活血的并用应贯穿 ITP 治疗始终，使血止而不留瘀，瘀去而不出血，常用当归、丹皮、赤芍、丹参、鸡血藤、川芎、仙鹤草、茜草、阿胶、小蓟、侧柏叶、三七、藕节等，根据辨证酌情搭配使用，相辅相成。

4. 邓成珊经验

邓氏认为 ITP 主要病因为火与气，瘀和虚亦为其重要病因。病机为本虚标实，气阴两虚，气血不足。本病性质应根据出血的颜色、出血量、病程长短、起病缓急、出血部位、年龄、预后及全身状况等方面综合分析。实证病程短，出血量大，血色鲜红，来势凶猛，上部出血多见，小儿多见，控制后不易复发，无气血阴阳虚损见症；虚证病程长，出血量少，血色淡红或暗红，来势缓慢，下部出血多见，成人多见，易复发，有气血阴阳虚损见症；虚实夹杂者多为病程日久，体虚外感或劳倦内伤，病情加重，急性发作，出血量大，来势较猛，多部位出血，成人多见，同时伴有气血阴阳虚损见症。提出止血、消瘀、宁血、补血四法为治疗大法。急性期或急性发作期宜立即止血宁血，泻火降气，使血循经；慢性期或平台期，当消瘀补血为主，使瘀去血生。但急性期由于出血量大，可见血块及皮下瘀斑，大量出血后导致气血两虚，故急性期也可有瘀和虚病理因素的存在。慢性期虽以虚证为主，但虚体招致外感及阴虚血少，内生火热，均可导致病情反复，故气、火、瘀、虚贯穿疾病的整个过程。故本病本虚标实，虚为气、阴、血，实为气、火、瘀，只是在疾病的不同阶段，表现的侧重点不同。故既要泻火降逆以宁血止血，又要活血补虚以祛瘀生血。

益气养血滋阴为治疗本病的基本方法。邓氏选用当归补血汤加二至丸为基本方，黄芪配当归益气生血，女贞子配旱莲草滋肾养阴。急性期或急性发作期出血量大，病势凶险，舌红苔黄、脉数有力，为血热妄行之实热证，宜以清热泻火，凉血止血为主。在基本方基础上，加犀角地黄汤，重用水牛角、生地、赤芍、丹皮。鼻衄齿衄者，加牛膝；血块多，紫斑明显者，加田七、生大黄。慢性期出血缠绵不止，反复发作，伴有面色少华、乏力、盗汗、口干、手足心热或畏寒怕冷等气血不足、阴虚或阳虚见症者，病为虚证，当以补虚为主，重用基本方。气虚明显者，加太子参、人参；血虚明显者，加桑葚、阿胶；阴虚明显者，加黄精、仙鹤草；阳虚明显者，加巴戟天、锁阳；瘀斑明显者，加紫草、茜草。

邓氏认为 ITP 为巨核细胞成熟障碍导致血小板减少性疾病，血小板为有形物质属阴，巨核细胞成熟过程为功能活动属阳。由于阳虚不化，阴血不能滋生。方中加巴戟天、锁阳可温煦肾阳，促进局部细胞分化成熟。ITP 属自身免疫性疾病，由于自身抗体的产生，使血小板破坏，寿命缩短。故在减激素过程中，应注意选用具有免疫抑制作用的中药，如大剂量生地，可防止减激素过程中病情反复。ITP 病在骨髓，与肾关系密切，故常从肾论治，尤其在慢性期，多温肾阳、滋肾阴，但部分患者长期补肾往往无效。若患者除出血外，还伴有乏力、口干等症，此为脾（阴）虚证，不妨滋养脾阴，常用山药、黄精健脾养阴，收效甚佳。

5. 叶景华经验

女性，19 岁，农民。因全身散在瘀点 4 天，于 1987 年 7 月 18 日初诊入院。入院前 1 周患感冒，至入院前 4 天全身皮肤出现散在瘀点，分布不均匀，以颈部和四肢为多，压之不褪色。至入院前 1

天起口腔黏膜及舌边尖有血泡，破碎后出血，不恶寒，低热，汗出，口干苦，不欲饮，纳呆，小便短赤，大便干燥。既往身体健康，无出血病史。体检：体温 37.9℃，血压 130/82mmHg，心率120 次/分，心尖区Ⅰ级收缩期杂音。肝在肋下未扪及，在剑突下2cm，脾在肋下可触及，舌质红，苔薄黄，舌背青筋较显露，口腔黏膜及舌边尖有血泡，全身皮肤有散在瘀点，以颈部和下肢为多，脉数。化验：Hb100g/L，RBC3.1×10^{12}/L，WBC8.1×10^9/L，中性0.79，淋巴0.21，PLT20×10^9/L，大便隐血试验阳性。

住院后诊断为 ITP，病起于感受外邪，虽表证已解，但邪热入里，迫血妄行。出血，口干苦，舌质红，苔薄黄，小便短赤，大便干燥，一派里热证的表现。辨证：邪热入里，迫血妄行。治法：清热凉血止血。方药：生地、土大黄、景天三七、白茅根、侧柏叶各30g，赤芍 12g，丹皮、生山栀、陈皮各 10g，甘草 5g，黄连 3g，水煎服。另水牛角粉、参三七各 2g 分 2 次吞服。1 日 2 剂。服药 3天口腔黏膜血泡吸收，无新发瘀点。又服药 4 天，复查 PLT16×10^9/L，前方去黄连，加连翘 10g。连续服药 2 周，未见新发瘀点，原有瘀点逐渐消退，但 PLT 未见升高，一般情况好，舌质红，苔薄，口干，脉细。改进原方，另以生晒参煎汤代茶。又服药 2 周，月经来潮量多，无其他出血情况。原方加阿胶。服药 1 周月经干净，无特殊不适，复查 PLT22×10^9/L。于 1983 年 8 月 3 日出院。继续服滋阴清化之剂。药用景天三七、白茅根各 30g，生地、土大黄各 20g，连翘 15g，丹皮、陈皮各 10g，甘草 4g。又服药 1 周，再复查 PLT82×10^9/L，一般情况好。

ITP 分急性型和慢性型。该病例先有感冒，继而出现皮肤紫癜及其他出血症状，为急性型 ITP，属中医血证之紫癜。《诸病源候论》谓："斑毒之病是热气入胃，而胃主肌肉，其热夹毒蕴积于胃，毒气蒸发于肌肉，状如蚊蚤所啮，赤斑起，周匝遍体。"指出发斑是由于热毒蕴积于胃，蒸发于肌肉所致，并描述发斑症状，与本病情况相似。病初起由于外感温热之邪，由表入里，毒邪蕴积于里，迫血妄行而发于肌肤，出现紫癜和其他出血症状。辨证为里热盛，故治以清热凉血止血法，服药后出血得以控制，但血小板未见上升。继进滋阴清化之剂调理 1 月余，血小板上升。可见中医药不是直接促使血小板升高以达到止血目的，而是以祛邪扶正调整机体内部的不平衡状态，使症状消除，进而促进血小板恢复正常。本例的治疗未用过西药，证明中医药疗效是肯定的。

四、其他疗法

（一）中成药及中药提取物

1. 血宁糖浆　由炙甘草、黄芪、黄精、当归、淫羊藿、生地等制成浓缩煎剂，每次 25ml，2 次/d，口服。有益气温阳，养血滋阴，活血止血之功效，适用于各种血小板减少症。

2. 血宝　由紫河车、鹿茸、人参、刺五加、水牛角、何首乌等制成胶囊，每次 3～4 粒，3 次/d，口服，小儿酌减。主治 ITP。

3. 绞股蓝冲剂　含人参皂甙和多种人体必需的氨基酸和微量元素，每包含人参皂甙 40ml，每次 1 包，3 次/d，冲服。15 日为 1 疗程，连用 2 个疗程。

（二）饮食疗法

1. 紫草大枣汤：紫草 50g，大枣 30g，加适量水煎，吃枣喝汤，适用于血热型 ITP。

2. 红枣煮花生米汤：花生米红衣 20g，红枣 50g，加适量水煎，文火将枣炖烂，加入适量白糖，吃枣喝汤。有补气生血止血之功效，适用于气虚型 ITP。

3. 红枣汤：红枣 30 枚，加水煎汤连枣肉服用，适用于各型 ITP。

五、急症处理

（一）热盛动血

皮肤瘀点瘀斑，压之不褪色，面红口渴，尿黄便秘，或有高热腹痛，可伴呕血、尿血、黑便，甚至出现中风表现。因热毒之邪，伤及血脉，热盛动血，血不循经而溢于脉外，治宜清热解毒，凉血止血。犀角地黄汤加减。药用水牛角、生地各 30g，丹皮、赤芍、玄参、麦冬、茜草、紫草各 15g，水煎服，每隔 4h 服用 1 次。清开灵注射液 40 ～ 60ml，加入 0.9% 氯化钠注射液 250ml 中静脉滴注。热毒炽盛，特别是热盛神昏者，可用醒脑静注射液 10 ～ 20ml 加入 5% 或 10% 葡萄糖注射液 500ml 中静脉滴注，必要时用量可加至 40ml/d。

（二）气虚不摄

皮肤瘀点瘀斑，压之不褪色，面红口渴，尿黄便秘，或有高热腹痛，可伴呕血、尿血、黑便，甚至出现阳气暴脱的症状。因各种原因引起血溢脉外，气随血脱，终致气血两虚，如出血量过大，可致阳气暴脱。治宜益气摄血，温阳救逆，方用参附汤，药用人参 30g，制附子 15g。若气阴两虚者可用参脉注射液 40 ～ 60ml 加入 5% 葡萄糖注射液 500ml 中静脉滴注，1 ～ 2 次/d，或用参麦注射液 20ml 加入 50% 葡萄糖注射液 20ml 中静脉推注，2 ～ 4 次/d。如属阳气虚衰，可用参附注射液或参附青注射液 40 ～ 60ml 加入 5% 或 10% 葡萄糖注射液 500ml 中静脉滴注，或参附芪注射液 10 ～ 40ml 加入 5% 或 10% 葡萄糖注射液 500ml 中静脉滴注，或用上述制剂 10 ～ 20ml 加入 50% 葡萄糖注射液 20ml 中静脉推注，应急时用或 2 ～ 4 次/d。

第八章　预后、康复及预防

一、预后

ITP 的预后与以下因素有关：①发病原因：一般来讲，外感易治，内伤难愈，新病易治，久病难愈；②出血量及出血部位：出血量少则病轻，预后良好；出血量多则病重，甚至形成气随血脱的危急重病，预后不良。出血部位在脑部，则可出现中风症状甚至昏迷，威胁生命。

二、康复及预防

鉴于过度疲劳、感染等因素可能导致某些 ITP 患者病情反复或加重，故应在生活上起居有常，不妄作劳，尽量减少去公共场所，以防病原体感染。宜吃营养丰富食品，多吃新鲜蔬菜水果，多食化生、红枣等有利于血小板生成的食物。注意心理健康。调节情志，正确对待疾病，保持良好的心态接受治疗，避免紧张、疑虑、忧思、恼怒等精神刺激。锻炼应多选择静功，根据病情的严重程度选择适当的运动量，应以练后不感疲劳为原则。出血较多者应绝对卧床休息，如出血较广泛，则应避免运动。

第九章　护理

一、出血的护理

（一）皮肤出血的护理

观察患者皮肤出血点大小、颜色、增减的变化、有无新出血点及瘀斑。勤剪指甲以免抓伤皮肤。进行各项护理操作时，动作宜轻柔，如肌肉注射、静脉输液等必须快速准备。输液治疗时，止血带避免扎得太紧，尽量采取静脉留置针，避免反复穿刺。拔针后针眼用无菌棉球充分按压、止血，注意观察有无渗血和肿胀。

（二）鼻出血的护理

少量鼻出血用干棉球或蘸 1∶1000 肾上腺素后填塞出血侧鼻腔，同时冷敷；大量鼻出血可请五官科医生实施止鼻血术，术后注意观察止血效果及有无再次发生出血。勿用手挖鼻，干燥的血痂可用石蜡油湿润后，待其自然脱落。

（三）口腔牙龈出血的护理

保持口腔清洁，饭前饭后用生理盐水或漱口液漱口，指导患者用软毛牙刷刷牙，禁用牙签剔牙，以防牙龈损伤。牙龈渗血时，可用明胶海绵片贴敷牙龈，及时用生理盐水清除口腔内陈旧血块，避免口腔异味而影响食欲和心情。

（四）颅内出血的护理

颅内出血是 ITP 最危险的并发症，病死率极高。预防颅内出血观察其先兆是及时抢救此类患者的关键。勤巡视病房，了解患者有无头痛、烦躁、恶心、呕吐等颅内压增高的表现，有此表现及时通知医生，并做好抢救准备。建立静脉通路给予应用甘露醇等降颅内压药物，吸氧，及时输注血小板，加强监护。密切观察神志、体温、心率、呼吸、血压、瞳孔等变化，并做好记录工作。

（五）血尿的护理

多饮水，卧床休息，接晨尿定期复查尿常规。

二、药物治疗的护理

肾上腺皮质激素是治疗本病最常用的药物，严格按医嘱服药，勿自行减量或停止服药，口服药物需发放到手，看服下肚。用药过程中可使免疫力下降，因此应注意预防感冒及各种感染，以免加重病情。丙种球蛋白为异体蛋白，使用中可见过敏反应，如发热、胸闷、气促、皮疹，严重者可致喉头水肿、休克。输液过程中速度不可过快，加强观察。输血小板时速度要快，输血过程每隔 5~10 分钟震荡血袋一次，以免失效。

三、心理护理

ITP 病程长，反复发作的皮下出血、鼻衄或牙龈出血，易引起患儿及家长的恐惧、焦虑，因此应向患儿及家长讲解此病的症状、治疗方法、护理及预后等，消除恐惧心理。多与患儿交谈，多表扬、鼓励，以减轻其紧张心理，主动配合治疗与护理。

过敏性紫癜

第一章　概　念

一、现代医学认识

过敏性紫癜（allergic purpura）也叫变应性皮肤血管炎，以非血小板减少性皮肤紫癜、腹痛、关节炎、肾炎为临床特征。该病的临床表现由 Schönlein 在 1837 年首先描述；1874 年 Henoch 发现该病还可具有腹痛和便血的临床表现，故过敏性紫癜也称之为 Henoch – Schönlein 紫癜（HSP）。本病主要见于儿童，发病峰值年龄 4~11 岁，也有成人患病的报道，发病以冬春季为多，男女之比约 1.4∶1。

二、中医认识

由于该病临床表现的多样性，并不能局限于单一中医病证，故古代中医文献对本病没有独立病证对照论述，但根据其主要临床表现可参照"血证""紫斑""肌衄""斑疹""斑毒""葡萄疫""紫癜风""便血""尿血"等病证。《医宗金鉴·失血总括》有云："皮肤出血曰肌衄"。《圣济总录·伤寒发斑》云："论曰伤寒发斑，阳盛故也，其病在表，或未经发汗，或已发汗未解，或吐下后，邪热不除。毒气内盛，因表虚，热毒乘虚出于皮肤，发为斑疹。"《太平圣惠方·治小儿斑疮诸方》云："夫小儿斑毒之病者，是热气入于胃也。"《外科正宗》云："感受四时不正之气，郁于皮肤不散，结成大小青紫斑点，色若葡萄，发在遍体头面，……邪毒传胃，牙根出血，久则虚人，斑渐方退。"《普济方·紫白癜风（附论）》言："夫紫癜风之状，皮肤皱起生紫点，搔之皮起而不痒痛是也，此由风邪夹湿客在腠理，营卫壅滞不得宣流，蕴瘀皮肤，致令色紫，故名紫癜风。"本病多发于小儿，成人少见，由于小儿脏腑娇嫩、易虚易实的特点，致使小儿过敏性紫癜多发于外感风邪，且小儿"阳常有余，阴常不足"，若热伏血分，内搏营血，热伤经络，迫血妄行，外溢肌肤为紫癜，也有因饮食不宜，损伤脾胃，气血不足，致脾不统血，肝不藏血，而使血离经脉，临床可见皮肤紫瘫、关节出血、便血、尿血同时并存。

第二章　病因病机

一、西医的病因

病因尚不能完全确定。感染（细菌、病毒、寄生虫等），食物（牛奶、鸡蛋、鱼虾等），药物（抗生素类、磺胺类、解热镇痛药等），花粉，虫咬及预防接种等均可作为致敏因素，使敏感体质者机体产生变态反应，进而引起血管壁炎症反应。然而，除少数患者与食物过敏、虫咬、药物等有直接联系外，大多数病例查不出所接触的具体抗原。多数患者在上呼吸道感染后发病，链球菌感染被认为是过敏性紫癜发生的前驱事件，但没有肯定性的研究证据。

二、西医的发病机制

本病的主要病理生理变化系免疫复合物沉积于血管内膜下区域，引起中性粒细胞浸润和解体，释放的蛋白水解酶使血管内膜层损伤并断裂，表现出明显的血管炎性病理特征。免疫荧光染色通常显示受累的动脉壁有 IgA 沉积，肾脏受累患者可出现局部增殖和坏死性血管炎，肾小球系膜血管 IgA 沉积，70%的患者紫癜发作后短时间内，可检测出含 IgA 的循环免疫复合物，随后出现补体，以及 IgA、IgM、IgG 免提复合物。有明显血尿的紫癜患者，可检测出抗系膜细胞抗原的 IgG 型自体抗体。

三、中医的病因

（一）起始病因

1. 禀赋薄弱，感受外邪　禀赋薄弱，体质不强，肾气不足，感受六淫之邪或疫病毒气，外邪欲循经入里，郁于血分，正气则抗邪外出，邪正相争，郁而化热，血热炽盛，热迫血行，损伤血络，血溢脉外则发紫斑。

2. 饮食不节，昆虫叮咬　饮食不节或不洁，过食肥甘膏粱厚味，或海鲜腥味，或不良药物，或被昆虫叮咬，导致热毒内酿，入于胃腑，虫毒入血，毒气弥散，迫血妄行，郁于肌表则发紫斑。过食醇酒厚味，则滋生湿热，热伤脉络，损伤脾胃，脾胃虚衰，血失统摄而发紫斑。

3. 气虚不摄，统血无权　素体虚弱，或大病久病之后，或劳倦内伤，脾气虚弱，统摄无权，血无所依，不循常道，脉道不通，溢于肌表则发紫斑。素体津液不足之人，为邪气所扰，灼伤津液，可致津亏血耗，津不载血，血不归经，则血液瘀滞。

4. 阴虚火旺，灼伤脉络　肝肾阴虚，虚火内热，或误用燥药，虚火炽盛，灼伤血脉，血溢肌表则成紫斑；或七情劳郁，忧伤过度，导致阴血亏损，虚火上炎，灼伤血脉，发为紫斑。且斑色紫黯。若脏腑经络失于津液濡养，瘀血又停留其间阻滞气机，还可见腰痛、腹痛等症。

（二）继发病因

1. 七情内伤，肝气郁结　七情劳倦，忧伤过度以致肝阴亏损，使肝气不舒，脾气郁结导致肝脾气机阻滞，日积月累，由气及血，脉络瘀阻，使血行不畅，凝结成块则为积；经隧不利，肝脾不和，肝不藏血，溢于肌肤则成紫斑。

2. 虚劳病久，气滞血瘀　虚劳不复，血气不行，脾气虚弱，统摄无权，血无所依，不循常道，可致紫癜；气血不足多以肾精亏虚为本，紫癜经久不愈；出血之后，已离经脉而未排出体外，若结而为瘀，血瘀热互结，瘀血又能妨碍新血的生长及气血的正常运行；气不化精，阴血不足，阴虚火旺，或为阴阳俱虚，血失滋化，日久不愈，是以本虚为主，兼见标实，常为标本虚实错杂互见。

3. 治疗不当　阳微欲绝，失治误治，肾阳衰微，火不暖土，中阳亦虚。脾气亏损，脾肾阳衰，致使邪恋血痹或余邪未尽，瘀血蓄积体内，导致阴寒内生，寒凝血脉，血瘀不行；脾不摄血，血无气统，离散不收，瘀凝于肌肤则紫斑色暗无泽，病势凶险。

4. 血散不收，紫斑日久　患者治疗不当或治疗不彻，紫斑日久，有偏于阳盛阴亏。精不化血或偏于阴盛阳衰，气不摄血。也有因正虚邪干于内，以致实火、痰瘀为标，更损其本，精气内耗，真阴不足，感受风邪，内闭营血，热伤脉络，迫血妄行，血溢肌肤，发为紫斑。若发病急暴者，以标实者居多，常见温热、湿火、邪毒蕴结，且以温邪居多。

四、中医的病机

（一）发病

病因由禀赋薄弱，形气不足，外感风邪所致，以致邪热郁于血脉，风热搏结，热伤脉络，迫血妄行。另由情志怫郁，饮食不节，多食膏粱厚味以致损伤脾胃，中气不足，精不化气，阳不化阴，气血亏虚，气不摄血，血无所主，不循常道而游行于外，溢于肌肤则成紫斑。也由素体肝肾阴虚，误用燥药，后天失调，劳倦过度，导致阴虚内热，虚火炽盛，灼伤血脉，血溢肌表则成紫斑。无论阳邪损气，阴邪伤血均可导致气血亏损，以致气血不协，营卫失和，阴阳失调，偏盛偏衰，易为病邪侵入。正虚受邪，一旦邪气侵入，邪正交争，搏结肌表，发为紫斑。

（二）病位

病位主要在血分，由于患者的禀赋不同，感受六淫疫病之气，内伤七情劳倦饮食不同，可表现为不同部位的血分证。如热盛迫血妄行，或虚损血不归经，从而导致紫癜的发生。血逆于肌肤则发紫斑，其斑色紫黯，血瘀于关节脏腑经络，脉道被阻而不畅，血不归经，瘀血内阻，则见关节痛。劳倦过度，忧郁内伤导致血行脉外，滞留经络脏腑，失于津液濡养，瘀血又停留其间，阻滞气血，血瘀失润，还可见到腹痛等症。如反复出血，会导致阴血亏损，虚火内生，导致肾气不足，血尿不止。

（三）病性

从证候虚实来说，由火热亢盛所致者属于实证，由阴虚火旺及气虚不摄所致者属于虚证。实证和虚证虽各有其不同的病因病机，但在疾病发展变化的过程中，又常发生实证向虚证的转化，如开始为火盛气逆，迫血妄行，但在反复出血之后，则会导致阴血亏损，虚火内生，或因出血过多，血去气伤，以致气虚阳衰，不能摄血。因此，在有的情况下，阴虚火旺及气虚不摄，既是引起出血的病理因素，又是出血所导致的结果。

（四）病势

初起受邪，病情常呈急性发作，常见发热，紫癜大片如锦纹，为阳证实证。病久不愈，邪实伤正则转化为虚实夹杂，遂致以正虚为主，伤及脾肾之证。因此本病转化重点在于脾肾失调、阴阳虚衰及正虚邪实之间的相互关系。脾虚及肾者先伤脾，血亏火旺或湿热伏邪引动相火以致阴精亏虚不能化血；肾虚及脾者，因由劳倦、饮食及毒物伤脾者则以脾虚为主，由房劳伤肾者则以肾虚为主。

（五）病机转化

急性者多发生在外感之后，温热邪毒乘虚侵犯血脉，表卫症状明显，常成批大量出现皮肤紫癜。治疗得当，正气驱邪外出，使风邪疏散，从表而解，热邪自清，脉络安宁，症状可消。若治疗不当，热邪入里，损及脾胃或直入营血，瘀热内结，邪毒深入关节、腹部及肾脏，转为慢性者居多。血瘀或邪毒搏结成湿热内蕴，日久不愈，致使脾胃受损，气血生化乏源，邪结益深，脾虚更甚，脾虚及肾，气虚不能化精，精失所藏；因劳倦过度，饮食不节，或药物之毒损伤脾胃，中焦运化失司导致摄入的水谷不能化生精微为血，血虚则心失所养，心脾两亏；又因心属火主血，血亏则不能制火，心火偏亢，火盛更能耗血以致脾虚血亏；也有禀赋不足，素体亏虚，复由后天失调，脾失健运以致脾肾俱虚，若偏于阴亏，则肝失滋养，而为肝脾俱虚；心肾失交而为心脾肾俱损；肾阴亏虚，年久不复，损及肾阳，由肾及脾，阴阳俱虚，甚则脾肾衰败，耗竭精气。

第三章　临床表现

一、皮肤

皮肤紫癜是本病的主要表现。皮疹通常高于皮肤，故称之为"可触性"紫癜，可为小型荨麻疹样或出血性皮疹，大小不等，呈深红色，压之不褪色，可融合成片，最后呈棕色，一般 1～2 周内消退，紫癜累及的部位以四肢远端和臀部多见，躯干部少见，在膝、踝和肘关节周围皮肤紫癜最为密集，紫癜性皮损常呈对称性分布，分批出现。

二、消化道症状（腹型或 Henoch 型）

消化道症状见于约 1/3 的患者。腹部症状可在特征性的紫癜出现以前发生，更多的是在皮疹出现一周以内，最常见的症状为腹痛，可能因肠系膜血管炎引起。表现为阵发性脐周绞痛，腹痛部位可波及腹部任何部位，伴压痛，反跳痛少见。腹痛的程度可类似于任何急腹症，同时伴呕吐。约半数患者大便潜血阳性，甚或出现血便或呕血。若腹痛症状出现在皮疹以前，易误诊为外科急腹症，如急性阑尾炎等。

三、肾脏表现

肾脏受累主要表现为蛋白尿和血尿。在儿童，肾损害基本上属于一过性，但 10%～20% 的青少年和成人，可出现进行性的肾功能损害，少数病例可演变为肾病综合征和慢性肾炎。

四、关节症状（关节型或 Schönlein 型）

见于 40% 的患者。表现为关节及关节周围肿胀、疼痛和触痛。膝、踝关节为最常受累部位，腕、肘关节亦可累及。关节症状多为一过性，多在数日内消失而不遗留关节畸形。

五、其他证候

包括视神经炎、吉兰－巴雷综合征、视网膜出血、蛛网膜下腔出血等，但很少见。

第四章　诊　　断

一、西医诊断

（一）诊断标准

1990 年美国风湿病学会制定的过敏性紫癜诊断标准为：①可触性紫癜；②发病年龄≤20 岁；③急性腹痛；④组织切片显示小动脉和小静脉壁有中性粒细胞浸润。

符合以上 2 条或以上者可诊断为过敏性紫癜，该标准的诊断敏感性和特异性约 87%。若仅具备诊断标准中的②＋③者，诊断过敏性紫癜需慎重，因容易引起误诊、

（二）实验室和辅助检查

本病缺乏特异性实验室检查。血小板计数、凝血机制正常。抗核抗体、抗中性粒细胞胞浆抗体（ANCAs）阴性。部分病例毛细血管脆性试验阳性。约 70% 的病例血沉增快。肾脏受累，可出现血尿、蛋白尿或管型尿，肾活检显示肾小球系膜有 IgA 沉积。有消

化道症状者，大多大便潜血试验阳性。其他实验室检查包括：部分患者 WBC 总数可升高，中性比例增加；半数患者急性期可有血清 IgA、IgM 升高，C - 反应蛋白，抗链球菌溶血素可呈阳性反应，但均缺乏特异性。

二、中医辨证分型

过敏性紫癜的一般表现是皮肤紫斑，常伴有瘙痒、倦怠不适、食欲不振，部分病例有腹痛、关节痛或腰痛等病变，与此同时还可出现呕血、便血或尿血等症状。根据疾病发生发展的不同时期，以及紫斑的发生部位、色泽、形态等特征，可分为以下几种证型。

（一）邪热内蕴型

突然发热，四肢甚则少腹、臀部皮肤出现红色斑点，继之分布逐渐稠密，斑点转为紫色，皮肤瘙痒。腹痛、关节痛、腰痛，小便黄赤或血尿，大便或青或乌黑，舌质红，苔薄黄，脉浮滑或滑数或弦数。

（二）瘀血阻滞型

皮肤紫癜，成批出现，此起彼伏，反复不愈，少腹及臀部为著，足背稠密，肌肤甲错，关节不利，腹痛夜甚，口干欲饮水而不欲咽，爪甲口唇青紫，舌紫黯苔薄腻，脉细涩。

（三）阴虚火旺型

皮肤出现青紫斑点或斑块，时发时止，常伴鼻衄、齿衄或月经过多，颜面红，心烦口渴，手足心热，或有潮热盗汗，舌质红苔少，脉细数。

（四）气虚不摄型

反复发生齿衄、肌衄，久病不愈，神疲乏力，少气懒言，头晕目眩，面色苍白或萎黄，食欲不振，脾不摄血，血无所统，离散脉外，故皮肤紫斑色暗淡无泽；阳气衰微，则四肢不温，神疲倦卧；阳气不升则面色晦暗，舌质淡，脉细弱。

（五）阳微血散型

皮肤紫斑，色泽青紫，隐现肌肤，面色晦暗，少气懒言，神疲倦卧，四肢不温，或指端口唇青紫，病久不愈或失治误治，肾阳虚衰，火不暖土，中阳亦虚，脾虚气弱，脾肾阳衰，舌淡苔白，脉沉微。

第五章 鉴别诊断

一、特发性血小板减少性紫癜

特发性血小板减少性紫癜（ITP）是一种临床常见的血小板减少性疾病，主要由抗自身血小板抗体与血小板结合，引起血小板破坏增加引起。急性型多见于儿童，慢性型多见于中青年女性。急性型 ITP 多在出血症状发作前 1~3 周有感染病史，可有畏寒、发热等前驱症状。ITP 的出血常常是紫癜性，表现为皮肤黏膜瘀点、瘀斑。紫癜通常分布不均，出血多位于血液淤滞部位或负重区域的皮肤，皮损压之不褪色。黏膜出血包括鼻出血、牙龈出血、口腔黏膜出血以及血尿。

二、风湿性关节炎

风湿性关节炎是一种常见的急性或慢性结缔组织炎症，属变态反应性疾病，可能与溶血性链球菌感染有关。临床以关节和肌肉游走性酸楚、重著、疼痛为特征。多以急性发热及关节疼痛起病。典型表现是轻度或中度发热，游走性多关节炎，受累关节多为膝、踝、肩、肘、腕等大关节，常见由一个关节转移至另一个关节，病变局部呈现红、肿、灼热、剧痛，部分病人也有几个关节同时发病。不典型的病人仅有关节疼痛而无其他炎症表现，急性炎症一般于 2~4 周消退，不留后遗症，但常反复发作。若风湿活动影响心脏，则可发生心肌炎，甚至遗留心脏瓣膜病变。

三、系统性红斑狼疮

系统性红斑狼疮（SLE）是自身免疫介导的，以免疫性炎症为突出表现的弥漫性结缔组织病。血清中出现以抗核抗体为代表的多种自身抗体和多系统累及是 SLE 两个主要临床特征。多数呈隐匿起病，开始表现为轻度的关节炎、皮疹、隐匿性肾炎、血小板减少性紫癜等，逐渐出现多系统损害，可累及皮肤黏膜、关节肌肉、泌尿系统、神经系统、血液系统、呼吸系统、循环系统、消化系统等。

四、急性肾小球肾炎

急性肾小球肾炎（AGN）是一组以急性肾炎综合征（血尿、蛋白尿、水肿和高血压）为主要临床表现的肾脏疾病，可伴一过性肾功能损害。多为溶血性链球菌感染后所致。多见于儿童，发作前常有前驱感染。除急性肾炎综合征外，还可有一过性氮质血症、急性心衰和肾衰。

五、IgA 肾病

IgA 肾病是以反复发作性的肉眼血尿或镜下血尿，肾小球系膜区 IgA 沉积或以 IgA 沉积为主要特征的原发性肾小球疾病。多见于儿童，发作前常有前驱感染，血尿可持续数小时至数日，通常无痛，可伴少量蛋白尿。全身症状包括不适、乏力、肌肉疼痛等。部分患者有肾病综合征、严重高血压及肾功能衰竭。

六、外科急腹症

（一）感染与炎症

急性阑尾炎、急性胆囊炎、急性胆管炎、急性胰腺炎、急性肠憩室炎等。

（二）空腔器官穿孔

胃、十二指肠溃疡穿孔，胃癌穿孔、伤寒肠穿孔、坏疽性胆囊炎穿孔、腹部外伤致肠破裂等。

（三）腹部出血

创伤所致肝、脾破裂或肠系膜血管破裂，自发性肝癌破裂、腹或腰部创伤致腹膜后血肿等。

（四）结石

急性胆石症、泌尿系结石等。

（五）梗阻

胃肠道、胆道、泌尿道梗阻等。

（六）绞窄

胃肠道梗阻或卵巢肿瘤扭转致血循环障碍，甚至缺血坏死，常导致腹膜炎、休克等。

（七）血管病变

血管栓塞，如心房纤颤、亚急性细菌性心内膜炎、心脏附壁血栓脱落致肠系膜动脉栓塞、肾栓塞等。血栓形成，如急性门静脉炎伴肠系膜静脉血栓形成。动脉瘤破裂，如腹主动脉、肝、肾、脾动脉瘤破裂出血等。

第六章　西医治疗

一、去除致病因素

包括防治上呼吸道感染，清除局部病灶（咽、扁桃腺炎症），驱除肠道寄生虫，避免摄入可能致敏的食物或药物。

二、一般治疗

对于轻症患者，支持性治疗即可。包括卧床休息，注意水、电解质平衡及营养；大便隐血试验阳性患者，可用流质饮食。

三、药物治疗

1. 对症治疗　有荨麻疹或血管神经性水肿者，可用抗组胺药物和静脉注射钙剂；有腹痛者可用阿托品或山莨菪碱解痉止痛；消化道出血可用西咪替丁治疗。

2. 糖皮质激素　糖皮质激素对胃肠道血管炎和重型过敏性紫癜有一定效果，可口服泼尼松 0.5 ~ 1mg/（kg·d），总疗程 2 ~ 3 周，对于有肾脏病变者，糖皮质激素疗效不明显。对于有严重肾脏病变者，有人主张用甲泼尼龙冲击疗法，但疗效有待进一步观察。

3. 免疫抑制剂　适用于肾型患者。硫唑嘌呤 2 ~ 3mg/（kg·d），或环磷酰胺 2 ~ 3mg/（kg·d），服用数周或数月，用药期间应密切注意血象变化及其他副作用。

第七章　中医治疗

一、治疗原则

本病病机为本虚标实，虚实夹杂。疾病初期，实多虚少；中期虚实并重；若病程较长，则本虚表现突出。治疗应标本兼顾，根据标本叙事的主次，兼顾同治。常用治法包括清热解毒、凉血止血、活血化瘀、滋阴降火、益气养阴、扶阳救逆等。

二、辨证论治

1. 邪热内蕴型

证候：突然发热，四肢甚则少腹、臀部皮肤出现红色斑点，继之分布逐渐稠密，斑点转为紫色，皮肤瘙痒。腹痛、关节痛、腰痛，小便黄赤或血尿，大便或青或乌黑，舌质红，苔薄黄，脉浮滑或滑数或弦数。

治法：清热解毒，凉血止血。

方药：十灰散加减。大蓟、小蓟、荷叶、侧柏叶、茜草根、白茅根、棕榈皮、丹皮、栀子、制大黄各9g。热毒炽盛，发热，出血广泛者，加生石膏、龙胆草、紫草，冲服紫雪丹；热蕴肠胃，气血郁滞，症见腹痛便血者，加白芍、甘草、地榆、槐花；邪热阻滞经络，兼见关节肿痛者，加秦艽、桑枝等。

2. 瘀血阻滞型

证候：皮肤紫癜，成批出现，此起彼伏，反复不愈，少腹及臀部为著，足背稠密，肌肤甲错，关节不利，腹痛夜甚，口干欲饮水而不欲咽，爪甲口唇青紫，舌紫黯苔薄腻，脉细涩。

治法：清热活血，凉血止血。

方药：桃核承气汤合犀角地黄汤加减。水牛角30g（先煎），生地24g，桃仁、大黄、当归各12g，丹皮、赤芍、蒲黄、五灵脂各9g，芒硝、桂枝、炙甘草各6g。热甚者加生石膏，阴伤者加玄参、麦冬，关节不利加桑枝、地龙，腹痛甚者加延胡索。

3. 阴虚火旺型

证候：皮肤出现青紫斑点或斑块，时发时止，常伴鼻衄、齿衄或月经过多，颜面红，心烦口渴，手足心热，或有潮热盗汗，舌质红苔少，脉细数。

治法：滋阴降火，宁络止血。

方药：茜根散加减。茜草根20g，侧柏叶15g，制大黄、生地、阿胶（烊化）各9g，生甘草6g。阴虚较甚者加党参、龟板、女贞子、旱莲草，潮热加地骨皮、白薇、秦艽。若肾阴亏虚而火热不甚，症见腰膝酸软、头晕乏力，可改用六味地黄丸滋阴补肾，酌加茜草根、大蓟、槐花、紫草等。

4. 气虚不摄型

证候：反复发生齿衄、肌衄，久病不愈，神疲乏力，少气懒言，头晕目眩，面色苍白或萎黄，食欲不振，脾不摄血，血无所统，离散脉外，故皮肤紫斑色暗淡无泽；阳气衰微，则四肢不温，神疲倦卧；阳气不升则面色晦暗，舌质淡，脉细弱。

治法：补气摄血。

方药：归脾汤加减。党参、黄芪、炒白术、茯苓、酸枣仁各9g，龙眼肉、木香、当归、炙甘草各6g，远志3g，生姜3片，大枣3枚。若兼肾气不足而见腰膝酸软者，可加山茱萸、菟丝子、续断。

5. 阳微血散型

证候：皮肤紫斑，色泽青紫，隐现肌肤，面色晦暗，少气懒言，神疲倦卧，四肢不温，或指端口唇青紫，病久不愈或失治误治，肾阳虚衰，火不暖土，中阳亦虚，脾虚气弱，脾肾阳衰，舌淡苔白，脉沉微。

治法：回阳救逆，益气生脉。

方药：回阳救急汤合生脉饮加减。熟附子、炒白术、茯苓、陈皮、制半夏、麦冬各9g，人参6g，干姜、肉桂、炙甘草各5g，五味子3g。若胃纳不振可合用六君子汤以加强健脾益胃之功。

三、名医辨证论治思路

1. 孔昭遐经验

孔氏认为本病初起多属风热实证，如迁延日久，则火热之邪耗气伤阴，引起气阴两虚，阴损及阳导致脾肾双亏，气化乏源，土不制水，水湿泛滥则尿少浮肿；固摄失司，精血外泄，则出现血尿、蛋白尿，更因消化道或泌尿系失血过多而致气血两虚。另外由于"离经之血即为瘀血"，故本病又多夹瘀。

孔氏注重审因论治。因本病除热毒外，还夹有风邪。故必须在清热凉血方中加入具有抗过敏作用的祛风药，如蝉蜕、防风、刺蒺藜等，有利于提高疗效，缩短病程。孔氏认为关节性紫癜病机为风、热、湿、瘀交阻经络，导致络脉不畅，不通则痛；故常于方中加入秦艽、威灵仙、忍冬藤等，以祛风清热，胜湿通络。

过敏性紫癜引起的腹部症状，较为严重的并发症即为消化道出血，原因有三：火盛迫血妄行，气虚统藏失司，瘀阻血不循经。故孔氏强调此应遵循"塞流""澄源""复旧"三大原则进行治疗。每遇发生消化道大出血时，先予10%白及胶浆或白及粉以塞流止血，配合汤药澄源治本，佐以小剂量三七以活血化瘀。孔氏认为由于存在"瘀阻经络"的病理，因此在治疗时不能忽视活血化瘀，但在具体配方中，又必须处理好止血与活血之间的辩证关系，要寓行血于止血之中，便血止而瘀血祛，既有利于止血，又有助于止痛，不宜单用活血化瘀药，以免加重出血。活血化瘀药多以凉血化瘀药及化瘀止血药为宜，如丹皮、赤芍、参三七等。

肾脏损害是过敏性紫癜中最难恢复的，与其他肾炎的不同，关键在于风、热、瘀三字。肾炎型紫癜早期皮疹未消，以血尿为主，多表现为肾虚而风热未清，必须在清热凉血，化瘀补肾方中加入具有抗过敏作用的祛风药，如蝉蜕、刺蒺藜等。若病延日久，热邪伤阴导致阴虚火旺，迫血妄行，血尿不已，则需滋阴凉血，药用生地、阿胶等。气阴两虚者，宜益气养阴，加黄芪、党参等。但需注意不能见血而一味止血，勿忘化瘀利尿，这样才能使离经之血归于经脉，火降血自宁。肾病型以浮肿和大量蛋白尿为主，常伴不同程度的肾功能损害，多表现脾肾两虚，脾失统摄，肾失封藏，土不制水，水湿泛滥，治宜补肾运脾，摄血固精，重用黄芪、党参、山茱萸、金樱子等，但桂附之类温热药应当慎用。

此外，孔氏认为测定血液流变学对指导临床用药具有一定意义，血液黏稠度高者，适当加重方中活血化瘀药的用量，血液粘稠度低于正常者，则应适当加重方中止血药的用量，临床疗效显著。

典型病案举隅：侯某，男，13岁。患儿先因右小腿患一疖肿，继则出现双下肢皮肤紫癜，伴膝关节疼痛、腹痛、黑便、全身浮肿、肉眼血尿，在当地治疗3个月，症状依旧，于1993年3月4日入院。住院期间曾用泼尼松（20mg，Qd）、环磷酰胺（50mg，Qod）等治疗50余天，未见效果，后改用中药治疗。患儿面色苍白，头发稀疏，面肢浮肿，下肢尚有散在紫癜，色淡点细，血压18/11kPa，WBC 30×10^9/L，Hb 89g/L，肾功能正常。尿常规：蛋白（+++），RBC（+），24h尿蛋白定量0.68g。舌淡红，苔薄白，脉细数。嘱停服环磷酰胺，泼尼松逐渐减量。处方：黄芪、党参、当归、丹皮、续断、山茱萸、桑寄生、杜仲、生地、淫羊藿、金樱子、黄芩、泽泻、甘草。水煎服。服药 28 剂，尿蛋白（＋），紫癜已消退，守原方继服 28 剂，尿常规（－）。为免复发，又继服原方 42 剂，多次复查肝肾功能及尿常规均正常。随访，身体状况良好。

本例以脾肾两虚为主要病机，盖肾为水之主，脾为水之制。阳虚则水泛，封藏失固则尿漏蛋白；脾虚则湿聚，气不摄血则尿血。脾恶湿，肾恶燥，脾肾两虚，法当润燥兼行。然小儿为稚阴稚阳之体，不堪刚燥，慎用桂、附，以防其助热之弊。本病后期，热象渐消，气虚渐显，此时用药切忌苦寒，宜重用参、芪之属，方中酌加活血清利之品，使之补而勿凝。守方缓图，以收全功。

2. 关幼波经验

关氏认为诱发出血的因素是多种多样的，诸凡影响气血运行的一切因素，都可以引起血证。而瘀血阻滞，阻隔脉络，又是出血的病理实质。所以在治疗时应当审证求因，针对引起出血的原因而治疗，单纯止血绝非上策。

关氏对于行血（活血）而止血的理解，不局限于单纯使用活血药物，而是泛指消除一切引起气血运行不畅的法则，也就是广义的行血（活血）。例如：若因毒热壅盛而致瘀血者则用清热，湿热阻络则滋阴清热，血虚致瘀者则用补血活血等。针对病因，谨守病机，疏通气血，令其条达，使瘀血消散，经络疏通，血归循经，则出血可止。血证用寒凉剂做止血药，是消除因热致瘀的积极手段之一。但是根据血"遇寒则凝"的特性，如果过用寒凉剂，则血凝结而成瘀血，甚至影响新血的生成并加重出血。所以见血不能单纯止血，须根据具体病因，标本兼顾，才能取得较好的效果。

关氏认为对于血证来说，出血是病象（标），而瘀血阻络，血行不畅，溢经决络，渗流而出为其病理实质（本）。治疗血证特别是对于急性出血的病例，治标虽为急，但对于患者整体状况的维护更为重要，除了要针对引起出血的诱因和病理实质外，更应固本扶正，否则血虽止而人已亡，止血何益？况且扶正固本，也是求其本，使之达到有效止血的基础。所以，急则治其标，固本更重要。

诸凡以出血为主症的病证，由于血不循经，渗流外溢，最易耗伤元气，以致气血两伤。急性广泛的大出血，病势急骤，往往引起脱证。长期的持续出血，气血耗伤则正气日衰，临证时都要根据标本缓急，做出正确处理。

治血所以要治气，是因为气血二者，气是占主导地位的。气虚则血瘀，瘀结阻络，血溢离经而致出血。反之，失血者必亡气，气血两伤，治宜益气而摄血。益气（补气）又分为补中与升陷两种情况：补中是针对中气不足，脾不统血，故宜健脾补中，使之统摄有权，血行于经；升陷是针对元气下陷，气不摄血，除用补气药外，尚需配用升麻、葛根等升阳之品，使气足以摄血，则出血可止。气郁则可致血热，瘀阻脉道，血不归经而致出血。所以在治疗时应疏气解郁，气顺则火自降，血得归经而出血自止。气逆则血逆，溢经决络而出，治宜降逆调气。所谓降逆，主要是"降其肺气，顺其胃气，纳其肾气"，气下血下，气降则血能归经。但气逆不顺，往往兼有郁而化火，所以降逆气又要兼泻火，使之气火下降，血宁络通，血循常道。故之血必须治气，气和则血可归经。

3. 丁光迪经验

丁氏认为肠型过敏性紫癜为阴斑下血，由于脾胃元气先虚，风木侮土，气不摄血。治以升阳风药，益气摄血，用李东垣的升阳除湿汤为主方，随证出入。方中柴胡、升麻升清气；防风、藁本、羌活、独活、蔓荆子举阳气而祛风邪，此乃"陷者举之"之义；佐以苍术风药胜湿，更能急挽胃气之下陷，以救血流暴下；黄芪、炙甘草、当归益元气，补血摄血。合而用之，具有升阳除湿，补气摄血的功效。

本病为血病，大便下血是血证，治疗不重用血药，是因为血随气行，气虚不能帅血，所以血不归经，渗溢为出血。论治必先治其气，使清气上升，气能帅血，气能生血，清气复常而血有所归，紫斑、下血亦不用血药而其证自平。同时，以升阳风药治紫斑、下血，使营卫之气循经而行，则可逆转其气下陷，截断血流渗溢为病之势，而紫斑、下血亦可自愈。所以用升阳风药后，得微微汗出，为其病得愈的最佳效果的机理即在于此。如果迳用血药，见证治证，固为便易，但血药之甘润滑剂，苦寒下行，易犯"降之又降"的戒律，非但无益于病情，更有害于中阳。阳虚阴盛，变端随起，预后堪虞。何况升、柴、防、藁、羌、蔓等，虽云风药，亦兼理血。如柴胡之"宣畅气血"，升麻之"消斑疹，行瘀血"，防风之"通利五脏关脉"治诸疮、崩中，特别能于"土中泻木"，藁本之"疗风邪金创""通血"、羌独活之"治金创止痛""散痈疽败血"，蔓荆子之"搜肝风、凉诸经血"等等，所谓升阳止血法。

此病腹痛，与受寒脉急，化热肉腐，亦均有别，不能用温通寒泻之药，更不能用镇痛药，只有重用风药，风药有祛风（包含抗过敏）、解痉、调和肠胃作用，能升清降浊，最为适宜有效。并常重用白芍，能治"邪气腹痛""通顺血脉""泻肝，安脾肺，收胃气，止泻痢"，合风药有刚柔相济，兼顾阴阳之意，更能缓急止痛，扶脾和肝胃。

当然，治疗亦有步骤，此法见效，病情缓解之后，宜着重培本，补益脾胃元气，增强抗病能力，以杜反复而致和平。益胃升阳汤为主方，补益脾胃，以助生发之气，重用甘药，如黄芪、人参、甘草、白术，益以当归补气生血；并用升麻、柴胡开发清阳；陈皮、神曲和胃化谷，以裕生化之源。再斟酌需要，随证加味，便能成功。

4. 熊曼琪经验

熊氏治疗本病首重辨证，防复发尤宜宁血为原则，并注意以下三个方面：①止血贵在辨证：对于邪热内蕴的实证，治疗以清热凉血止血为原则，犀角地黄汤为代表方，另可加用三七粉、十灰散或云南白药，每日冲服数次。若吐血、咯血、呕血量大，宜合用黄连泻心汤。对于气不摄血的虚证，治疗以补气摄血为原则，归脾汤为代表方。若以中气下陷，下部出血为主，则用补中益气汤，此外尚可辅以红枣，每日60g炖服。疾病的表现往往是错综复杂的，血热妄行者可兼阴虚，气不摄血者可兼肾虚或肝阳上亢，因而在掌握了治疗大法之后，还应随证变通，方能提高疗效。②宁血贯穿始终：

首先在止血时，应避免使用燥血动血之品，凡辛香走窜的药物皆非所宜。如必须使用，亦应减其药量，若出血量大可暂时舍弃不用。其次在症状控制之后，仍应密切观察病情变化。即使病愈之后，仍需长期注意饮食起居的调理，避免接触过敏原，防止复发。总之，宁血法包含着祛除种种不利因素的防护措施。③养血当补脾胃：补血之前应设法减少留瘀，不可纯用止血剂，应选用具有祛瘀止血双向作用的药物，如大黄、三七、云南白药等。血资生于脾，根源于肾，故补血需从脾肾两脏入手。在辨证基础上，补脾与补肾可有所侧重，脾虚为主者，当补脾益气，以资营血之化生；肾虚为主者，当补益精气，以培根本；脾肾俱虚，则应同时培补脾肾，方能收效。

5. 孙郁芝经验

孙氏认为紫癜性肾炎多由外邪入侵，热毒内蕴，迫血妄行，损伤脉络，血溢脉外而致。日久不愈可耗伤气血，损伤脾肾，脏腑功能失调，易致外感热毒入内，日久成瘀，形成瘀热互结的证候。故本病多虚实互见，为本虚标实之证，本虚即脏腑气血阴阳失调，标实主要是瘀血和热毒。瘀血、热毒耗灼正气，殃及脏腑，是本病缠绵难愈的重要原因。因此在治疗上，力倡祛邪以扶正，旨在通过祛邪，阻断其恶性循环，使正气自复，病情向愈。临床观察资料表明，热毒、瘀血是贯穿疾病始终的因素，故当重用活血解毒法。临证应用较多的药物有活血化瘀药丹参、红花、赤芍、当归、益母草，滋阴凉血药生地、丹皮、女贞子、旱莲草，清热解毒药金银花、连翘、黄芩、紫草、蒲公英，益气健脾利湿药党参、黄芪、白术、茯苓、薏苡仁等。

遣药组方，注意调护胃气：胃气乃生命之本，是人体后天赖以生存的主要动力。《景岳全书·脾胃》指出："凡欲察病者，必须先察胃气；凡欲治病者，必须常顾胃气。胃气无损，诸可无恙。"孙氏认为紫癜性肾炎的发病与正虚密切相关，且病情缠绵反复，正气损伤尤为严重，所以在进行任何治疗时都应首先考虑到脾胃功能问题，遣药组方要注意不伤正气，不碍脾胃。由于紫癜性肾炎的病机特性为毒、瘀、虚，故治疗时常需使用一些苦寒、滋补之品，此时应注意苦寒不能败胃，滋补不能碍胃，这样药入于胃，才能真正起到应有的作用。对久病体虚之人，尤应用药轻灵，最忌克伐无度。调护胃气主要从两方面入手，一是补益脾胃，选用黄芪、白术等药，使脾胃之气恢复，纳谷增加；一是和胃醒脾，选用陈皮、砂仁、木香等药，使中焦气机畅达，升降协调，又能防止补益之品滋腻碍胃，呆滞中焦。

病证结合辨治，中西互补：孙氏认为西医长于辨病，重视疾病局部的病理变化，但忽略机体整体的状况；而中医长于辨证，通过对整体的了解来认识和治疗疾病，但对局部变化，特别是细微的无临床表现的病理状态认识不足。二者各有所长。充分发挥各自优势，取长补短，有机结合，是治疗疾病的有效手段。过敏性紫癜性肾炎病机复杂、症状纷纭、病程绵长、反复难愈，故对病情必须要有全面的认识。临床常有无明显症状而化验检查异常者，亦有化验检查趋于正常而临床症状迟迟不见改善者，此时一定要注意病证结合，全面治疗，才能真正控制病情。

四、其他疗法

1. 银黄口服液　每次 10～20ml，3 次/d，口服。主治热伤血络证伴咽红肿痛热盛者。

2. 银翘解毒丸　每次 1 丸，2 次/d，口服。适应症同上。

3. 防风通圣丸　每次 6g，2～3 次/d。适用于热伤血脉证伴发热恶寒，皮肤瘙痒，关节肿痛及大便燥结者。

4. 八珍益母丸　每次 1 丸，2 次/d，口服。适用于气虚血亏证。

5. 单验方　紫草根，每日煎服代茶饮；红枣 10～20 枚，煎汤服用或食用，3 次/d。

五、急症处理

1. 出血

鼻衄、齿衄、咯血、呕血、便血、尿血、崩漏等，出血量大，血色鲜红，或有紫黑色血块，舌红或绛而干，脉弦数者，中医辨证属血热妄行，急拟凉血止血方，选用犀角地黄汤合清营汤加减。药用水牛角 30~60g（先煎 1h），生地、玄参、金银花、连翘各 30g，丹皮、赤芍各 15g，制大黄 9g 水煎，频频饮服，另用鲜芦根、鲜茅根煎汤代茶。并配合输液（加入地塞米松 5mg，VitC2~3g）。注意：①常测血压、心率、防止内脏出血；②观察患者有无头痛、烦躁等症状，排除颅内出血可能；③必要时使用抗生素，防止继发感染。

2. 高热

伴神志昏迷、肢体抽搐、舌紫暗，脉弦数或细数者，中医辨证属热入心包，瘀血闭阻清窍，扰乱神明，治宜清热开窍，方用犀角地黄汤加味。水牛角 30g（先煎 1h），生地、玄参各 30g，麦冬 15g，石菖蒲、郁金 10g 水煎，另用安宫牛黄丸 1 粒，2 次/d，用温开水化开后，和中药鼻饲灌入。热盛者可加用紫雪丹 1 粒。另用中药针剂醒脑静 10ml 或清开灵注射液 40ml，置于 10% 葡萄糖 500ml 中静脉滴注。西药配冰水或酒精擦浴降温。采用抗生素及纠正水、电解质紊乱，吸氧等。注意：①保持呼吸道通畅；②密切注意神志、瞳孔、肢体活动、血压、呼吸、心率等生命体征。

第八章　预后与康复

一、预后

大部分儿童病例通常在 2 周内恢复，部分患者可复发，复发间隔时间数周至数月不等。本病预后大多良好，病死率低于 5%。主要死亡原因为肾功能衰竭、中枢神经系统并发症、肠套叠及肠梗阻等。预后主要与以下三个因素有关。

（一）病因

一般来说，外感易治，内伤难治，新病易治，久病难治。

（二）出血量

出血量少者病轻，出血量多者病重，甚至形成气随血脱的危急重病。

（三）兼见证候

出血而伴有发热、咳喘、关节疼痛、腹痛、血尿、脉数等症者，一般病情较重。

二、康复

本病容易反复发作，发作与否取决于就诊是否及时，疾病早期治疗是否彻底，用药是否及时、妥当，疗程是否足够，患者是否配合，缓解期是否能坚持维持用药。患者需戒烟戒酒，戒辛辣刺激性食物，忌食粗硬食物，应吃易消化、富营养的饮食。尽量避免接触致敏物，对某些药物如链霉素、保泰松及解热镇痛药的使用需慎重。生活起居有规律，劳逸适度，避免受寒，预防感冒。加强体育锻炼，根据病情和体质状况，选择适当的锻炼方法，如跑步、做操、散步、登山、太极拳等，以增强体质，提高抗病能力。调畅情志，保持乐观积极的心态。突发事件易导致应激，使人体处于紧张状态。导致气血不能流通。遇到此类事件，采取谈心、娱乐活动、旅游等放松身心的方法，可有效减少应激反应，防止疾病复发。

第九章　护理原则及方法

过敏性紫癜的护理，对治疗疾病，控制病情，减轻痛苦，促进痊愈具有重要意义。本病的护理重点是针对感染和出血两方面进行。

一、感染的护理

感染不仅能诱发疾病，还可继发胸膜炎、心肌炎、支气管扩张、结核等病变。所以在疾病早期即应防止感染，密切观察体温、脉搏、呼吸情况，保持口腔、肌肤卫生，每天做清洁口腔护理，定期擦浴皮肤。并保持室内空气流通，发现有感染情况，应积极治疗。

二、出血的护理

（一）皮肤

观察皮疹形态、数量、部位，是否反复出现。皮疹有痒感，应保持皮肤清洁，防止擦伤、抓伤，如有破溃及时处理，防止出血和感染。除去可能存在的各种致敏原。遵医嘱使用止血药、脱敏药等。

（二）关节肿痛

对关节型病例应观察疼痛及肿胀情况，保持患肢功能位置，协助患儿选用舒适体位，根据病情给予冷敷或热敷，做好日常生活护理。

（三）腹痛

尽量卧床休息，尽量守护在床边。观察有无腹绞痛、呕吐、血便。注意大便性状，有时外观正常但潜血阳性。有血便者应详细记录大便次数及性状，留取大便标本。腹痛者禁止腹部热敷以防肠出血。

（四）肾炎

观察尿量、尿色、尿量形状及尿质量密度的改变，定期做尿常规检查，根据医嘱记录出入量。

脾功能亢进

第一章 概 述

一、现代医学认识

脾功能亢进（hypersplenism）简称脾亢，是指各种疾病引起脾脏肿大和血细胞减少的一种综合征。一般认为，脾功能亢进多伴有不同程度的脾脏肿大，这种肿大的脾脏对血细胞有滞留作用，脾窦的增生增强了对血细胞的吞噬及破坏作用，是产生脾功能亢进临床表现的重要原因。脾功能亢进分为原发性和继发性。原发性系指原因不明的脾功能亢进。继发性系指在原发疾病的基础上并发脾功能亢进，常见于多种不同类型的疾病。临床以继发性脾功能亢进居多，原发性脾功能亢进少见。

二、中医认识

由于该病临床表现的多样性，并不能局限于单一中医病证，故古代中医文献对本病没有独立病证对照论述，但根据其主要临床表现可参照"积聚""癥瘕""胁痛""黄疸""鼓胀""虚劳""血证"等病证。《素问·举痛论》载："寒气客于小肠膜原之间，络血之中，血泣不得注于大经，血气稽留不得行，故宿昔而成积矣。"《灵枢·五变》云："人之善病肠中积聚者……如此则肠胃恶，恶则邪气留止，积聚乃伤；脾胃之间，寒温不次，邪气稍至，蓄积乃止，大聚乃起。"《灵枢·百病始生》曰："积之始生，得寒乃生……卒然外中于寒，若内伤于忧怒，则气上逆，气上逆则六俞不通，温气不行，凝血蕴裹而不散，津液涩渗，著而不去，而积成矣。"《难经·五十五难》言："故积者，五脏所生；聚者，六腑所成也。积者，阴气也，其始发有常处，其痛不离其部，上下有所终始，左右有所穷处。"《金匮要略·五脏风寒积聚病脉证并治》载："积者，脏病也，终不移；聚者，腑病也，发作有时。"《景岳全书·痢疾论》云："饮食之滞，留蓄于中，或结聚成块，或胀满硬痛，不化不行，有所阻隔者，乃为之积。"《景岳全书·积聚》曰："总其要不过四法，曰攻曰消曰散曰补，四者而已。"《金匮要略·疟病脉证并治》言："病疟……此结为癥瘕，名疟母，急治之下，宜鳖甲煎丸。"《诸病源候论·癥瘕病诸候》载："其病不动者，名为癥；若病虽有结瘕而可推移者，名为瘕，瘕者假也。"《杂病广要·积聚》云："癥即积，瘕即聚。"《素问·脏气法时论》曰："肝病者，两胁下痛引少腹，令人善怒。"《金匮要略·黄疸病脉证并治》言："黄家所得，从湿得之。一身尽发热而黄，肝热，热在里，当下之。"《金匮要略·水气病脉证并治》载："肝水者，其腹大，不能自转侧，胁下腹痛，时时津液微生，小便续通""脾水者，其腹大，四肢苦重，津液不生，但苦少气，小便难"。《金匮要略·血痹虚劳病脉证并治》云："虚劳里急，悸，衄，腹中痛，梦失精，四肢酸疼，手足烦热，咽干口燥，小建中汤主之。"《金匮要略·惊悸吐衄下血胸满瘀血病脉证并治》曰："病人面无色，无寒热。脉沉弦者，衄；浮弱，手按之绝者，下血；烦咳者，必吐血""病人胸满，唇痿舌青，口燥，但欲漱水不欲饮，无寒热，脉微大来迟，腹不满，其人言我满，为有瘀血"。本病主要以腹内结块、或胀或痛为主要证候。除癥积有形，固定不移的特点外，本病也可见出血倾向。

第二章 病因病机

一、西医病因与发病机制

（一）病因

1. 感染　疟疾、黑热病、血吸虫病、布鲁菌病、梅毒、病毒性肝炎、结核病、亚急性感染性心内膜炎、传染性单核细胞增多症。

2. 充血性脾大　即门静脉高压，肝内阻塞如各种原因所致的肝硬化，肝外阻塞如门静脉或脾静脉血栓形成、肝静脉血栓形成。

3. 血液系统疾病　遗传性球形红细胞增多症、自身免疫性溶血性贫血、慢性髓系白血病、骨髓纤维化、慢性淋巴细胞白血病、淋巴瘤、恶性组织细胞病、重型珠蛋白生成障碍性贫血等。

4. 脂质贮积病　戈谢病、尼曼－匹克病。

5. 结缔组织病　系统性红斑狼疮、Felty 综合征。

6. 脾脏疾病　脾囊肿或假性囊肿、脾动脉瘤、海绵状血管瘤。

（二）发病机制

1. 脾的生理功能

（1）产生抗体，当抗原进入脾边缘带被巨噬细胞摄取，进入白髓到达淋巴滤泡，细胞受结合抗原刺激后，出现幼淋巴细胞、浆细胞反应，产生抗体。

（2）吞噬、破坏异常或衰老的血细胞、细菌及外源性颗粒物质。

（3）剔除红细胞内异常的包涵体，而不完全破坏红细胞。

（4）滞留贮存血细胞，正常的脾贮存量很小，而在脾大后可明显增多。

（5）胎儿期参与造血，出生后在某些病理情况下可进行髓外造血。

（6）与血浆容量的恒定有关，当脾大时，血浆容量增加。

（7）可能产生某种分泌因子，对骨髓造血有抑制作用。

2. 发病机制学说

（1）过分滞留吞噬学说：正常情况下，被滞留吞噬的血细胞大多为衰老、受损、有先天或获得性缺陷的细胞。脾大时，血细胞通过脾脏的时间延长，滞留的数量增加，巨噬细胞的数量可能也有所增加，从而脾对血细胞的破坏功能增强，导致外周血一种或多种血细胞的减少，骨髓造血功能则相应代偿性增强。

（2）体液学说：脾可能是产生某些体液因子，移植骨髓的造血功能及成熟细胞的释放。

（3）免疫学说：脾是分泌 IgM 的主要器官，又是破坏被覆有抗体的血细胞的场所。脾功能亢进时，上述作用增强，即造成外周血血细胞减少，并使骨髓呈代偿性增生。

（4）稀释学说：当脾大时，全身血浆容量也随之增加，造成血液稀释而表现为血细胞减少。

二、中医病因病机

（一）病因

1. 起始病因

（1）情志失调：肝气不舒，脏腑失和，气机阻滞，脉络受阻，血行不畅，气滞血瘀，日积月累而成。

（2）饮食所伤：饥饱失宜，损伤脾胃，脾失健运，不能运化输布水谷精微，湿浊凝聚成痰，痰阻气机，血行不畅，脉络壅塞，痰浊与气血搏结，乃成本病。

（3）感受寒湿：脾阳不运，湿痰内聚，阻滞气机，气血瘀滞，积块乃成。亦有风寒侵袭，复因饮食所伤，脾失健运，湿浊不化，凝聚成痰，风寒痰食诸邪于气血互结，壅塞脉络，渐成本病。

2. 继发病因　素有沉疴宿疾，如黄疸病后，或黄疸经久不退，湿邪留恋，阻滞气血；或久疟不愈，湿痰凝滞，脉络痹阻；或感染血吸虫，虫阻脉道，肝脾气血不畅，血络受阻。凡诸因素均可导致本病。

（二）病机

1. 发病　病因虽有多端，但主要是气滞而导致血瘀内结，至于湿热、风寒、痰浊均是促成气滞血瘀的间接因素，本病的形成与正气强弱密切相关。

2. 病位　肝司疏泄而主升动，肝性喜条达而恶抑郁，故凡精神刺激，情志不遂，均可致肝失疏泄。有形之血有赖于无形之气的推动而运动不息，肝气郁结，气机不畅，均可致气滞血瘀。脾主运化、统血，凡饮食风寒等导致脾失健运，运化输布水谷精微功能失常，以致水湿凝聚成痰，阻滞气机，气血瘀滞，故病位主要在肝脾。

3. 病性　一般初病多实，久则多虚实夹杂，后期则正虚邪实。

4. 病势　本病慢性者居多，因情志郁结，饮食所伤，寒邪外袭及病后体虚，或黄疸疟疾等经久不愈，以致肝脾受损，脏腑失和，气机阻滞，瘀血内停或兼痰湿凝滞而成本病。

5. 病机转化　本病病机演变与正气密切相关，初病多实，久病多虚。若血瘀内结，气机不得宣畅，或正虚邪实，气虚血瘀更甚，则积块增大更快。脾胃运化日衰，影响精血化生，正气愈虚，积块留着则不易消。而血证之由，惟火惟气耳。虚实之证在疾病发展过程中可以互相转化，如开始为火盛气逆，迫血妄行，但在反复出血之后，则会导致阴血亏损，虚火内生；或因出血过多，血去气伤，以致气虚阳衰，不能摄血，因此导致相应症状发生。

第三章　临床表现

一、脾肿大

大多为轻至中度增大，少数表现为巨脾。脾脏增大可达盆腔，并越过中线。明显增大时可产生左上腹沉重感，及因胃肠受压而出现消化系统症状。

二、血细胞减少

可累及红系、粒系和巨核系。因外周血三系减少而产生贫血、感染和出血等临床表现。但多数患者虽白细胞或血小板数量减少，而感染或出血的表现并不严重。贫血、感染与出血的严重程度在继发性脾功能亢进时，还受到原发疾病的影响。如脾功能亢进伴有肝脏病变，可同时有肝功能减退和凝血功能障碍的表现，出血倾向严重。

第四章　西医诊断及辨证分型

一、西医诊断

因脾亢以继发性多见，故诊断应包括脾功能亢进的诊断和原发疾患的诊断

（一）国内诊断标准（1991）

1. 脾大　轻度肿大在肋缘下未触及的，应以超声波、放射性核素显像等手段检测。

2. 外周血中血细胞一系、两系或三系同时减少。

3. 骨髓造血细胞增生活跃或明显活跃，部分可伴轻度成熟障碍。

4. 脾切除后外周血象接近或恢复正常。

5. ^{51}Cr 标记红细胞或血小板注入体内后，脾区体表放射性活性比率大于肝 2~3 倍，提示血小板或红细胞在脾内过度破坏或滞留。

在考虑脾功能亢进诊断时，前三条更为重要。

（二）实验室和辅助检查

1. 血象　红细胞、白细胞或血小板可以一系、两系或三系同

时减少。血细胞减少与脾大程度不一定成比例。发生全血细胞减少时各系列细胞的减少程度也不一致，一般早期以白细胞或（和）血小板减少为主，晚期常发生全血细胞减少。贫血一般呈正常细胞正色素性。白细胞减少则以中性粒细胞减少为主，淋巴细胞相对较多。

2. 骨髓象　呈增生活跃或明显活跃。如为全血细胞减少，则骨髓中相应三系的细胞均有增生；如外周血仅某一或两系细胞减少，则骨髓中相应系的细胞增生，且一般均伴有相应系细胞的成熟障碍，如粒细胞系可见分叶核细胞减少，产血小板型巨核细胞减少。

3. 其他检查　超声波检查或放射性核素检查及 CT 可测定脾大程度及脾内病变；^{51}Cr 标记血细胞可做脾脏容积的测定，红细胞生存时间的测定及红细胞破坏部位的测定；^{99}Tc 或 ^{113}In 胶体注射后脾区扫描以测定脾脏大小及红细胞在脾脏破坏的情况；氟磷酸二异丙酯（DF^{32}P）作示踪剂，在体内标记白细胞及血小板可测定白细胞及血小板的生存时间。

二、中医的辨证分型

本病总有情志抑郁，寒湿侵袭，饮食不节，病后体虚，或黄疸疟疾等经久不愈，使肝脾受损，脏腑失和，阻滞气机，瘀血内停，或兼痰湿凝滞而成。以气滞血瘀为基本病机贯穿于本病始终，腹内结块、疼痛不移、神疲乏力为本病的主要证候。

（一）气滞血阻型

积块软而不坚，固着不移，胀痛并见，舌红苔薄，脉弦。

（二）瘀血内结型

腹部积块明显，硬痛不移，纳减乏力，时有寒热面黯消瘦，女子或见月事不下，舌质紫黯或见瘀点，苔薄，脉细涩。

（三）正虚瘀结型

积块坚硬，疼痛逐渐加剧，消瘦脱形，饮食大减，面色萎黄或黧黑，舌质淡紫，无苔，脉细数或弦细。

第五章　鉴别诊断

主要涉及脾大的鉴别诊断及血细胞减少的鉴别诊断，前者主要是各种继发性脾亢间的鉴别，后者除各种继发性脾亢间的鉴别外，尚需与其他各种血细胞减少鉴别，包括再生障碍性贫血、非白血病性白血病、骨髓增生异常综合征、阵发性睡眠性血红蛋白尿症、多发性骨髓瘤、巨幼细胞贫血、慢性肾功能衰竭等。

第六章　西医治疗

原发性脾亢者可采用脾区放射治疗、脾部分栓塞术或脾切除。对继发性者，应首先治疗原发疾病，随着原发病的有效治疗，有时可使脾缩小，脾功能亢进减轻，甚至消失。若经治疗后脾亢无改善且原发疾病又允许，可在治疗原发疾病的同时采用脾区放射治疗、脾部分栓塞术或脾切除术治疗。

一、内科治疗

1. 病因及对症治疗　脾亢患者尤其是继发性脾亢者，对病因进行治疗，只要能正确处理原发病，脾亢症状能获得纠正。对症治疗可提高疗效，贫血严重者给予输血，感染给予有效而不影响造血功能的抗生素，出血给予止血剂，腹腔积液患者输入白蛋白减轻症状等。

2. 药物治疗　在发病早期，症状轻微或病情重笃但有手术禁忌症者，均应行药物治疗。临床上常用的治疗脾亢的药物有促红细胞生存素、VitB4、氨肽素等。也有学者将免疫抑制剂（长春新碱、强的松及雷公藤多甙等）治疗脾亢能获得一定疗效，可能为免疫抑制剂抑制胶原纤维增生，改善肝硬化病损，脾脏缩小，由脾回肝血减少所致。

二、介入治疗

1. 部分性脾栓塞（PSE） PSE 是通过引起脾实质缺血性梗塞、机化、萎缩，最后逐渐被纤维组织增生替代，脾脏体积缩小，脾血流量减少，从而达到消除部分脾脏功能的作用。PSE 术后机体仍然维持正常的免疫和破血功能，避免了切脾后潜在感染和高粘滞血症的危险，因其独特而良好的疗效，已经成为治疗各种原因所致脾亢的主要方法之一。包括脾动脉主干栓塞、脾动脉主干漂流法部分性脾动脉栓塞、脾下极动脉栓塞 1. 0ram 脾段动脉栓塞法等，临床上依据栓塞体积的大小选择相应的方法。PSE 术中通过栓塞剂用量、血流监控、明胶海绵同位素标记法以及依据术者经验等方法控制其栓塞程度。

对于栓后血细胞的改变，一般认为白细胞最先发生回升，24h 内即可上升；其次为血小板，通常在术后 12～24h 开始升高，1 周左右达峰值然后缓慢下降至正常水平；红细胞反应较慢，短期内升高不明显，需 3～6 个月才升高达峰值。PSE 最常见的并发症为栓塞后综合征，主要包括一过性发热甚至高热、左上腹疼痛、恶心、呕吐和食欲不振，经对症处理后 1 周左右可恢复；其他并发症还包括穿刺部位出血和血肿、脾假性囊肿及脾脓肿、肺炎和胸膜炎、误栓、一过性血压升高等。并发症的发生及疗效与栓塞面积密切相关，栓塞范围过小临床症状改善效果不明显，脾亢易复发，范围过大则并发症发生率和继发效应越大。不同类型脾亢最佳栓塞范围略有不同，一般认为脾栓塞范围应当控制在 30%～80%，但应视患者的全身情况、疾病及耐受程度等考虑，需要大范围栓塞时可考虑分次栓塞。

2. 双重介入疗法 双重介入法常被应用于肝炎后肝硬化致门静脉高压引起的脾亢、肝癌伴脾亢治疗中。经皮肝穿刺曲张静脉栓塞术（PTEV）＋PSE 可以达到防止曲张静脉出血、改善肝脏功能、减轻门静脉压力及治疗脾亢的目的；经颈静脉途径肝内门－体静脉分流术（TIPSS）对门静脉高压症引起的消化道出血疗效肯定，能够很有效地减低门静脉压力、舒缓充血性脾大，再加上 PSE 可使脾亢得到很好的改善；治疗肝癌合并脾亢时，行肝动脉化疗栓塞术（TACE）＋PSE 有利于提高肝脏的储备能力，使患者能耐受多次 TACE 的治疗，有效提高肝癌患者生活质量及临床疗效，减少严重并发症。

3. 经皮穿刺注药部分性栓塞术　从实验动物病理变化的结果来看，脾内注射无水乙醇可使脾脏注射区产生坏死，纤维结缔组织增生，达到缩小脾脏的目的。但刺脾后有不同程度出血，存在脾内外出血的严重危险性，在无有效解决这种出血情况之前，不适宜推广。

三、局部消融治疗

1. 射频消融术（RFA）　RFA 主要利用射频电极裸露端将射频仪产生的射频波传导至目标组织，组织阻碍射频能量导致产生热量，热能的积累超过细胞的耐受而引起细胞死亡。射频产生的高温通过脾内血液传导，导致中央凝固性坏死、周围血栓性梗死（即"旁观者效应"）、热能沉积导致脾窦内皮和血管受损并累及整个脾脏。随后梗死灶逐渐吸收、纤维化，坏死灶被包裹；血管闭塞、脾窦消失和组织少血管化等"残脾实性变"改变使脾脏缩小，从而达到纠正脾亢的治疗目的。

脾脏 RFA 的途径可以选择超声引导下经皮、腹腔镜或剖腹手术进行。RFA 术后外周血白细胞和血小板计数显著升高后逐渐减少，但术后两年与术前比较仍高疗效持久而稳定；脾静脉、门静脉的血流明显减少，门静脉压力降低。脾脏消融体积与术后效果密切相关，研究分析认为脾脏毁损体积在 60% 能得到较好的疗效，术后并发症少，安全性较高。RFA 术后并发症最常见射频后综合征，表现为轻度发热和不适，具有一过性和自限性特点。此外还有腹痛、胸腔积液、皮肤烧灼伤、皮下组织广泛淤血等，经对症治疗可消失。

2. 微波消融术（MWA）　MWA 利用微波的热效应，在影像技术引导下，将植入式微波天线插入到组织中在极短时间内产生 65℃～100℃的局部高温，使组织发生完全凝固性坏死。微波凝固治疗肝癌取得了令人满意的效果，随后有学者将其应用范围扩展到脾亢的治疗中，证实了 MWA 治疗脾亢的有效性，同时维持了脾脏的生理功能尤其是免疫功能。

微波具有升温速度快、热效率高、热场稳定可调控、良好的止血效果及凝血管能力强等特点，因而在脾大脾亢组织消融中会显示出独有的优势。但是，MWA 受脏器的运动、解剖部位、组织学特点和影像学局限，缺乏公认的疗效判断标准，尚需大样本、多中心、统一的标准进行循证医学研究和长期随访。

3. 高强度聚焦超声治疗（HIFU）　HIFU 是近年来兴起的一种体外无创伤治疗肿瘤技术，是通过一定形式的超声聚焦换能器，将超声能量聚焦于靶组织，在 1s 内使靶组织升温至 65℃以上，使靶组织蛋白变性，发生不可逆的凝固性坏死。HIFU 的空化效应和机械效应也对焦点处的组织细胞产生一定的影响。随着研究的深入，HIFU 的非肿瘤适应症也在逐步拓宽，有学者将 HIFU 用于脾脏破裂止血的动物研究，结果表明通过 HIFU 可以使出血的脾脏组织发生凝固性坏死而达到止血的目的。亦有学者通过 HIFU 消融脾脏治疗实验性脾肿大和脾亢，认为是可行和有效的，临床初步研究结果令人满意。

HIFU 自身仍有许多技术难题急需解决，另外对于脾亢的消融，其消融范围有限、消融时间较长限制其应用，但 HIFU 无创且可重复进行的优势值得临床的深入研究，使其成为治疗脾亢的有希望的消融方法。

四、放射治疗

脾脏是对放射线较敏感的器官之一，正常脾脏经照射治疗后会引起组织细胞的变性、坏死，其纤维化修复导致脾脏萎缩、功能减退和消失，从而达到类似切除脾脏的效果。有文献报道用直线加速器、^{60}Co 治疗机或其他射线行脾区照射取得了较好疗效。也有学者在动物实验中选用与载体结合^{131}I、^{90}Y 注入脾内，进行脾内 γ、β 放射治疗，使脾脏体积缩小达到脾切除目的，有望过渡至临床。但是脾亢时患者周边血细胞减少，全身情况差，放疗本身也能致白细胞减少，所以临床上采用脾区放疗的并不多。放疗在脾亢治疗的意义值得商榷。

五、脾切除术

1. 手术适应证

（1）脾大明显，造成严重压迫症状。

（2）有门静脉血栓形成者。

（3）因显著的血小板减少而导致出血。因脾切除后血小板数量往往增加而易致血栓形成，故血小板数量正常或仅轻度减少者，一般不宜进行脾切除术。

（4）有严重贫血，尤其为溶血性贫血。

（5）白细胞极度减少并伴有反复感染者。

（6）原发性脾功能亢进者。

2. 术前准备

（1）肝功能的评估：肝硬化门静脉高压症引起的继发性脾亢，占我国脾亢病人的绝大多数。对肝硬化病人来说脾切除是治标手术，而此类病人因肝脏功能存在不同程度的障碍、全身其他系统也存在相应的损害。因此，术前准备更为复杂，应严格选择手术病例。上消化道大出血时尽量选择药物或内镜下止血，避免急诊行脾切除术。因为肝功能状况直接关系到手术死亡率，所以术前需全面评估肝脏功能（包括肝脏代偿功能）。可结合肝功能评分、CT 测量肝脏体积以及吲哚青绿肝储备功能实验综合判断。肝功能差的病人，术前应积极进行保肝治疗，力争达到较为安全的肝功能状态。对于肝功能 Child C 级病人，虽术前将肝功能纠正至 Child A 或 B 级，其术后出现肝功能不全、凝血障碍的可能性仍较大，最好选择内镜下套扎、脾动脉栓塞术。不得不进行手术的病人，须谨慎选择手术时机。

（2）凝血功能的评估：对于血小板（30～40）×10⁹/L的病人，因为巨脾、脾亢或自身免疫性疾病会迅速破坏输注的血小板。术前可以不输注血小板，一般术中渗血并不明显，可较顺利完成手术，术后恢复也较平稳。当血小板 < 30 × 10⁹/L 时，可术前准备 1～2U 血小板，需要时手术中输注。对于血小板 < 5 × 10⁹/L 时，可于术前日下午输注血小板使其提高到 20 × 10⁹/L 以上。术中先切皮测试，如出血尚可控制则继续手术，并根据情况决定是否输注血小板。伴有凝血因子缺乏、部分凝血时间延长者，可酌情输注新鲜冰冻血浆。

（3）术前营养准备：对于术前伴营养不良、低蛋白血症或贫血者，可采用肠内或肠外营养支持纠正。应提升 Hb > 80～100g/L，红细胞压积 > 25%～30%，必要时可间断输新鲜血。对于低蛋白血症病人在补充足够热量和氨基酸的基础上间断输注白蛋白，纠正白蛋白含量至 35～40g/L 以上，否则由于术后禁食、肝功能下降、腹水生成增多等原因，纠正白蛋白更为困难。

（4）术前肠道准备：对于决定手术的病人，可术前 3d 口服甲硝唑片和氟哌酸胶囊，术前 1d 用聚乙二醇导泻，术前肠道准备可改善脾切除术后发热、缓解腹胀症状。术前有腹水的病人应补充白蛋白并利尿，腹水消退后再手术为宜。有原发性腹膜炎的病人经抗生素治愈后再行手术。

（5）术前免疫准备：对伴免疫功能低下（白细胞减少、接受激素治疗、白血病、淋巴瘤等）可能发生术后凶险性感染者（尤其是儿童），术前 1～2 周开始预防性应用抗生素。

（6）术前骨髓检查：骨髓增生活跃者，血细胞减少术后恢复理想。增生不活跃者要排除骨髓纤维化、脾脏髓外造血的可能。

3. 术后并发症。

（1）一般术后并发症：腹壁切口并发症（切口脂肪液化、感染、裂开、疝等），呼吸系统并发症（肺炎、肺不张、胸腔积液、肺栓塞等)，泌尿系统并发症（泌尿系感染、尿潴留），下肢深静脉血栓性静脉炎和血栓形成，腹腔感染、肠梗阻等。

（2）原发疾病相关并发症：如门静脉高压症行脾切除断流或分流术后出现肝功能受损，腹水增多，甚至肝性脑病；糖尿病病人出现血糖升高及感染；血液病病人出现凝血功能紊乱；高血压、冠心病病人出现高血压危象、心肌供血不足等。

（3）脾切除术后早期和远期并发症：腹腔内出血（大血管出血、创面渗血）、体液失衡、门静脉血栓形成、难治性血小板减少症、上消化道出血（急性胃黏膜病变、食管下段 – 胃底静脉曲张出血、门静脉高压性胃病等）。

第七章　中医治疗

一、治疗原则

依据病机演变，正邪盛衰，分而治之。"初者，病邪初起，正气尚强，邪气尚浅，则任受攻；中者，受病渐久，邪气较深正气较弱，任受且攻且补；末者，病魔经久，邪气侵凌，正气消残，则忍受补。"（《医宗必读·积聚》）气滞血阻者，予以理气活血；血瘀为主者，予以活血化瘀散结；正虚瘀结者，应采用扶正祛瘀之法。若久病正气大虚者，则又当补益气血培本为主。病程日久，易损伤气血，故应保护正气，不可滥用攻伐，以免伤正。正如《素问·六元正纪大论》所述："大积大聚，其可犯也，衰其大半而止。"

二、辨证论治

1. 气滞血阻型

证候：块软而不坚，固着不移，胀痛并见，舌红苔薄，脉弦。

治法：理气活血，通络消积。

方药：金铃子散合失笑散加减。川楝子、当归、白术各 15g，延胡索、柴胡各 12g，五灵脂（包煎）、蒲黄（包煎）各 10g，炙甘草 6g。胀痛较甚可加香附、青皮等，年老体虚可加党参。

2. 瘀血内结型

证候：腹部积块明显，硬痛不移，纳减乏力，时有寒热面黯消瘦，女子或见月事不下，舌质紫黯或见瘀点，苔薄，脉细涩。

治法：祛瘀软坚，兼调脾胃。

方药：膈下逐瘀汤加减。当归 15g，桃仁、丹皮、延胡索、乌药、鳖甲（先煎）各 12g，赤芍 10g，川芎 8g，红花、五灵脂（包煎）、香附、炙甘草各 6g，枳壳 5g。积块日大加川楝子、三棱、莪术等，虚弱者加六君子汤。

3. 正虚瘀结型

证候：积块坚硬，疼痛逐渐加剧，消瘦脱形，饮食大减，面色萎黄或黧黑，舌质淡紫，无苔，脉细数或弦细。

治法：大补气血，活血化瘀。

方药：八珍汤合化积丸加减。熟地 20g，莪术 15g，党参、白术、当归、川芎、三棱、香附、槟榔各 12g，茯苓、白芍、苏木、炙甘草各 6g。阴伤津亏，舌光无苔，脉细数，可加生地、北沙参、石斛等；积块坚硬，瘀血尤甚者，加穿山甲、鳖甲、水蛭等。

三、名医辨证思路

1. 焦中华经验

焦氏认为脾亢病因主要包括外邪侵袭、饮食不节、情志刺激、病久体虚等，病机为正虚邪留、气滞血瘀、脾肾两虚。辨证论治：①瘀血内阻型：由于正气虚衰，外邪侵袭，留着不去，或由于情志不舒，肝气郁结，而致气滞血瘀，瘀结日久而成腹部积块。情志不舒，络脉不通，故两胁胀痛；肝气横逆犯胃，故纳呆食少；邪踞日久，气血两伤，故面色少华，头晕心悸，倦怠乏力；瘀滞日久可化火化热，火灼脉络，血溢脉外而见鼻衄、齿衄、肌衄等；热伤津液故大便燥结，小便短赤。舌质紫黯或有瘀点，脉弦。治宜活血化瘀，软坚消积。方药：鳖甲煎丸加减。鳖甲（先煎）、乌扇、太子参、仙鹤草各30g，黄芪、丹皮、蜂房各15g，鼠妇、半夏、䗪虫各12g，柴胡、厚朴、蜣螂、桃仁各9g，甘草6g。纳呆食少明显加白术、焦三仙，出血明显减桃仁加三七，胁痛明显加延胡索。②气血双亏型：病程日久，脾肾两虚，生化乏源，气血双亏。血虚不能上荣而见头晕乏力；血亏色败而见面色苍白，唇甲色淡；心血亏虚而见心悸气短；由于气血双亏而致气虚血瘀，血瘀日久，积块增大；由于气滞阻络，气机不畅，故胁肋疼痛；气虚不摄，血液妄行而致鼻衄、齿衄、肌衄，甚至尿血、便血、颅内出血等；由于气血双亏，正气不足，易感受外邪，故见发热甚至高热。舌质暗淡，苔薄，脉细数。治法：补气养血兼软坚消积。方药：归脾汤合化癥回生丹加减。党参、黄芪、仙鹤草各30g，炒枣仁18g，白术、当归、茯苓各15g，虻虫、鳖甲胶、延胡索、两头尖各12g，三七、炙甘草各6g。发热严重加连翘、板蓝根，阴血虚者加生地、阿胶、当归。

2. 杨建方经验

杨氏认为肝硬化脾功能亢进属中医学"积证""血证"范畴，如《证治汇补·积聚》曰："壮实人无积，虚人则有之，皆因脾胃虚衰，气血俱伤，七情悒郁，痰夹血液凝结而成。"说明正虚血瘀、虚实夹杂是积证主要病机。邪毒外侵、酒食内伤、情志抑郁致气机阻滞、瘀血内停、逐日加深、结而成块，故肝质地坚硬、脾大；瘀血阻滞血络，则面色晦暗，面、颈、胸、臂部可见蜘蛛痣，食管、胃底静脉曲张。肝病及脾，运化无权，气血衰少，则消瘦乏力、纳食减少。白细胞、血小板及红细胞计数减少的原因有二：一为脾虚健运失司，气血匮乏；二为瘀血内结、新血不生，以及白细胞、血小板破坏过多。病至后期，气虚失摄、脾不统血、血溢脉外；或瘀血阻脉、血不归经，则出现鼻衄、齿衄、皮肤紫斑。现代研究认为，肝硬化的基本病机特点为虚与瘀，基本治则为补虚化瘀。方药采用加味归脾汤：黄芪、白术、仙鹤草、黄精、炙龟板、炙鳖甲各20g，当归、党参、茯神、远志、酸枣仁、龙眼肉各15g，甘草10g，木香6g。胁痛加延胡索、郁金、莪术，鼻衄、齿衄、紫斑加丹皮、旱莲草、阿胶。归脾汤为治疗气不摄血的常用方剂。方中黄芪、党参、白术、甘草健脾益气摄血，当归、龙眼肉补血，茯神、酸枣仁、远志养心安神，木香理气健脾。加仙鹤草、旱莲草、丹皮、阿胶止血，加黄精、炙鳖甲、炙龟板滋阴软坚散结，加延胡索、郁金、莪术行气化瘀。全方共奏补气摄血、行气化瘀、软坚散结之功效。气血充则血脉通、瘀血消，因而能缩小脾脏、升高白细胞及血小板。

3. 周东红经验

周氏将肝硬化脾功能亢进视为中医"血虚"范畴，采取补、清、活三法立方，治疗上以补血汤为主辨证加味：熟地、当归、人参、黄芪、阿胶、紫河车、肉桂、穿山甲、绞股蓝、赤石脂、柴胡。气虚明显加仙鹤草、白术、灵芝、红枣、木耳，血虚明显加龙眼肉、何首乌，阴虚明显加女贞子、山茱萸、龟板胶、枸杞子，阳虚明显加鹿茸、补骨脂、冬虫夏草、狗脊、肉苁蓉，瘀血明显加鸡血藤、三七，热盛加连翘、石韦、升麻、生地、玄参，大便干涩加黑芝麻、柏子仁，头晕加桑葚、橹豆衣，夜寐难眠加夜交藤、酸枣仁。取效明显。补者即补益，有直补、接补之分。直补者即通过补血药直接补益使脏腑已虚之血得以恢复，常予当归、熟地；间补即按照人体气血阴阳的特性入补气、养阴、温阳之品间接补益已虚之血，此据人体气血同源、阴血同宗之理，故在补血时入补气阴及温阳的药物以助虚弱之血的恢复，如方中的人参、黄芪补气，阿胶养阴，肉桂、紫河车温阳。活者即活血化瘀，以瘀血不去新血难生之理，如方中的穿山甲。清即清热解毒，此乃肝硬化者多为病毒性肝炎引起，只有清除其毒则方可断病之根达治疗目的，如方中的绞股蓝；并入赤石脂以其色赤与血色相同，周氏取中医以形补形之义也，入柴胡理气以防诸补益之药太过于壅滞。此外，在选药时笔者常择血肉有情之品，以其与人体相近，可速补已虚之血也，还主张在辨证的基础上选择现代药理研究成果表明具有刺激造血系统增加血红蛋白、白细胞及血小板的药物，如方中的人参、黄芪、紫河车、肉桂、绞股蓝有明显的升高白细胞的作用，当归、熟地、阿胶有明显刺激造血系统增加红细胞及血红蛋白的功效，山甲有明显升高血小板的作用，并选择一药多能的，以使药物精简。诸法应用时需面面俱到，但又有所侧重，抓住疾病的主要病机，方可效如桴鼓。

4. 马秀萍经验

马氏认为西医治疗重度脾亢需多次行介入治疗，费用较高，且无论是手术或介入术，均可能有不同程度相关并发症发生，如黄疸、腹水、血源性感染、左上腹疼痛、发热、肺炎、肺不张和胸腔积液、脾脓肿、脾假性囊肿和脾破裂、胰腺炎等，并有门-脾静脉血栓形成，血肿，动脉内膜夹层形成，严重者危及生命。而有部分患者为中晚期，病情严重且危险性高，不能行脾切除术及介入术。西医治疗巨脾无特效疗法，用升白药无效，输注血小板作用持续时间短，还会给患者带来极大的经济负担。马氏近几年对脾亢终末期患者用中草药治疗，取得了较好的疗效。健脾养肝补血汤：黄芪10～100g，鸡血藤15～60g，仙鹤草、瓦楞子各30g，白芍、枸杞子各15g，白术、茯苓各12g，当归、川芎、熟地、黄精、白茅根、香附、阿胶（烊化）各10g，三棱、莪术各8g，甘草5g。气虚严重加黄芪、山药，血虚严重加当归、阿胶、何首乌，阴虚津亏加石斛、沙参、天花粉，血瘀明显加穿山甲、鳖甲、水蛭、虻虫，久泻不止加补中益气汤及酸涩味药物，两胁胀痛加柴胡、香附、枳壳、陈皮。

马氏认为脾亢是由于气滞血瘀，肝脾血瘀，肝肾阴虚，气血亏虚等而导致发病。脾位于中焦，在膈之下。脾的主要生理功能是主运化、升清和统血，如《注解伤寒论》说："脾，坤土也。脾助胃气消磨水谷，脾气不转，则胃中水谷不得消磨。"指出了脾在水谷运化中的作用。脾的功能是运化水谷，脾和胃相表里，二者的功能是吸收和输送营养精微，为营血生化之源，脏腑肢体各部的营养物质皆来源于脾的运化，所以为"后天之本，气血生化之源。《金匮要略·脏腑经络先后并脉证》指出"见肝之病，知肝传脾"，故在治疗过程中加用疏肝药物，以获奇效。方中用黄芪、当归、阿胶、川芎、白芍、熟地、黄精、鸡血藤益气养血，补血，行血，止痛；白术、茯苓健脾养胃；枸杞补益肝肾；白茅根、三七粉活血止血；三棱、莪术软坚散结。现代药理研究表明：黄芪主要含有甙类、多糖、氨基酸及微量元素等，有类肾上腺皮质激素样作用，又能增强机体免疫功能、利尿、抗衰老、保肝作用，其中的黄芪甙有稳定细胞膜、提高血浆组织内 c-AMP 的含量，增强免疫功能，促进再生肝 DNA 合成等多种作用。阿胶是一类胶原蛋白，部分水解可产生多种氨基酸，主要有甘氨酸、赖氨酸、精氨酸、谷氨酸、组氨酸等，并含有 20 多种微量元素如钾、钠、铁、镁等。阿胶能促进血中红细胞和血红蛋白的生成，疗效优于铁剂。当归含有人体的多种元素及多种氨基酸，可在保持肝脏血流灌注量不变的同时，有效降低脾静脉回流阻力，从而改善脾脏淤血。白芍内含有芍药甙、羟基芍药甙、芍药内酯甙、苯甲酰芍药甙，所含芍药甙有较好的解痉作用。莪术能直接扩张血管，降低血管阻力，促进微循环，改善缺氧、缺血，促使受损组织恢复；白术能提高人体白蛋白合成，并能纠正白球蛋白比例倒置，可使大鼠红细胞生成功能增强，能量代谢升高，有一定的抗贫血作用；仙鹤草含有仙鹤草素有抗凝作用，具有升高血小板作用。诸药结合，具有益气生血，健脾养胃，疏肝解郁，软坚散结之功效。虽然对改善脾脏的大小不明显，但明显提高了患者的生存质量，且安全、经济、有效，值得临床在重度脾功能亢进患者中推广应用。

5. 赵健经验

赵某，男，83 岁。2006 年 6 月 26 日初诊。主诉：疲乏无力、眼花、齿龈出血，时有鼻出血，气短，下肢倦怠。既往史：16 岁患疟疾，20 岁患伤寒，24 岁患肺结核均治愈。2000 年体检脾大 4.2cm。查体：面色口唇略苍白，舌体胖，舌质淡白，无苔，脉沉细无力。体温 36℃，血压 130/70mmHg，心率 56 次/min，律齐，左肺呼吸音减弱，叩诊呈浊音（陈旧性胸膜炎），腹部胀满，脾于左肋下 2cm 触痛。血象：WBC3.0 × 10^9/L，RBC 4.0 × 10^{12}/L，Hb 119g/L，PLT 75 × 10^9/L。B 超：脾肿大，厚 4.6cm，肝脏内回声密集细腻，胆囊壁粗糙不均，内见 0.3～0.4cm 数个回声影。心电图：心肌供血不足。诊断：①脾功能亢进；②脂肪肝；③心肌供血不足；④慢性胆囊炎。中医辨证：瘀血内结，表现为腹部包块伴胀痛，疲乏无力和鼻衄、齿衄。治法：活血化瘀，软坚消积佐以益气养血，健脾理气。方药：膈下逐瘀汤合参芪片加减。黄芪 30g，当归、赤芍各 24g，桃仁 18g，红花、丹皮、延胡索、川芎、香附、枳壳各 15g，莪术、丹参各 12g，五灵脂、乌药、三棱各 10g，红参（另煎）9g。每日 1 剂，分三次服。合参芪片 4 片，日服 3 次，共服 30 日。2006 年 7 月 25 日二诊，经上方治疗，眼花、疲乏无力现象好转，鼻衄、齿衄消失，血象恢复，WBC4.0×10^9/L，PLT 96×10^9/L。上方随证加减：枳壳 15g，炙鳖甲、仙鹤草各 12g，当归、桃仁、赤芍、三棱、莪术、香附各 10g，红花 5g，共研细末，炼蜜丸。每丸 9g，日服 3 次。配参芪片 4 片，日服 3 次，以补气养血，健脾益肾，共服 45 日。2006 年 10 月 9 日三诊，上述临床症状基本消失，血象 WBC 4.5×10^9/L，RBC 4.35×10^{12}/L，Hb 129g/L，PLT 100×10^9/L，均恢复正常值。B 超：脾脏厚 4.0cm，恢复正常。继续巩固治疗 4 个月。2007 年 2 月 7 日四诊，临床症状消失，血象恢复正常，WBC 4.9×10^9/L，RBC 4.48×10^{12}/L，Hb 130g/L，PLT 157×10^9/L B 超：脾脏厚 4.0cm，正常。痊愈，随访半年无异常。

　　脾亢属现代医学的造血系统疾病，临床表现为脾脏肿大，导致周围血中红细胞、白细胞、血小板减少。赵氏认为本例年老病久正气渐衰，邪气渐甚，积块增大，持续胀痛，辨证为瘀血内结，气血两虚，治疗以膈下逐瘀汤化瘀消积，配合参芪片益气养血，健脾理气。治疗半年余，临床症状消失，血象恢复正常，脾肿大回缩至正常，随访半年无复发。根据《医林改错》所述："无论何处，皆有气血，气无形不能结块，结块者必有形之血也，血受寒则凝结成块，血受热则煎熬成块。"这一瘀血致积论为后世活血化瘀治疗脾亢提供了理论依据。膈下逐瘀汤中桃仁、红花、延胡索、丹参、赤芍、三棱、莪术、五灵脂等均为活血化瘀，除积消癥。药理研究表明，活血化瘀药能扩张血管、改善血液循环和凝血状态，调节吞噬细胞功能、促进炎症吸收，调节血小板生理功能、调节免疫平衡。其中丹参具有抗血小板功能，当归具有生白细胞作用；香附、乌药、枳壳理气散瘀，甘草调和诸药；人参、黄芪、天麻、当归、熟地、泽泻、鹿角胶、枸杞子、决明子、菟丝子、细辛等，有益气养血，健脾益肾之功效。药理实验证实，上述药物可保护骨髓，促进造血功能恢复；其中黄芪、党参均有调节血小板生理功能、增强免疫功能、调控骨髓造血功能、升白细胞、升血小板的作用。全方以活血化瘀、软坚消积为主，佐以益气养血、健脾理气之功效，故能收效甚佳。

四、其他疗法

（一）中成药

1. 四物合剂　由当归、熟地、川芎、白芍组成，每次 10ml。3 次/d，口服。主治气血两虚。

2. 小柴胡冲剂　由柴胡、黄芩、姜半夏等组成，每次 1 包，3 次/d，口服。主治肝郁脾虚。

3. 复方鳖甲软肝片　由鳖甲、三七、赤芍、连翘、冬虫夏草等组成，每次 4 片，3 次/d。主治早期肝硬化合并脾亢，瘀血阻络、气血亏虚兼热毒未尽证。

（二）验方

1. 下瘀血丸　京三棱、蓬莪术、藏红花各 10g，穿山甲、陈皮、酒炒川军各 15g，僵蚕、䗪虫各 30g。共研细末，蜜丸如梧桐子大，早晨、中午各服 1 次，每次 3~6g，以微利为度。若血小板明显减少伴出血倾向者，此丸慎用。

2. 肝脾灵粉剂　炙山甲片、炙鳖甲各 30g，红花、丹参、黄芪、陈皮各 25g，三棱、莪术各 10g。共研细末，每次 7g，每日 2 次。

五、急症处理

脾功能亢进患者若出现重度贫血、出血伴血小板低下，可予输注红细胞悬液 1～2 单位，单采血小板 1～2 单位；若出现粒细胞缺乏合并严重感染，可予细胞因子 150～300μg 皮下注射以升白细胞，并联合抗生素抗感染。

第八章　预后与康复

一、预后

1. 原发性脾亢者行脾切除术后，疾病可以得以治愈，预后良好。继发性脾亢者，脾切除术对脾亢本身的近期效果是肯定的，但患者总的预后仍与原发病的性质有关。

2. 癥积日久，瘀阻气滞，脾失健运，生化乏源，可导致气血两虚甚或气阴两虚。若正气愈亏，气虚血瘀，则癥积愈加不易消散，甚则逐渐增大。如病势进一步发展，还可出现一些严重变证。如积久肝脾两伤，藏血与统血失职，或瘀热灼伤血络，而致出血；若湿热瘀结，肝脾失调，胆汁泛溢，可出现黄疸；若气血瘀阻，水湿泛滥，亦可出现鼓胀等证。

二、康复

饮食有节，起居有时，注意冷暖，调畅情志，保持正气充沛，气血流畅，是预防本病的重要措施。此外，在血吸虫流行区域，要杀灭钉螺，整治疫水，做好防护工作，避免感受虫毒。黄疸、疟疾、泻痢等患者病情缓解后，要继续清理湿热余邪，疏畅气血，调肝运脾，防止邪气残留，气血瘀结成积。本病患者要避免饮食过量，忌食生冷油腻，防止感寒受凉，以免寒湿积滞，损伤脾胃，凝滞气血。如见湿热、郁热、阴伤、出血者，要忌食辛辣酒热，防止进一步积热伤阴动血。保持情绪舒畅，有助于气血流通，癥积消散。本病兼有气血损伤者，宜进食营养丰富、易于消化的食物，以补养气血，促进康复。

第九章 护 理

脾功能亢进介入治疗患者在围手术期中给予护理及心理上的支持和干预，使患者恐惧、焦虑的心情得到缓解，可提高治疗效果和生活质量。通过护理可减少疾病相关并发症发生机率，从而使患者术后恢复更快。

一、术前护理

（一）术前准备

配合医生完成各项术前生化检查，了解患者有无禁忌症。提前1d做好术前准备，如常规药物过敏试验，皮肤准备，胃肠道准备（包括术前禁食8h，术日晨禁食水），床上训练解大小便，屏气训练，术前用药等，并观察有无不良反应。

（二）心理干预

由于对于这类手术缺乏全面的了解加上手术费用比较高等原因，部分患者出现不同程度的心理障碍，如恐惧、焦虑、担忧治疗效果等。针对上述情况应给予患者心理、情感上的支持，详细、系统地讲解手术的全过程、术后反应及注意事项，尤其是在治疗中和治疗术后的不适感及相应处理方法等，使其消除心理障碍，缓解紧张、恐慌情绪，积极配合治疗。

二、术中护理

进入导管室，患者对环境感到陌生，应再次向患者介绍环境及参加手术的工作人员，同时协助术者摆好手术体位。双臂分别放于身体两边不得污染消毒区，局部使用碘伏消毒，局麻下行股动脉穿刺，全身肝素化。患者身体相对制动，建立静脉通道，行心电监护备好抢救药物，严密观察患者意识状态、生命体征变化、尿量等及术中的不良反应，及时询问患者的感觉。

三、术后护理

术毕返回病房，平行地将患者移至病床上，术侧下肢如用绷带包扎的应在穿刺点上给予 1kg 左右人工沙袋继续加压止血 6 ~ 8h，术侧下肢运用动脉压迫止血器包扎的 6h 后开始松解，观察穿刺点局部有无渗血、皮下血肿。术侧下肢动脉搏动情况，肢体感觉及皮肤颜色，定时监测生命体征等情况。告诉患者需平卧 24h 后逐渐下床进行活动。